妇产科护理学(中级)考试
全真模拟试卷与解析

模拟试卷(一)

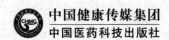

中国健康传媒集团
中国医药科技出版社

基础知识

一、以下每道考题下面有A、B、C、D、E五个备选答案。请从中选择一个最佳答案。

1. 下列肺癌类型中多见内分泌紊乱综合征的是
A. 鳞状上皮细胞癌
B. 肺泡细胞癌
C. 腺癌
D. 小细胞未分化癌
E. 大细胞未分化癌

2. 维持代谢性酸碱平衡的主要缓冲系统是
A. HCO_3^-/H_2CO_3 B. 血浆蛋白
C. 磷酸盐/磷酸 D. 血红蛋白
E. 氧合血红蛋白

3. 急性腹膜炎后最常见的残余脓肿是
A. 盆腔脓肿 B. 膈下脓肿
C. 肝脓肿 D. 肾脓肿
E. 脾周围脓肿

4. 不属于闭合性损伤的是
A. 挫伤 B. 扭伤
C. 裂伤 D. 挤压伤
E. 爆震伤

5. 哮喘患者的痰液涂片中可见到较多的
A. 白细胞 B. 脓细胞
C. 淋巴细胞 D. 嗜酸性粒细胞
E. 嗜碱性粒细胞

6. 下列不属于急性胰腺炎腹痛的特点的是
A. 弯腰抱膝疼痛可减轻
B. 常位于腹上区
C. 疼痛剧烈而持久
D. 多在暴饮暴食及饮酒后发生
E. 呈烧灼痛

7. 未曾接种卡介苗的3岁以下儿童结核菌素试验阳性提示
A. 机体反应性差
B. 需接种卡介苗
C. 有活动性结核病灶
D. 曾有结核菌感染
E. 严重营养不良

8. 妊娠20周末的胎儿发育特征为
A. 皮下脂肪开始沉着
B. 胎心音可被听诊器听到
C. 身长35cm
D. 指甲已达指端
E. 内脏器官已发育齐全

9. 关于肺脓肿的病因及特征，叙述正确的是
A. 急性肺脓肿多为需氧菌感染导致
B. 吸入性肺脓肿最为常见
C. 吸入性肺脓肿的脓肿常为多发性
D. 血源性肺脓肿的致病菌中以链球菌最常见
E. 支气管异物呼吸道阻塞是导致成人肺脓肿的重要因素

10. 库欣（Cushing）反应的表现为
A. 血压升高，脉搏慢，呼吸慢
B. 颅内压升高，脉搏慢，心率慢
C. 体温升高，脉搏慢，呼吸慢
D. 血压升高，反应慢，呼吸慢
E. 体温升高，反应慢，呼吸慢

11. 患者，男，40岁。在建筑工地干活时，突然左侧肢体无力，查体时发现左侧肢体远端痛、温觉存在，位置觉丧失，图形觉、重量觉存在，则该患者存在哪种类型的感觉障碍
A. 特殊感觉障碍 B. 浅感觉障碍

C. 深感觉障碍　D. 复合感觉障碍
E. 感觉倒错

12. 中毒性痢疾最主要的毒素是
A. 内毒素　B. 外毒素
C. 肠毒素　D. 细胞毒素
E. 溶血毒素

13. 新生儿肺透明膜病的病理基础是
A. 窒息
B. 胎盘老化
C. 缺乏肺泡表面活性物质
D. 肺发育不良
E. 缺乏棕色脂肪

14. 颅内压增高时形成脑疝的主要原因是
A. 脑水肿、脑体积增大
B. 颅腔内压力梯度明显改变
C. 脑脊液循环通路受阻
D. 弥漫性颅内压增高
E. 脑干水肿

15. 属于不完全骨折的是
A. 粉碎性骨折　B. 楔形骨折
C. 嵌插骨折　D. 青枝骨折
E. 横行骨折

16. 分娩时产妇过早使用腹压易导致
A. 产妇疲劳和宫颈水肿
B. 胎儿窘迫
C. 羊水混浊
D. 胎膜早破
E. 产程加速

17. 肢体能在床面上水平移动，但不能抬起，其肌力为
A. 1 级　B. 2 级
C. 3 级　D. 4 级
E. 5 级

18. 下列慢性肾衰竭的临床表现中，哪项为最早、最突出的表现
A. 贫血
B. 冠心病
C. 易发生感染
D. 胃肠道症状，如食欲不振、恶心、呕吐等
E. 出血倾向

19. 患者男，55 岁。因喷洒农药时操作不当造成有机磷农药中毒，给予抗胆碱药后出现瞳孔较前扩大，颜面潮红，口干，皮肤干燥，心率加快。此时症状称为
A. 阿托品中毒　B. 阿托品化
C. 中间型综合征　D. 烟碱样症状
E. 毒蕈碱样症状

20. 不符合房性期前收缩心电图特点的是
A. P 波提前发生，形态与窦性 P 波不同
B. 伴室内差异性传导时 QRS 波可宽大畸形
C. 提前发生的 P 波 PR 间期 >0.12 秒
D. 提前的 P 波后继以形态正常的 QRS 波
E. 期前收缩后多有一完全代偿间歇

21. 一氧化碳中毒的诊断依据是
A. 血液中还原血红蛋白量大于 50g/L
B. 血液中还原血红蛋白量大于 70g/L
C. 血液胆碱酯酶活性降低
D. 血液检查碳氧血红蛋白定性阳性
E. 血液中氧分压降低

22. 急性心肌梗死最早出现的心电图改变是
A. ST 段弓背向上抬高
B. 异常高大不对称的 T 波
C. 病理性 Q 波
D. ST 段压低
E. T 波倒置

23. 患者女，46 岁。主诉进食油腻食物后出现右上腹绞痛，恶心、呕吐。体温

37.5℃，B超提示急性胆囊炎。急性胆囊炎的发病因素不包括

A. 细菌感染　　B. 结石梗阻
C. 创伤　　D. 胰液进入胆囊
E. 肠液进入胆囊

24. 患者女，36岁。医师诊断为甲亢。清晨测得P 96次/分，BP 130/70mmHg。计算其基础代谢率，考虑该患者为

A. 轻度甲亢　　B. 中度甲亢
C. 重度甲亢　　D. 正常范围偏高
E. 正常

25. 下列膳食中与高血压的发生有关的是

A. 低钠高钾高钙　　B. 高糖高钙
C. 低钠高磷　　D. 高钠低钾
E. 低钠低钾

26. 病毒性心肌炎的主要病理改变是

A. 非特异性心肌间质炎症
B. 心肌间质的特异性细胞浸润
C. 心肌间质的广泛纤维化
D. 附壁血栓
E. 心肌细胞坏死，遗留瘢痕

27. 胃壁黏膜中分泌胃蛋白酶原的细胞是

A. 主细胞　　B. 壁细胞
C. 黏液细胞　　D. B细胞
E. 杯状细胞

28. 患者女，40岁。胃病史5年余，近1个月腹痛症状加剧，胃镜检查示胃角溃疡，幽门螺杆菌检查阳性。鉴别该溃疡是良性还是恶性的主要根据是

A. 疼痛程度
B. 全身情况
C. 粪便隐血持续阳性
D. 胃镜与X线钡剂检查结果
E. 经内科治疗无效

29. 肝硬化腹水的性质一般为

A. 渗出液　　B. 漏出液
C. 乳糜液　　D. 脓性液
E. 血性液

30. 患者男，29岁。素来身体健康，近半个月来感肝区疼痛，食欲减退，来医院就诊。查体：肋下二横指可触及肝下缘，有压痛。疑为原发性肝癌，医生对该患者进行下列哪项检查最能明确诊断

A. γ-谷氨酰转移酶
B. 胆碱酯酶
C. 甲胎蛋白
D. 异常凝血酶原
E. 铁蛋白

31. CO中毒时最先受损的器官是

A. 肝　　B. 肺部
C. 胃肠道　　D. 肾
E. 心、脑

32. 小儿鼻咽炎易侵及中耳致中耳炎的主要原因是

A. 小儿免疫系统比较弱
B. 咽鼓管宽、短，呈水平位
C. 咽鼓管血管丰富
D. 呼吸系统发育不成熟
E. 肺组织发育不成熟

33. 固定子宫颈以维持子宫正常位置的韧带是

A. 圆韧带　　B. 阔韧带
C. 主韧带　　D. 骶结节韧带
E. 宫骶韧带

34. 胃壁细胞可分泌

A. 胃液　　B. 碱性黏液
C. 促胃液素　　D. 胃蛋白酶原
E. 盐酸和内因子

35. 支气管肺炎与支气管炎的主要区别为

A. 发热　　B. 咳痰
C. 咳嗽　　D. 呼吸音粗糙
E. 固定的中、细湿啰音

36. 最多见的引起急性上呼吸道感染的细菌是
A. 肺炎双球菌　B. 葡萄球菌
C. 溶血性链球菌　D. 流感杆菌
E. 以上都不是

37. 成人门静脉高压症继发食管胃底静脉曲张破裂大出血，最常见的并发症是
A. 失血性休克
B. 急性肝坏死
C. 急性弥漫性腹膜炎
D. 血氨增高、肝昏迷
E. 应激性溃疡

38. 关于初乳的叙述，正确的是
A. 初乳是产后3日内分泌的乳汁
B. 初乳中含β-胡萝卜素，呈淡黄色
C. 初乳中含蛋白质较成熟乳多，含分泌型IgG
D. 初乳中乳糖含量较成熟乳多，富含营养
E. 初乳中含有大量的脂肪，可为新生儿提供足够的热量

39. 慢性支气管炎发生和加重的重要因素是
A. 大气污染　B. 冷空气刺激
C. 吸烟　D. 反复感染
E. 过敏反应

40. 急性骨髓炎常见于小儿长骨干骺端的原因是
A. 干骺端有丰富的淋巴网
B. 干骺端血流丰富而缓慢
C. 外伤后此处淋巴液易渗出
D. 外伤后此处毛细血管网易出血
E. 干骺端有丰富的毛细血管网

41. 椎间盘突出症患者的小腿前外侧、足背内侧痛觉减退，受压节段为
A. 腰1神经根　B. 腰2神经根
C. 腰3神经根　D. 腰4神经根
E. 腰5神经根

42. 下列哪项不属于慢性支气管炎发病的内因
A. 呼吸道防御功能低下
B. 自主神经功能紊乱
C. 呼吸道免疫功能低下
D. 遗传因素
E. 吸烟

43. 慢性阻塞性肺气肿患者突感呼吸困难伴胸痛，首选的检查方法应是
A. 胸部X线检查　B. CT
C. 肺功能检查　D. 核磁共振
E. 血气分析

44. 引起主动脉瓣关闭不全最常见的原因是
A. 风心病二尖瓣狭窄
B. 先天性心脏病
C. 高血压性心脏病
D. 升主动脉粥样硬化性心脏病
E. 主动脉瓣脱垂

45. 急性肺水肿伴休克的主要原因是
A. 心室收缩功能明显减退
B. 回流至左心室的血量明显减少
C. 严重缺氧，毛细血管床扩大引起相对血容量不足
D. 明显肺动脉高压，右心室排血受阻
E. 以上都不是

46. 受卵巢激素的影响，子宫发生周期性改变的是
A. 浆膜层　B. 肌层
C. 功能层　D. 基底层
E. 以上均不是

47. 内生软骨瘤属于
A. 良性肿瘤　B. 恶性肿瘤
C. 潜在恶性肿瘤　D. 肿瘤样病变
E. 继发性肿瘤

48. 肠内营养的供给途径不包括

A. 经鼻胃管　　B. 经鼻肠管
C. 经口摄入　　D. 经空肠造瘘
E. 经中心静脉

49. 调节酸碱平衡的重要器官是
A. 肺、血管　　B. 肺、肾
C. 肝　　D. 肾、血管
E. 大脑

50. DIC 的主要病理改变是
A. 微血栓形成　　B. 皮肤出血
C. 内脏出血　　D. 器官梗死
E. 器官栓塞

51. 心肺复苏后，最容易出现的继发性生理改变是
A. 心肌缺氧性损伤
B. 肺水肿
C. 脑缺氧性损伤
D. 肝小叶中心坏死
E. 肾小管坏死

52. 患者男，30 岁。足部刺伤后发生频繁抽搐、血压升高、心率增快。这是由于破伤风杆菌产生的毒素作用于
A. 交感神经和副交感神经
B. 交感神经和运动神经
C. 副交感神经和运动神经
D. 交感神经和迷走神经
E. 副交感神经和迷走神经

53. 腹部损伤时，X 线片显示膈下积气，提示可能的损伤的脏器是
A. 肝　　B. 胰腺
C. 脾　　D. 胆囊
E. 胃、肠

54. 感觉疼痛的中枢位于
A. 大脑皮层感觉区
B. 脊髓前角灰质
C. 脊髓后角白质
D. 大脑边缘系统
E. 视丘

55. 患者女，44 岁。患有胆石症，进餐后 1 小时突发恶心、呕吐、腹痛、抽搐。腹痛位于上腹正中，为持续性刀割样，呈阵发性加剧，向腰部带状放射，弯腰抱膝可使疼痛减轻。实验室检查：血淀粉酶 680U/dL。患者抽搐的原因最可能是
A. 低血糖　　B. 低血钙
C. 高血糖　　D. 高血钾
E. 低血氯

56. 肠套叠患者的 X 线检查特征性表现是
A. 杯口状阴影
B. 鸟嘴状阴影
C. 立位腹部 X 线平片见多个气液平面
D. 不对称腹胀
E. 龛影

57. 结肠癌最早出现的症状是
A. 排便习惯及粪便性状的改变
B. 腹痛
C. 腹部包块
D. 肠梗阻症状
E. 全身中毒症状

58. 流行性乙型脑炎的主要传播媒介是
A. 鼠　　B. 猪
C. 狗　　D. 蚊
E. 血吸虫

59. 患者男，42 岁。无痛性血尿待查，准备行静脉肾盂造影，下列检查前准备中错误的是
A. 常规肠道准备
B. 准备泛影葡胺造影剂
C. 做碘过敏试验
D. 鼓励病人多饮水
E. 禁食，排空小便

60. 下列肾损伤中最严重的是
A. 肾挫伤

B. 肾盂部分裂伤
C. 肾皮质部分裂伤
D. 肾全层裂伤
E. 肾蒂损伤

61. 引起膀胱癌的主要因素是
A. 吸烟
B. 食用蔗糖
C. 长期服用抗生素
D. 长期尿失禁
E. 急性膀胱炎症

62. 下列说法中符合人乳喂养儿粪便性状的是
A. 颜色呈黄绿色
B. 较稠
C. 均匀糊状、不臭
D. 量多、较臭
E. 多成形

63. 下列哪种骨折属于不完全性骨折
A. 斜行骨折　B. 粉碎骨折
C. 横行骨折　D. 青枝骨折
E. 嵌插骨折

64. 新生儿生理性黄疸出现时间为出生后
A. 2～3 天　B. 1～2 天
C. 3～4 天　D. 4～5 天
E. 2 周后

65. 各类休克的共同病理、生理基础是
A. 组织缺氧
B. 代谢改变
C. 血压下降
D. 重要脏器受损
E. 有效循环血容量骤减

66. 属于血管变态反应疾病的是
A. 血小板减少性紫癜
B. 血友病
C. 过敏性紫癜
D. 儿童类风湿病
E. 肾病综合症

67. 患者男，57 岁。拟行局麻下手部脓肿切开引流术，局部注射适量利多卡因后不久出现面色潮红、恶心、视物模糊、血压上升和烦躁不安等表现，首先应考虑其出现了
A. 过度紧张　B. 高血压危象
C. 低血糖反应　D. 药物过敏反应
E. 局麻药毒性反应

68. 全脊麻醉的主要危险是可引起
A. 截瘫
B. 高血压
C. 剧烈头痛
D. 呼吸、心跳骤停
E. 肢体感觉恢复缓慢

69. 患者男，19 岁。头痛、乏力、面色苍白 1 年，牙龈出血伴皮肤出血点 1 个月入院。实验室检查：Hb 60g/L，WBC 3.2×10^9/L，血小板 30×10^9/L。骨髓涂片确诊为慢性再生障碍性贫血。对该患者进行骨髓活检，典型的病理改变应是
A. 造血细胞减少，非造血细胞增多
B. 骨髓增生低下，可有增生灶
C. 骨髓大部分被脂肪组织所代替
D. 骨髓基质水肿
E. 骨髓纤维组织增生

70. 关于重症胰腺炎的病因，叙述正确的是
A. 以细菌感染为主，和胆道疾患无关
B. 大量酗酒和暴饮暴食
C. 一般不会由药物诱发
D. 可能与低脂血症有关
E. 可能与低钙血症有关

71. 下列心脏疾病中属于左向右分流型的是
A. 室间隔缺损　B. 法洛四联症
C. 肺动脉狭窄　D. 右室双出口
E. 三尖瓣下移畸形

72. 患者女，45 岁。症见发热、咳嗽、胸痛、呼吸急促，怀疑急性脓胸。下列选项中最有确诊意义的是
A. 胸痛　B. 肋间隙饱满
C. 胸穿抽出脓液　D. 呼吸音减弱
E. 胸片示大片阴影

73. 球－管失衡导致水肿主要是由于
A. 肾小球滤过率降低，肾小管重吸收减少
B. 肾小球滤过率增高，肾小管重吸收增加
C. 肾小球滤过率增高，肾小管重吸收减少
D. 肾小球滤过率降低，肾小管重吸收相对正常
E. 血浆胶体渗透压降低

74. 垂体分泌的激素是
A. 促性腺激素释放激素
B. 促卵泡素
C. 雌激素
D. 孕激素
E. 雄激素

75. 属于骨盆底中层组织的是
A. 会阴浅筋膜
B. 球海绵体肌
C. 坐骨海绵体肌
D. 泌尿生殖膈
E. 盆膈

76. 关于孕激素的生理作用，叙述错误的是
A. 使基础体温升高 0.3 ~0.5℃
B. 加强输卵管肌节律性收缩的振幅
C. 对下丘脑和垂体有负反馈作用
D. 能抑制宫颈黏膜分泌黏液
E. 使阴道上皮细胞脱落加快

77. 女性生殖器官的淋巴液首先汇集进入
A. 髂动脉的各淋巴结
B. 腹主动脉周围的腰淋巴结
C. 第二腰椎前方的乳糜池
D. 颈部淋巴结
E. 腋窝淋巴结

78. 女性内外生殖器官的血液供应不包括
A. 卵巢动脉
B. 子宫动脉
C. 阴道动脉
D. 输卵管动脉
E. 阴部内动脉

79. 诊断糖尿病的主要依据是
A. 尿糖
B. 24 小时尿糖定量
C. 糖化血红蛋白
D. 口服葡萄糖耐量试验
E. 餐后 2 小时血糖

80. 有关孕激素的作用，叙述正确的是
A. 促进子宫发育
B. 促使乳腺管增生
C. 使宫颈黏液变稀薄
D. 促进阴道上皮增生角化
E. 促进乳腺腺泡发育

81. 预测排卵的正确方法是
A. 基础体温测定
B. 宫颈刮片
C. 诊断性刮宫
D. 宫颈管涂片
E. 实验室生化检查雄激素

82. 关于阴道壁的叙述，错误的是
A. 阴道后壁长约 10 ~ 12cm，前壁长约 7cm
B. 阴道壁富有静脉丛，局部损伤易形成血肿
C. 阴道黏膜受卵巢激素影响有周期性变化
D. 阴道上皮富有腺体，故妇女常有白

带多的症状

E. 阴道壁有很多横纹皱襞且外覆有弹力纤维，伸展性大

83. 关于孕激素的生理功能，正确的是

A. 使分泌期子宫内膜转化为增殖期子宫内膜

B. 使子宫颈黏液增多变稀

C. 使阴道上皮细胞增生角化

D. 抑制输卵管节律性收缩

E. 大剂量可抑制乳汁分泌

84. 影响子宫内膜由增殖期转变为分泌期的主要激素是

A. 雌激素　　B. 孕激素

C. 雄激素　　D. 促卵泡素

E. 黄体生成素

85. 慢性肺源性心脏病发病的主要机制是

A. 肺泡毛细血管急性损伤

B. 肺弥散功能障碍

C. 支气管阻塞

D. 支气管肺组织感染

E. 肺动脉高压形成

86. 小儿躯干的上部量与下部量相等的年龄是

A. 2 岁　　B. 6 岁

C. 8 岁　　D. 10 岁

E. 12 岁

87. 早产儿出现呼吸暂停的原因是

A. 肺泡数量相对少

B. 呼吸中枢相对不成熟

C. 肺泡表面活性物质少

D. 肋间肌肌力弱

E. 膈肌位置高

88. 极低出生体重儿是指

A. 出生体重不足 1000g

B. 出生体重不足 1250g

C. 出生体重不足 1500g

D. 出生体重不足 2000g

E. 出生体重不足 2500g

89. 新生儿体温调节功能差，体温的维持主要依靠

A. 适宜的环境温度

B. 棕色脂肪的产热作用

C. 足够的母乳摄入

D. 自发的肢体活动

E. 汗腺发育差，散热少

90. 新生儿肺透明膜病出现呼吸困难的时间一般为

A. 出生后即刻

B. 出生后 24 ~ 36 小时

C. 出生后 6 小时内

D. 出生后 12 ~ 24 小时内

E. 出生后 36 ~ 72 小时内

91. 小儿最常见的中毒形式是

A. 经消化道吸收

B. 经呼吸道吸入

C. 经皮肤接触中毒

D. 注入吸收中毒

E. 经创面吸收

92. 惊厥持续状态是指

A. 惊厥持续时间超过 1 小时

B. 抽搐间期有清醒期

C. 惊厥持续时间超过 30 分钟，间歇期有清醒期

D. 抽搐超过 1 小时，间歇期无清醒期

E. 抽搐超过 30 分钟，间歇期无清醒期

二、以下提供若干组考题，每组考题共同在考题前列出的 A、B、C、D、E 五个备选答案。请从中选择一个与问题关系最密切的答案。每个备选答案可能被选择一次、多次或不被选择。

（93 ~ 95 题共用备选答案）

A. 异位妊娠破裂　　B. 前置胎盘

C. 胎盘早剥　　D. 蜕膜残留
E. 软产道裂伤

93. 产后10天左右出现阴道出血，其原因可能是

94. 产后24小时内出现阴道出血，颜色为鲜红色，其原因可能是

95. 妊娠50天出现腹膜刺激征伴少量阴道出血，其原因可能是

（96～97题共用备选答案）

A. 蜘蛛痣　　B. 脾大
C. 皮肤色素沉着　　D. 扑翼样震颤
E. 出血倾向

96. 肝硬化出现门静脉高压时会出现

97. 门静脉性肝硬化合并糖皮质功能下降时会出现

（98～100题共用备选答案）

A. 增高最早　　B. 增高稍晚
C. 增高最晚　　D. 不增高
E. 持续增高

98. 急性胰腺炎时，血淀粉酶

99. 急性胰腺炎时，尿淀粉酶

100. 急性胰腺炎时，血清脂肪酶

相关专业知识

一、以下每道考题下面有A、B、C、D、E五个备选答案。请从中选择一个最佳答案。

1. 对铜绿假单胞菌感染的患者用过的剪刀，其消毒灭菌的步骤是
A. 灭菌，再清洁、灭菌
B. 清洁后用高压蒸汽灭菌
C. 彻底清洗后，用化学消毒剂浸泡消毒
D. 直接采取燃烧法达到灭菌
E. 与其他器械一起先浸泡消毒后，再分别清洁、灭菌

2. 护士长推荐科室内业务能手小李参加某院今年护士操作技术考核，这属于授权的哪项原则
A. 监督控制　B. 权责对等
C. 合理合法　D. 实际授权
E. 适度授权

3. 根据阴阳理论，下列属阳的是
A. 滋润　B. 兴奋
C. 抑制　D. 凝聚
E. 收敛

4. 不属于护理人力资源配置原则的是
A. 满足患者护理需要原则
B. 责权一致原则
C. 动态调整原则
D. 经济效能原则
E. 合理结构原则

5. 医院感染需查阅的病历内容不包括
A. 体温单　B. 放射检查
C. 会诊记录　D. 病危通知
E. 护理记录

6. 陈某，男，45岁，高血压患者。医生针对陈某的情况，以医嘱的形式，对陈某进行了高血压防治知识、用药及生活方式等方面的指导。这种健康教育材料称为
A. 门诊咨询处方　B. 自我保健处方
C. 治疗处方　D. 健康教育处方
E. 治疗方案

7. 在健康教育模式中，用以解释信念如何影响健康行为改变的最常见模式是
A. 知识信念模式　B. 健康信念模式
C. 行为转变模式　D. 健康促进模式
E. 自我调节模式

8. 关于内源性感染的叙述，正确的是
A. 病原体通过医护人员的手导致的感染
B. 病原体通过病室空气导致的感染
C. 由蚊虫叮咬导致的感染
D. 由医院供水系统导致的感染
E. 由患者自身携带的感染源导致的感染

9. 正常人群中长期携带致病性金黄色葡萄球菌者为
A. 25%　B. 15%
C. 59%　D. 1%
E. 0.5%

10. 属于医院感染监测的是
A. 危险因素监测
B. 发病率监测
C. 感染病种监测
D. 致病微生物监测
E. 目标监测

11. 健康计划的总体目标中的三个“W”指
A. who，what，when
B. what，when，why

C. who，what，which
D. what，when，where
E. when，where，which

12. 干烤法杀灭芽孢的条件是
A. 箱温 80℃～100℃，时间 10 分钟
B. 箱温 120℃～140℃，时间 15 分钟
C. 箱温 160℃～170℃，时间 40～50 分钟
D. 箱温 150℃，时间 60 分钟
E. 箱温 180℃，时间 30 分钟

13. 医院感染管理工作的基础是
A. 抗生素使用监测
B. 消毒灭菌制度监测
C. 隔离制度监测
D. 医院感染高危人群监测
E. 全面综合性监测

14. 首次提出科学管理理念，被称为"科学管理之父"的是
A. 韦伯　B. 法约尔
C. 泰勒　D. 梅奥
E. 麦格雷戈

15. 不属于常用人际传播形式的是
A. 咨询　B. 个别访谈
C. 交谈　D. 劝服
E. 劝说

16. 管理者通过分析影响因素及个体优化组合后达到理想的整体效益，体现协调的原则是
A. 原则性与灵活性相结合原则
B. 利益一致原则
C. 整体优化原则
D. 勤于沟通原则
E. 目标导向原则

17. 属于传染病区中半污染区域的是
A. 治疗室
B. 走廊、病区化验室
C. 浴室、洗涤间
D. 病室、厕所
E. 配餐室、更衣室

18. 杀菌作用最强的紫外线波段是
A. 200～220nm　B. 220～240nm
C. 240～260nm　D. 250～270nm
E. 270～290nm

19. 具有广谱、高效的杀菌作用，对金属腐蚀性小，受有机物影响小的化学消毒剂是
A. 乙醇
B. 福尔马林（4%甲醛溶液）
C. 戊二醛
D. 过氧化氢
E. 碘伏

20. 下列疾病中以非手术治疗为主的是
A. 细菌性肝脓肿
B. 阿米巴性肝脓肿
C. 原发性肝癌
D. 肝海绵状血管瘤
E. 肝包虫病

21. 处理敏感问题时常用的反馈技巧是
A. 直接性反馈　B. 间接性反馈
C. 模糊性反馈　D. 肯定性反馈
E. 否定性反馈

22. 我国医院分级管理标准规定，卫生技术人员约占医院的总编设的
A. 20%　B. 40%
C. 50%　D. 60%
E. 70%

23. 组织中的主管人员直接管辖的下属人数应是适当的，才能保证组织的有效运行。这遵循的是组织设计的
A. 集权与分权相结合的原则
B. 分工协作的原则
C. 稳定性与适应性相结合的原则

D. 最少层次的原则
E. 有效管理幅度的原则

24. 欲配制1%过氧乙酸1000ml，需要20%的过氧乙酸原液和灭菌蒸馏水的毫升数分别为
A. 50ml，950ml
B. 100ml，900ml
C. 150ml，850ml
D. 200ml，800ml
E. 250ml，750ml

25. 关于内镜的消毒灭菌方法，叙述正确的是
A. 气管镜每季度监测
B. 肠镜的细菌数≤100cfu/件
C. 肠镜的细菌数≤50cfu/件
D. 关节镜每季度监测
E. 关节镜的细菌数≤20cfu 件

26. 空气消毒应首选
A. 自然通风净化法
B. 消毒液喷雾法
C. 紫外线灯管消毒法
D. 臭氧灭菌灯消毒法
E. 过滤除菌法

27. 人际传播中的谈话技巧包括
A. 内容明确、重点鲜明、避免停顿、及时反馈
B. 内容明确、重点鲜明、避免停顿、注意反馈
C. 内容明确、重点突出、语速适中、注意反馈
D. 内容广泛、重点突出、语速适中、注意反馈
E. 内容广泛、重点突出、避免停顿、及时反馈

28. 医院感染的主要研究对象是
A. 门诊和急诊患者
B. 住院和手术患者
C. 患者和探访人员
D. 住院患者和医护人员
E. 患者和患者家属

29. 常用的非语言传播技巧，除了“时空语言”外，还包括
A. 体态语言、仪表形象、同类语言
B. 体态语言、仪表形象、辅助发音
C. 体态语言、面部表情、同类语言
D. 动态语言、仪表形象、同类语言
E. 动态语言、面部表情、辅助发音

30. 关于洗手指征的叙述，错误的是
A. 接触传染病患者前后
B. 进行无菌操作后
C. 接触患者的血液、体液、分泌物后
D. 脱手套前
E. 进入和离开 ICU

31. 健康教育与卫生宣教的主要区别是
A. 注重知识灌输
B. 注重环境改善
C. 注重效果评价
D. 不仅注重知识改变而且注重行为改变
E. 注重教育方法

32. 关于护理道德基本原则的叙述，正确的是
A. 自主原则实质是尊重护士的自主权利
B. 不伤害原则的意义在于消除任何医疗及护理伤害
C. 公平原则是指将医疗资源平均分给每一位患者
D. 行善原则强调一切为患者的利益着想
E. 对昏迷、婴幼儿等患者，护士应为其做出决定

33. 关于外科手消毒的做法，叙述错误的是
A. 先刷指尖、然后刷手、腕、前臂、肘部、上臂下1/2段
B. 按规定顺序刷洗3遍，共6分钟
C. 特别要刷净甲沟、指间、腕部
D. 每遍刷完用流动水冲净
E. 水由手、上臂至肘部流下

34. 手术前准备时用除菌皂液擦拭洗净患者全身皮肤的手术对象是
A. 老年患者
B. 婴幼儿患者
C. 昏迷患者
D. 正在使用广谱抗生素的患者
E. 重度免疫抑制状态的患者

35. 护士在进行侵入性操作前可选用
A. 直接戴一次性手套
B. 手快速消毒剂进行洗手消毒
C. 用流动水洗净双手
D. 用无菌水洗净双手
E. 用清洁纱布包裹双手

36. 各种诊疗性穿刺部位的皮肤消毒面积不小于
A. 1cm×1cm　B. 3cm×3cm
C. 5cm×5cm　D. 10cm×10cm
E. 20cm×20cm

37. 外科手术、插管等诊疗措施引起的移位菌群失调属于
A. 外源性菌群失调
B. 内源性菌群失调
C. 横向性菌群失调
D. 纵向性菌群失调
E. 原位菌群失调

38. 下列疾病中不属于消化道隔离的是
A. 霍乱　B. 伤寒
C. 甲型肝炎　D. 脊髓灰质炎
E. 麻疹

39. 不属于危害健康行为的特点的是
A. 危害性　B. 稳定性
C. 习得性　D. 现存性
E. 明显性

40. 一定要采用间歇性给药方案的抗生素是
A. β-内酰胺类抗生素
B. 氨基糖苷类抗生素
C. 大环内酯类抗生素
D. 喹诺酮类抗生素
E. 糖肽类抗生素

41. 为防止“小装量效应”，脉动真空压力蒸气灭菌器的装载量不得小于
A. 5%　B. 10%
C. 15%　D. 20%
E. 25%

42. 关于主持小组讨论中的开场白，叙述正确的是
A. 向参会者表示感谢
B. 明确讨论目的和主题
C. 鼓励发言、形成气氛
D. 生动有趣、设置悬念
E. 邀请参会者进行自我介绍

43. 紫外线消毒空气时，若每 $10m^2$ 安装30W紫外线灯管1支，则有效距离和消毒时间分别为
A. 有效距离<1m，30~60分钟
B. 有效距离<2m，30~60分钟
C. 有效距离<1m，60~90分钟
D. 有效距离<2m，60~90分钟
E. 有效距离<1m，90分钟

44. 属于目标管理的检查评价阶段的是
A. 制定高层管理目标
B. 调节平衡
C. 奖惩兑现
D. 协议授权
E. 和谐社会

45. 为使调查结果更具有代表性，社区评估时，问卷调查的最好方法是
A. 正式的随机抽样方法
B. 方便抽样方法
C. 不必考虑信度
D. 不必考虑效度
E. 目的抽样方法

46. 属于“人类社会行为”的是
A. 睡眠　B. 摄食
C. 躲避　D. 学习
E. 性行为

47. 关于人类行为“可塑性”的叙述，错误的是
A. 是改变不良行为的关键
B. 是开展素质教育的前提
C. 受遗传、学习的主要影响
D. 是人类行为区别于动物行为的重要标志
E. 反应人根据外界事物的变化而改变自己的行为

48. 人类行为的主要适应形式除“反射、应激”外，还包括
A. 控制、调节、顺应、应对
B. 控制、调整、顺从、顺应
C. 控制、调试、顺从、应对
D. 自我控制、调整、顺从、顺应
E. 自我控制、调试、顺应、应对

49. 健康促进的三个基本策略是
A. 提倡、协调、控制
B. 提倡、赋权、协助
C. 控制、赋权、协调
D. 控制、赋予、倡导
E. 倡导、赋权、协调

50. 关于“自主发展阶段”的叙述，正确的是
A. 自成年起，持续终生
B. 表现出喜欢自我表现
C. 主要由遗传和本能决定
D. 表现出爱探究、好攻击、易激惹
E. 通过对自身和外界的综合认识进行行为调整

51. 关于“被动发展阶段”的特征，叙述正确的是
A. 延续到成年
B. 喜欢自我表现
C. 好攻击、易激惹
D. 标志着行为的定型
E. 靠遗传和本能的力量发展而成

52. 某地区存在严重的血吸虫病，将此病例作为该地区健康促进的优先项目，体现了确立优先项目的何种原则
A. 经济性原则　B. 可行性原则
C. 有效性原则　D. 重要性原则
E. 前瞻性原则

53. 在健康教育评价过程中，现场观察常用于
A. 形成评价　B. 过程评价
C. 效应评价　D. 结局评价
E. 总结评价

54. 管理过程理论在护理上的应用强调
A. 护理管理者必须承担各项工作的计划、组织、协调
B. 护理管理者要建立良好的人际关系
C. 护理管理者要丰富工作内容
D. 护理管理者要提高护士工作的兴趣和责任感
E. 护理管理者要采取各种激励措施

55. 古典管理理论中科学管理理论的基本出发点是
A. 提高劳动生产效率
B. 工作方法、环境标准化
C. 确定合理的工作量
D. 实行差别工资

E. 实行职能工长制

56. 失访比例超过多少时会影响评价结果

A. 5%　　B. 10%

C. 15%　　D. 20%

E. 25%

57. 不属于现代管理基本原理的是

A. 效益原理　　B. 人本原理

C. 动态原理　　D. 系统原理

E. 目标原理

58. 在婴幼儿保健方面，妈妈们更愿意相信医务人员的指导，而不是街头小报的指导，这体现了受者的

A. 求真心理　　B. 求近心理

C. 求新心理　　D. 求短心理

E. 求快心理

59. 五行中，具有“曲直”特性的是

A. 金　　B. 水

C. 木　　D. 火

E. 土

60. 气的推动作用失常，可引发的症状是

A. 自汗漏汗　　B. 囟门迟闭

C. 恶心呕吐　　D. 畏寒肢冷

E. 易于感冒

61. 在健康教育诊断的过程中，来自社会的支持属于

A. 倾向因素　　B. 诱发因素

C. 激励因素　　D. 强化因素

E. 促成因素

62. 农村发生甲类传染病要求上报的时间为

A. 6 小时以内上报

B. 12 小时以内上报

C. 18 小时以内上报

D. 24 小时以内上报

E. 30 小时以内上报

63. 全部管理职能中最基本的职能是

A. 组织　　B. 领导

C. 控制　　D. 计划

E. 协调

64. 计划为组织活动制订目标、指标、步骤和预期成果，表明

A. 计划有利于减少工作中的失误

B. 计划有利于明确工作目标

C. 计划有利于提高经济效益

D. 计划有利于控制工作

E. 计划有利于人员的管理

65. 用公式表示期望理论，正确的是

A. $E = V + M$　　B. $V = E \times M$

C. $M = E + V$　　D. $E = V \times M$

E. $M = E \times V$

66. 属于控制的基本方法的是

A. 目标控制　　B. 资金控制

C. 人力控制　　D. 技术控制

E. 全面控制

67. 目标管理的执行阶段包括

A. 咨询指导、调节平衡、奖惩兑现

B. 协议授权、咨询指导、奖惩兑现

C. 咨询指导、调节平衡、反馈控制

D. 协议授权、咨询指导、反馈控制

E. 协议授权、调节平衡、反馈控制

68. 各要素配置达到科学化、最优化的基本要求是

A. 解决问题要注重根本

B. 及时协调出现的问题

C. 调动组织成员积极性

D. 协调问题注意合理原则

E. 协调过程要相互尊重

69. 属于“S－O－R 行为表达式”构成要素的是

A. 环境　　B. 感知

C. 刺激　　D. 反射

E. 反馈

70. 关于传播活动类型的叙述，错误的是
A. 人际关系又称亲身传播
B. 自我传播又称人内传播
C. 群体传播是指组织外小群体的传播活动
D. 在现代社会中组织传播尚未发展成为一个独立的研究领域
E. 大众传播是指通过大众传播媒介向社会人群传递信息的过程

71. 在健康教育诊断中，确定哪项问题进行干预最敏感，预期效果最好的过程属于
A. 社会诊断　B. 行为诊断
C. 环境诊断　D. 流行病学诊断
E. 管理与政策诊断

72. 不属于“社会行为”特征的是
A. 由社会环境造就
B. 由人的生物性所决定
C. 目的在于适应外界环境
D. 贯穿人类整个社会化过程
E. 需要在不断学习、模仿、与人交往中习得

73. 属于计划表现形式的是
A. 目标、策略、政策
B. 目标、规章、策略
C. 预算、规章、目标
D. 规章、规程、规则
E. 目的、规划、过程

74. 属于护理人员编设原则的是
A. 用人之长
B. 职务要求明确
C. 经济效能
D. 以人为本
E. 责、权、利一致

75. 经济管理方法的优点是
A. 使管理系统达到高度的统一
B. 有利于对常规问题的处理
C. 集中使用人力、物力、财力，实现目标
D. 传递信息快
E. 减少主管人员主观主义，提高效率

76. 使组织实际活动与计划活动相一致，保证完成组织在计划中提出的任务和目标，体现的控制特征是
A. 信息的准确性　B. 反馈的及时性
C. 明确的目的性　D. 标准合理性
E. 适用性

77. 不属于行为构成要素的是
A. 行为主体　B. 行为客体
C. 行为环境　D. 行为结果
E. 行为反馈

78. 进行目标判定时可以依据的价值指标是
A. 社会价值、人文价值、学术价值
B. 社会价值、人文价值、理论价值
C. 社会价值、经济价值、理论价值
D. 经济价值、人文价值、学术价值
E. 经济价值、学术价值、社会价值

79. 下列影响健康教育评价的因素中，不属于测试或观察因素的是
A. 暗示效应
B. 评定错误
C. 霍桑效应
D. 测量对象成熟性
E. 回归因素

80. 被称为“水谷之海”的是
A. 小肠　B. 大肠
C. 胃　D. 胆
E. 三焦

81. 某医院护理部根据医院分级管理评审标准要求，全年设立了 12 项标准值，并将此目标分解到科、区和个人，签订责任书并形成合同，年终 12 项目标均值达到或超额完成，这种管理方法是

A. 目标管理法　B. 组织文化法
C. 组织变革法　D. 目标激励法
E. 目标控制法

82. 属于决策步骤的是
A. 列出对象　B. 目标分类
C. 追踪评价　D. 排列顺序
E. 分配时间

83. 不属于人员管理原则的是
A. 系统管理原则
B. 责、权、利一致原则
C. 公平竞争原则
D. 用人之长原则
E. 激励原则

84. 属于排班影响因素的是
A. 患者需求
B. 国家政策
C. 排班时间
D. 护理工作强度
E. 护理人员素质

85. 耐甲氧西林金黄色葡萄球菌的传播途径主要是
A. 污染的手导致人与人的传播
B. 病房的清扫工具
C. 一次性医疗用品
D. 探视人员从外界带来给患者
E. 空气传播

86. 关于"压力与适应"学说的叙述，错误的是
A. 适应是应对行为的最终目标
B. 压力是身体对任何需要作出非特异性反应的一个过程
C. 多种压力源可导致一种压力反应
D. 适应是所有生物的特征
E. 压力给人造成不利影响

87. 患者男，行疝修补术后1周，手术切口处红、肿、热、痛，伴少量脓性分泌物渗出，脓液细菌培养为阳性，应诊断为
A. 表浅切口感染，属于医院感染
B. 表浅切口感染，不属于医院感染
C. 深部组织感染，属于医院感染
D. 深部组织感染，不属于医院感染
E. 交叉感染

二、以下提供若干组考题，每组考题共同在考题前列出的A、B、C、D、E五个备选答案。请从中选择一个与问题关系最密切的答案。每个备选答案可能被选择一次、多次或不被选择。

(88～90题共用备选答案)
A. 75%乙醇
B. 2%过氧乙酸
C. 0.5%碘伏
D. 10mg/L二溴海因
E. 2%戊二醛

88. 可用于术前刷手的是
89. 可用于胃镜消毒的是
90. 可用于水质消毒的是

(91～92题共用备选答案)
A. 应对　B. 应激
C. 反馈　D. 反射
E. 调试

91. 人类适应行为的形成基础是
92. 人类对紧张刺激作出的非特异性反应是

(93～97题共用备选答案)
A. 时间因素
B. 测试或观察因素
C. 回归因素
D. 选择因素
E. 失访

93. "干预组和对照组选择不均衡，可引起选择偏倚，从而影响观察结果的正确性。"此现象属于哪种偏倚因素
94. "在某项健康教育的评价过程中，由于偶然因素，测试对象的某种特征水平过高，但在以后的测试中可能又恢复到原有实际

水平。”此现象属于哪种偏倚因素

95. “在实施健康教育计划或评价过程中，目标人群由于各种原因而中断被干预或评价。”此现象属于哪种偏倚因素

96. “在某项健康教育的评价过程中，由于突发非典型肺炎疾患，从而影响评价效果。”此现象属于哪种偏倚因素

97. 测量工具的有效性和准确性及目标人群的成熟性，属于影响评价的

（98～100 题共用备选答案）

A. 区域管理法　B. 经验判断法
C. 标杆学习法　D. 头脑风暴法
E. 移花接木法

98. 团体决策的方法

99. 时间管理的方法

100. 挑选方案的方法

专业知识

一、以下每道考题下面有 A、B、C、D、E 五个备选答案。请从中选择一个最佳答案。

1. 育龄妇女停经 58 日后，阴道流血 3 日，血量增多 5 小时，伴腹痛下坠。妇科检查见子宫增大如妊娠 50 日大小，软，宫口开一指，尿妊娠试验阳性。应首先考虑

A. 先兆流产　B. 难免流产
C. 不全流产　D. 过期流产
E. 葡萄胎

2. 抢救羊水栓塞的首要措施是

A. 纠正 DIC 及继发纤溶
B. 纠正呼吸循环衰竭
C. 纠正肾衰竭
D. 立即终止妊娠
E. 切除子宫

3. 影响分娩的宫颈因素不包括

A. 宫颈外口粘连　B. 宫颈水肿
C. 宫颈坚韧　D. 宫颈肌瘤
E. 宫颈口松弛

4. 患者女，48 岁。近 1 年来月经不规律，常感心烦、急躁、头痛、失眠、心悸，难以坚持工作，诊断为围绝经期综合征。下列防治措施中错误的是

A. 加强心理护理
B. 坚持适度的体育锻炼
C. 口服谷维素
D. 口服大剂量雌激素
E. 定期做子宫内膜活检

5. 患者女，28 岁。原发性不孕伴进行性痛经 5 年。妇科检查：子宫大小正常，后倾位，活动欠佳，后壁有 2 个黄豆大小痛性结节，左侧附件可扪及直径约 3cm 大小的囊性包块，不活动，右侧附件增厚。该患者的治疗应首选

A. 双侧附件切除术
B. 卵巢子宫内膜病灶切除术
C. 达那唑治疗
D. 雄激素治疗
E. 激素补充治疗

6. 经产妇，一般情况良好，胎儿足月，左枕前位，胎心 140 次/分，规律宫缩已 17 小时，宫口开大 3cm，宫缩较初期间歇时间长，10～15 分钟 1 次，持续 30 秒，宫缩高峰时子宫不硬，经检查无头盆不称。该产妇除宫缩乏力外，还应诊断为

A. 活跃期延长　B. 活跃期缩短
C. 潜伏期延长　D. 潜伏期缩短
E. 第二产程延长

7. 关于正常分娩概念的叙述，正确的是

A. 妊娠 37～41^{+6}周的孕妇自然临产，产程进展正常，胎儿以头位自然娩出，且分娩后母儿状态良好的分娩
B. 妊娠 37～40 周的孕妇自然临产，顺利分娩且母儿状态良好
C. 妊娠满 37 周后自然临产，胎儿以头位自然娩出，且分娩后母儿状态良好的分娩
D. 妊娠 39 周的孕妇自然分娩，且分娩后母儿状态良好
E. 妊娠 40 周的孕妇经阴道自然分娩，且分娩后母儿状态良好的分娩

8. 孕妇，25 岁。平素月经规律，末次月经为 2012 年 12 月 7 日，预产期应为

A. 2013 年 9 月 14 日
B. 2012 年 8 月 13 日

C. 2012 年 7 月 16 日
D. 2012 年 8 月 25 日
E. 2012 年 7 月 14 日

9. 某孕妇，24 岁，妊娠 36 周。四步触诊于子宫底部触到圆而硬的胎儿部分，于母体腹部右前方触及胎儿四肢。则胎方位最可能是

A. 骶左前　　B. 骶右前
C. 骶左后　　D. 枕右前
E. 枕左前

10. 子痫患者为控制抽搐，须立即处理时，选用的药物不包括

A. 地西泮　　B. 苯妥英钠
C. 硫酸镁　　D. 冬眠合剂
E. 5% GNS

11. 妊娠高血压疾病的产妇，术后静脉滴注硫酸镁，最早出现的不良反应是

A. 血压过低
B. 呼吸减慢
C. 心率减慢
D. 膝反射减弱或消失
E. 心率加快

12. 使用哪种加强子宫收缩的方法时，应有专人监护

A. 前列腺素应用
B. 针刺
C. 地西泮静脉推注
D. 人工破膜
E. 缩宫素静脉滴注

13. 关于子宫破裂的预防与治疗，叙述错误的是

A. 采取有效的避孕措施
B. 选择恰当的分娩方式
C. 先兆子宫破裂首先行剖宫产术
D. 先兆子宫破裂首先抑制子宫收缩
E. 已破裂者在纠正休克同时进行剖宫产手术

14. 临产后，会阴部的厚度为

A. 5cm　　B. 3 ~ 5cm
C. 3 ~ 5mm　　D. 2 ~ 4cm
E. 2 ~ 4mm

15. 枕先露分娩机制中，能协助胎先露内旋转的是

A. 子宫收缩力　　B. 腹肌收缩力
C. 肛提肌收缩力　　D. 产妇屏气力
E. 膈肌收缩力

16. 正常分娩胎膜破裂多发生于

A. 宫口近开全时　　B. 潜伏期
C. 临产前　　D. 胎儿娩出期
E. 胎盘娩出期

17. 关于分娩第一产程的护理，叙述错误的是

A. 鼓励产妇少量多次进食
B. 指导产妇每隔 2 ~ 4 小时自解小便一次
C. 应监测 T、P、R、BP，30 分钟一次
D. 胎头未入盆，宫缩不紧，可在室内活动
E. 初产妇常规行外阴备皮，不备皮可能增加感染的机会

18. 临产后，第一产程中产妇可以进行灌肠的情况是

A. 胎膜未破
B. 产妇患有心肌病
C. 初产妇，宫口开大 4cm
D. 胎儿窘迫
E. 胎头高浮

19. 关于双头位双胎第一个胎儿娩出后的处理，叙述正确的是

A. 应立即娩出胎盘
B. 肌注催产素防止产后出血
C. 第一个胎儿娩出后，立即断脐
D. 行内倒转立即牵出第二个胎儿
E. 立即行人工破膜

20. 关于慢性羊水过多的临床表现，叙述错误的是

A. 多发生于妊娠 20 ~ 24 周

B. 孕妇子宫大于妊娠月份

C. 腹部膨隆，腹壁皮肤发亮、变薄

D. 胎位不清

E. 胎心遥远或听不到

21. 新生儿窒息复苏时，在 30 秒的正压人工呼吸和胸外按压后，心率持续 < 60 次/分，给予 1∶10000 的肾上腺素静脉推注。注入的剂量应是

A. 1ml/kg　　B. 2ml/kg

C. 0.1 ~ 0.2ml/kg　　D. 0.1 ~ 0.3ml/kg

E. 以上都不是

22. 关于第二产程中胎儿宫内状态的评估方法，叙述正确的是

A. 胎心率的评估

B. 羊水性状的评估

C. 至少每 5 分钟听诊胎心 1 次

D. 至少每 10 分钟听诊胎心 1 次或持续电子胎心监护，并注意胎心率和羊水的性状评估

E. 使用二级评价系统进行评估

23. 最容易发生心血管畸形的时间是

A. 胚胎发育第 2 ~ 4 周

B. 胚胎发育第 2 ~ 8 周

C. 胚胎发育第 8 ~ 12 周

D. 胚胎发育第 12 ~ 24 周

E. 胚胎发育第 25 ~ 28 周

24. 患急性宫颈炎的未婚女性，护士为其行宫颈棉球上药时，叙述错误的是

A. 月经来潮时停止上药

B. 不能使用窥阴器

C. 用棉球上药涂擦宫颈

D. 一般每天上药 1 次

E. 7 ~ 10 天为一个疗程

25. 在重度妊高征基础上出现头痛、眼花、胃区疼痛等症状称为

A. 产时子痫　　B. 产前子痫

C. 重度子痫　　D. 先兆子痫

E. 妊娠高血压

26. 下列叙述中正确的是

A. 完全流产：腹痛，阴道流血，宫颈口已开

B. 先兆流产：宫颈口未开，阴道出血量少于月经量

C. 难免流产：阴道出血少，未破膜

D. 不全流产：宫颈口未开，阴道出血量减少

E. 稽留流产：流产连续发生 3 次或 3 次以上

27. 持续性枕后位的主要原因是

A. 中骨盆狭窄　　B. 胎头俯屈不良

C. 胎儿相对过大　　D. 子宫收缩过弱

E. 单纯扁平骨盆

28. 孕妇，25 岁，妊娠 24 周。近日来子宫急剧增大，孕妇自觉呼吸费力、不能平卧。体格检查：口周发紫、下肢水肿。辅助检查排除胎儿畸形。最佳的处理措施是

A. 及时终止妊娠

B. 人工破膜引产

C. 经腹穿刺放羊水

D. 控制饮食和水分

E. 单纯利尿消肿

29. 患者女，32 岁。妊娠 31 周，少量阴道流血，既往曾有 3 次早产史。主要的处理措施应是

A. 左侧卧位及吸氧

B. 注意休息，并给以镇静剂

C. 氧气吸入，给予止血剂

D. 抑制宫缩，促进胎儿胎肺成熟

E. 无需处理

30. 关于妊娠合并缺铁性贫血对母体的影

响，叙述错误的是

A. 心脏病

B. 妊娠期高血压疾病

C. 失血性休克

D. 产褥感染

E. 羊水过多

31. 患者女，26 岁。妊娠 34 周，前一天挤车时腹部被撞，偶有腹坠，2 小时前突发下腹痛，阵发性加剧，伴头晕、恶心、阴道少量出血。急诊来院后检查：血压 123/67mmHg，脉搏 77 次/分，子宫呈强直性，胎心 102 次/分，血红蛋白 75g/L。最恰当的处理措施是

A. 及时输入新鲜血纠正贫血

B. 密切观察病情变化，出血多，随时终止妊娠

C. 积极保胎治疗

D. 立即行剖宫产术，做好子宫切除的准备

E. 人工破膜及缩宫素静脉点滴

32. 关于产褥感染的处理原则，叙述错误的是

A. 支持疗法

B. 因胎盘残留出现急性感染伴发高热的患者必须立即清宫

C. 根据细菌培养和药敏实验结果选择合适的抗生素

D. 感染严重者短期加用肾上腺糖皮质激素

E. 会阴伤口感染及时行切开引流术

33. 患者初产妇，27 岁。妊娠 32 周头位，阴道出血 3 天，量少，无腹痛，胎心正常，无明显宫缩，诊断为前置胎盘。恰当的处理措施是

A. 绝对卧床，给予抗生素，观察病情变化

B. 立即行人工破膜

C. 立即行缩宫素引产，宫口开大后行碎胎术

D. 立即人工破膜及缩宫素引产

E. 立即行剖腹产

34. 患者女，停经 2 个月余，突然下腹部剧烈疼痛，阴道少量出血，晕厥一次。查体：血压 70/40mmHg，脉率 110 次/分，下腹部压痛，移动性浊音（+）。妇科检查：宫颈抬举痛（+），右侧附件可触及 3cm×4cm 的囊性肿物，后穹隆穿刺抽出 2ml 暗红色不凝血。正确的处理措施应是

A. 升压药物

B. 剖腹探查止血

C. 输血补液

D. 宫腔镜检查

E. 待休克纠正后手术

35. 患者女，22 岁。14 岁月经初潮。既往月经正常，半年前失恋，后一直未有月经来潮。患者主诉半年来情绪极度低落，不思饮食。妇科检查子宫和双附件未见异常。基础的处理方案应是

A. 诱发排卵

B. 进行心理疏导

C. 雌孕激素人工周期替代疗法

D. 补充多种维生素

E. 孕激素周期性治疗

36. 关于产程图的叙述，正确的是

A. 产程图的横坐标为临产时间

B. 纵坐标左侧为先露下降程度

C. 纵坐标右侧为宫口扩张程度

D. 第一产程的潜伏期包括规律宫缩期和加速期

E. 第一产程的活跃期包括最大加速期和减速期两期

37. 关于细菌性阴道病，叙述错误的是

A. 阴道分泌物有鱼腥味，性交后加重

B. 线索细胞阳性

C. 匀质、稀薄、白色阴道分泌物

D. 碱性冲洗液阴道冲洗

E. 可用甲硝唑、克林霉素等治疗

38. 关于舟状窝，叙述正确的是
A. 阴道口与尿道口之间
B. 阴道口与大阴唇之间
C. 阴道口与小阴唇之间
D. 阴道口与阴蒂之间
E. 阴道口与阴唇系带之间的浅窝

39. 卵巢肿瘤蒂扭转的典型症状是
A. 体位改变后突然发生一侧下腹剧痛
B. 发热达 39℃
C. 频繁呕吐
D. 白细胞总数明显上升
E. 可叩出移动性浊音

40. 患者 40 岁，诊断为子宫黏膜下肌瘤继发贫血，血红蛋白 60g/L，肌瘤未突出宫口。恰当的处理方式应为
A. 观察随访　B. 大剂量雌激素
C. 大剂量孕激素　D. 子宫全切除术
E. 放射治疗

41. 关于侵蚀性葡萄胎和绒毛膜癌的叙述，正确的是
A. 有黄素囊肿者为侵蚀性葡萄胎
B. 镜下未见绒毛结构，仅能见到成团的滋养细胞者为绒毛膜癌
C. 侵蚀性葡萄胎都有肺内转移，而绒毛膜癌无肺内转移
D. 两者发病都可继发于足月产或流产后
E. 葡萄胎清宫后间隔半年以上者为绒毛膜癌

42. 肌瘤继发贫血最常见于
A. 浆膜下子宫肌瘤
B. 黏膜下子宫肌瘤
C. 肌瘤囊性变性
D. 肌瘤红色变性
E. 肌壁间子宫肌瘤

43. 患者女，26 岁，G_1P_0，因患葡萄胎住院治疗 50 天，清宫后行各项必要化验，均在正常范围，遂出院。出院后下一步处理应是
A. 出现异常情况再随诊
B. 定期做阴道细胞涂片检查
C. 定期复查血 HCG
D. 定期做胸部 X 线检查
E. 出院后休息半年可再继续妊娠

44. 临产时起主要作用的是
A. 膈肌收缩力　B. 腹肌收缩力
C. 子宫收缩力　D. 肛提肌收缩力
E. 圆韧带收缩力

45. 患者女，58 岁，已经绝经多年，几个月来常有少量不规则出血，来院检查诊断为子宫内膜癌。关于子宫内膜癌的特点，叙述错误的是
A. 生长缓慢　B. 转移较早
C. 绝经后妇女多见　D. 以腺癌为主
E. 早期症状不明显

46. 前置胎盘阴道流血的特征是
A. 无痛性阴道流血
B. 有痛性阴道流血
C. 宫缩时阴道流血停止
D. 阴道流血与外伤有关
E. 阴道流血量与贫血程度不成正比

47. 绒毛膜癌治愈，随访观察年限为
A. 1 年　B. 2 年
C. 3 年　D. 4 年
E. 5 年

48. 子宫脱垂患者，宫颈及部分宫体脱出阴道口，应属于
A. Ⅰ度轻型　B. Ⅰ度重型
C. Ⅱ度轻型　D. Ⅱ度重型
E. Ⅲ度

49. 女性最常见的生殖器结核是
A. 宫颈结核　B. 子宫内膜结核
C. 输卵管结核　D. 卵巢结核

E. 盆腔腹膜结核

50. 急性乳腺炎的基本预防措施是
A. 经常按摩乳房
B. 小量多次哺乳
C. 排空剩余乳汁
D. 乳头出现破损应及时回乳
E. 每次哺乳后清洁乳房

51. 子宫内膜癌75%～95%复发于
A. 术后1年　B. 术后1.5年
C. 术后2～3年　D. 术后4年
E. 术后5年

52. 婴幼儿易患呼吸道感染的最主要原因是
A. 纤毛运动较差
B. 黏膜柔嫩、血管丰富
C. 细胞免疫功能低下
D. 分泌型IgA低下
E. IgG低下

53. 患者女，25岁。停经3个月，阴道淋漓出血2个月。查体：阴道前壁有胡桃大紫蓝色结节，子宫软，如妊娠四个半月大小。尿妊娠试验（+），应考虑为
A. 葡萄胎
B. 侵蚀性葡萄胎
C. 双胎妊娠
D. 妊娠合并子宫肌瘤
E. 先兆流产

54. 人绒毛膜促性腺激素（HCG）妊娠期间分泌量达高峰的时期是
A. 妊娠4～6周　B. 妊娠8～10周
C. 妊娠12～14周　D. 妊娠16～18周
E. 妊娠20～22周

55. 孕妇，28岁，G_1P_0。常规产前检查时，护士教其监护胎动，并告知胎动正常值。其正确的胎动次数应为
A. 每小时1～2次
B. 每小时3～5次
C. 每小时12次
D. 每12小时3～5次
E. 每12小时少于10次

56. 妊娠早期叶酸缺乏会导致
A. 胎儿神经血管畸形
B. 婴儿呆小症
C. 胎儿骨骼发育不良
D. 婴儿患先天性心脏病
E. 新生儿黄疸

57. 子宫肌瘤发生的相关因素是
A. 早婚早育
B. 高血压、糖尿病、肥胖
C. 体内雌激素水平过高
D. 饮食因素
E. 环境因素

58. 疑为子宫内膜不规则脱落者，理想的刮取子宫内膜进行活检的时间是
A. 月经第1日
B. 月经第5日
C. 月经干净后3日
D. 月经周期中间
E. 月经来潮前12小时内

59. 关于妊娠滋养细胞肿瘤的叙述，正确的是
A. 侵蚀性葡萄胎可发生于流产后
B. 绒毛膜癌可发生于葡萄胎之后
C. 前次妊娠流产，不发生绒毛膜癌
D. 前次妊娠为足月产，不发生绒毛膜癌
E. 绒毛膜癌最早出现的是脑转移

60. 新生儿窒息的血气分析表现为
A. $PaCO_2$升高，PaO_2降低，pH下降
B. $PaCO_2$降低，PaO_2降低，pH下降
C. $PaCO_2$升高，PaO_2降低，pH升高
D. $PaCO_2$降低，PaO_2升高，pH下降
E. $PaCO_2$升高，PaO_2升高，pH下降

61. 患者女，32岁。婚后5年未孕，经检查夫妇双方均未发现生殖系统形态和功能

异常，但检查表明患者宫颈黏液存在抗精子抗体，治疗无效。应接受的治疗方案是
A. 人工授精
B. 体外授精与胚泡移植
C. 配子输卵管内移植
D. 宫腔配子移植
E. IVF – ET

62. 关于会阴部手术准备内容，叙述正确的是
A. 患者应于术前 3 天进流质饮食
B. 术日早晨行阴道消毒
C. 每天用肥皂水清洁灌肠 1 次
D. 患者去手术室前安置保留尿管
E. 术前 1 天清洁外阴

63. 关于子宫肌瘤，叙述错误的是
A. 多发性肌瘤多见
B. 易发生月经过多
C. 恶变发生率低
D. 绝经后肌瘤一般不再长大
E. 子宫体部肌瘤比较少见

64. 子宫内膜异位症最常见发生的部位是
A. 卵巢　B. 子宫直肠陷凹
C. 直肠　D. 宫底韧带
E. 阔韧带

65. 初产妇，26 岁，妊娠 39 周。因近期头晕就诊，症见面色苍白，皮肤黏膜无出血点。无宫缩，胎心率 148 次/分，胎儿体重估计为 2300g。血压 90/60mmHg，心率齐，110 次/分。血常规检查：血红蛋白 56g/L，红细胞 2.5×10^{12}/L，红细胞压积 26%，红细胞形态较正常，大小不等。对该患者应首先选用的治疗措施是
A. 叶酸　B. 输红细胞
C. 硫酸亚铁　D. 维生素 C
E. 维生素 B_{12}

66. 预防乙肝病毒在围产期传播的措施不包括
A. 指导育龄肝炎妇女避孕，肝炎愈后半年方可妊娠
B. 对孕妇做好预防肝炎的卫生工作
C. 肝炎孕妇分娩时应严格执行隔离措施
D. 新生儿出生后要注射乙肝疫苗
E. 妊娠中晚期并发病毒性肝炎应终止妊娠

67. 关于妊娠合并糖尿病妇女采用胰岛素治疗，叙述错误的是
A. 临产前可一次大量皮下注射胰岛素
B. 测量尿糖协助确定胰岛素用量
C. 计算用量前准确测量体重
D. 分娩过程中严密监测血糖动态变化
E. 产褥期随着胎盘的娩出需减少胰岛素用量

68. 妊娠合并心脏病的患者，分娩时出现胎儿窘迫的原因是
A. 胎儿畸形
B. 胎儿先天性心脏病
C. 胎盘功能减退
D. 脐带血运受阻
E. 母体血氧含量不足

69. 初产妇，28 岁。临产后检查发现矢状缝位于骨盆左斜位上，小囟门位于骨盆左后方，大囟门位于骨盆右前方，护士判断该胎儿的胎位是
A. 枕右前位　B. 臀位
C. 枕左前位　D. 枕右后位
E. 枕左后位

70. 妊娠 27 周的孕妇在产前检查中发现血色素偏低，需要补充铁剂。正确的服药时间应是
A. 餐前半小时　B. 餐后 20 分钟
C. 空腹　D. 睡前

E. 晨起后

二、以下提供若干个案例，每个案例下设若干道考题。请根据答案所提供的信息，在每道考题下面的 A、B、C、D、E 五个备选答案中选择一个最佳答案。

（71～74 题共用题干）

患者女，27 岁，G_2P_1，小孩 2 岁体健。现希望选择宫内节育器避孕，来院咨询，护士给予健康指导。

71. 放置宫内节育器的时间应为

A. 月经前 3～7 天

B. 月经干净后 3～7 天

C. 月经前 8 天

D. 月经干净后 8 天

E. 月经中期

72. 下列哪种情况可放置宫内节育器

A. 子宫脱垂

B. 体温 37℃

C. 月经过多

D. 有严重全身疾病

E. 急性阴道炎

73. 放置宫内节育器后应注意

A. 休息 2 周

B. 1 周内禁盆浴

C. 1 周内禁性交

D. 1 周内避免重体力劳动

E. 术后 1 年随访

74. 应建议该妇女应取出宫内节育器的情况是

A. 接近绝经年龄月经不规则时

B. 发生腰酸、轻度腹痛时

C. 发生带器妊娠

D. 月经连续不来潮半年

E. 月经量略增加

（75～76 题共用题干）

患者女，62 岁。既往体健，绝经 10 年。因阴道不规则流血、排液 3 个月入院。查体：宫颈肥大，后唇见一菜花状肿物，累及后穹隆部，质脆，触之易出血，直径约 3cm，三合诊示子宫稍大，双侧附件未及明显异常。宫颈活检示鳞状细胞癌。

75. 患者的临床分期应为

A. ⅠB1　　B. ⅠB2

C. ⅡA　　D. ⅠB

E. ⅢA

76. 最佳治疗方案应是

A. 筋膜外全子宫切除术及盆腔淋巴结切除术

B. 根治性子宫切除术及盆腔淋巴结切除术

C. 放射治疗

D. 化疗

E. 化疗后子宫切除术

（77～79 题共用题干）

患者女，28 岁，妊娠 8 周。因突然出现阴道出血就诊。自诉出血量逐渐增多，且有阵发性腹痛。妇科检查发现子宫大小与停经周数相符，宫颈口已扩张，但未见组织排出。

77. 该孕妇应诊断为

A. 自然流产　　B. 不全流产

C. 完全流产　　D. 稽留流产

E. 难免流产

78. 对该孕妇的首要处理措施是

A. 助胚胎及胎盘组织完全排出

B. 积极推荐保胎药物

C. 使用抗生素

D. 进行染色体检查

E. 嘱孕妇禁止性生活

79. 若该患者合并盆腔感染，对其进行的护理措施中，正确的是

A. 给予高蛋白、高胆固醇饮食

B. 每日坐浴两次

C. 无需测脉搏和体温
D. 取侧卧位
E. 注意保持会阴部清洁

（80～82 题共用题干）

患者女，30 岁，C_1P_0，平素月经规律，现月经增多、经期延长 1 年余。妇科检查：外阴、阴道无异常，子宫近 11 周妊娠大小，表面有多个质硬突起，最大者直径约 6cm，附件未触及异常。辅助检查：Hb 90g/L。

80. 首先应考虑诊断为
A. 子宫内膜癌　　B. 子宫颈癌
C. 子宫畸形　　D. 子宫肌瘤
E. 子宫腺肌病

81. 最恰当的处理应是
A. 筋膜内子宫切除术
B. 筋膜外子宫切除术
C. 子宫肌瘤切除术
D. 阴道上子宫切除术
E. 改良根治性子宫切除术

82. 术后恰当的处理应是
A. GnRH－a 治疗半年
B. 米非司酮治疗半年
C. 达那唑治疗半年
D. 孕激素治疗半年
E. 随访观察

（83～86 题共用题干）

李女士，妊娠36 周，第1 胎。昨晚突然阴道出血，出血量约400ml，无腹痛。检查：血压 100/60mmHg，宫底高度与孕月相符，腹软无压痛，胎位清楚，胎心率110 次/分。

83. 恰当的确诊方法应是
A. 妇科检查
B. B 型超声检查
C. 超声多普勒
D. 阴道镜检查
E. 催产素激惹试验

84. 对该患者的护理措施中，不恰当的是
A. 嘱患者卧床休息
B. 做好床边生活护理
C. 保证充足睡眠
D. 按时肛查，了解先露下降情况
E. 监测生命体征

85. 最可能的诊断是
A. 先兆早产　　B. 正常临产
C. 前置胎盘　　D. 胎盘早剥
E. 流产

86. 对该患者的处理，正确的是
A. 期待疗法
B. 严密观察出血情况
C. 给镇静剂、补血药
D. 行剖宫产术
E. 人工破膜

（87～89 题共用题干）

患者女，30 岁，G_2P_1。因阴道大量流血，呈休克状态急诊入院。妇科检查：阴道内有胚胎样组织，宫体6 周妊娠大小，两侧附件（－）。

87. 首先应补充的病史是
A. 有无停经史
B. 有无恶心、呕吐等早孕反应
C. 有无性生活及腹痛史
D. 有无外伤史
E. 生育史

88. 首要的处理是
A. 阴道后穹隆穿刺
B. 腹腔穿刺
C. 抗休克及观察病情变化
D. 抗休克同时行刮宫术
E. 立即做 B 超检查，排除异位妊娠

89. 护理人员最主要的工作是
A. 心理护理
B. 输液、输血纠正休克，同时协助手术

C. 肥皂水灌肠
D. 给予镇静剂
E. 抽血进行化验

三、以下提供若干组考题，每组考题共同在考题前列出的 A、B、C、D、E 五个备选答案。请从中选择一个与问题关系最密切的答案。每个备选答案可能被选择一次、多次或不被选择。

（90～91 题共用备选答案）

A. 葡萄胎　　B. 侵蚀性葡萄胎
C. 绒毛膜癌　　D. 不全流产
E. 难免流产

90. 流产后不规则出血，宫内容组织检查为成团的滋养细胞，未见绒毛结构，首先考虑为

91. 葡萄胎清宫术后 4 个月，HCG 持续阳性，伴咯血，首先考虑为

（92～95 题共用备选答案）

A. 少量阴道流血，伴轻微下腹痛，宫颈口未开
B. 阴道出血和贫血程度不一致，伴腹痛
C. 妊娠晚期或临产时无痛性反复阴道出血
D. 分娩阻滞，剧烈疼痛，宫缩停止，病情恶化
E. 妊娠产物完全排出，阴道流血停止

92. 胎盘早剥可见

93. 先兆流产可见

94. 前置胎盘可见

95. 子宫破裂可见

（96～97 题共用备选答案）

A. 胎膜早破　　B. 胎头拨露
C. 胎头伸缩不良　　D. 胎头着冠
E. 胎头仰伸

96. 第二产程产妇宫缩间歇期，胎头又缩回阴道内，宫缩时胎头露出于阴道口，称为

97. 在宫缩间歇时，胎头也不再回缩，此时胎头双顶径已越过骨盆出口，称为

（98～100 题共用备选答案）

A. 早期减速
B. 晚期减速
C. 变异减速
D. 基线胎心率有变异
E. 周期性胎心率加速

98. 枕先露，先露 =0，胎膜已破，不受孕妇体位或吸氧而改变，第一产程末，胎儿电子监护时可能出现

99. 疑有脐带受压或脐带绕颈，胎儿电子监护时可能出现

100. 过期妊娠，B 型超声提示羊水过少，胎儿电子监护时可能出现

专业实践能力

一、以下每道考题下面有A、B、C、D、E五个备选答案。请从中选择一个最佳答案。

1. 初产妇，妊娠37周。臀先露，宫口开全，已破膜，胎心136次/分，宫缩持续50秒，间歇2~3分钟。正确的处理措施是

A. 继续用无菌巾“堵”阴道口

B. 静脉滴注缩宫素

C. 初产妇常规行会阴切开术

D. 出现宫缩乏力时行人工破膜

E. 胎儿躯体娩出后立即注射缩宫素

2. 某初产妇，产后第4天，血压100/60mmHg，体温38.3℃，脉搏78次/分，浆液性恶露、量少，子宫底已降至脐下3横指。产妇乳房胀痛，手感有硬结郁积，乳头红肿、有皲裂，因此畏惧哺乳，新生儿以人工喂养为主。目前产妇最主要的护理诊断是

A. 母乳喂养无效　B. 呼吸型态改变

C. 体液过多　D. 有受伤的危险

E. 营养失衡

3. 关于产褥期护理，叙述不正确的是

A. 每日测量体温、脉搏、呼吸

B. 产后适宜多取蹲位

C. 鼓励产妇适当早期下床活动

D. 饮食应营养丰富

E. 产妇应注意多食优质蛋白

4. 妊娠晚期腹部撞伤后出现腹痛及阴道出血、胎心消失，首先应考虑

A. 胎盘早期剥离

B. 先兆流产

C. 先兆早产

D. 凝血功能障碍

E. 脐带脱垂

5. 关于预防羊水栓塞的措施，叙述正确的是

A. 产程中避免使用催产素

B. 发现宫缩过强时，宜行人工破膜缓解宫缩

C. 人工破膜口宜大，便于羊水迅速流出

D. 观察产程，随时做好手术准备

E. 人工破膜宜在宫缩间歇期

6. 关于预防子宫脱垂发生的健康指导，叙述错误的是

A. 产后尽早参加体力活动，以增强盆底组织

B. 坚持缩肛运动，增强盆底组织弹性

C. 加强营养，增强体质

D. 积极开展计划生育

E. 积极治疗慢性咳嗽等增加腹压的疾病

7. 关于预防孕妇发生便秘的措施，叙述正确的是

A. 随时使用甘油栓剂

B. 养成定时排便的习惯，多食含粗纤维的食物

C. 保证充足的睡眠

D. 随时使用缓泻剂

E. 保证足够的休息，避免劳累

8. 关于新生儿抚触，叙述正确的是

A. 可在出生后12小时开始

B. 可在新生儿沐浴过程中进行

C. 每次抚触的时间一般为20~30分钟

D. 抚触时室温应在28℃以上

E. 抚触部位是新生儿胸部和腹部，不包括头面部

9. 患者女，32 岁。妊娠 30 周，G_1P_0，“胎动感觉不清”1 周入院。经人工破膜催产素点滴娩出一死婴，即开始出现大量阴道出血，经人工剥离胎盘及使用宫缩剂后仍无效果，出血不止，无凝血块，其出血原因可能是
A. 软产道损伤
B. 胎盘残留
C. 产后宫缩乏力
D. 子宫腔内感染
E. 凝血功能障碍

10. 在出生后 48 小时内给予新生儿护理的护理措施中，错误的是
A. 必须采取保暖措施
B. 严密观察呼吸、面色
C. 注意呕吐情况
D. 出生后 1 ~ 2 天呕吐频繁属于生理情况
E. 出生后 2 天内密切观察脐部有无渗血

11. 双胎妊娠分娩期第一个胎儿出生后，由于子宫突然缩小，容易发生
A. 前置胎盘　B. 胎盘早剥
C. 胎膜早破　D. 胎儿畸形
E. 产程缩短

12. 患者女，24 岁。平素月经规律，现停经 2 个月，因腹痛伴阴道流血就诊，妇科检查见宫口未开，子宫如孕 2 个月大小。该患者最可能的诊断是
A. 葡萄胎　B. 异位妊娠
C. 先兆流产　D. 稽留流产
E. 难免流产

13. 产后如果出现宫底上升，宫体变软，可能出现的情况是
A. 尿潴留
B. 子宫收缩乏力
C. 宫腔积血
D. 子宫破裂
E. 产后出血

14. 关于妊娠合并病毒性肝炎产褥期的处理，叙述错误的是
A. 宜用器械避孕
B. 预防感染
C. 新生儿必须隔离
D. 产后不宜哺乳
E. 雌激素回奶

15. 关于妊娠合并心脏病孕产妇的护理，叙述正确的是
A. 休息时宜右侧卧位
B. 妊娠 36 周开始限制食盐的摄入
C. 定期评估心功能
D. 第二产程鼓励产妇屏气用力
E. 心功能Ⅲ级的产妇可母乳喂养

16. 妊娠合并心脏病患者产后结扎的适宜时间是
A. 产后 24 小时内
B. 产后 3 天左右
C. 产后 1 周
D. 产后 1 个月内
E. 产后 1 个半月内

17. 初产妇，25 岁。妊娠 39 周，阴道流液 1 小时入院。产检：无宫缩，胎心 170 次/分，宫口未开，臀先露，羊水Ⅱ度粪染。正确的处理是
A. 自然分娩　B. 预防感染
C. 产钳助产　D. 立即剖宫产
E. 静点缩宫素引产

18. 关于羊水栓塞的处理，叙述错误的是
A. 纠正呼吸循环衰竭
B. 抗过敏
C. 抗生素预防感染
D. 防止凝血功能障碍
E. 等待自然分娩

19. 在雌激素影响下，子宫内膜继续增厚，细胞增生，出现间质水肿疏松，腺体增长弯曲，血管弯曲螺旋状。此时子宫内膜应是

A. 月经期 B. 排卵期

C. 增殖期 D. 分泌期

E. 月经前期

20. 关于妊娠晚期出血的处理，叙述不正确的是

A. 前置胎盘禁止做肛查

B. 中央性前置胎盘胎儿已死，尽可能阴道分娩

C. 子宫胎盘卒中，必要时切除子宫

D. 妊娠合并宫颈癌，可行剖宫产

E. 妊娠合并子宫颈息肉，可阴道分娩

21. 关于妊娠合并糖尿病分娩后的处理措施，叙述正确的是

A. 所生婴儿和正常新生儿一样

B. 产褥期卧床休息 1 个月

C. 主张母乳喂养

D. 产后胰岛素治疗同产前

E. 产后早活动

22. 某孕妇，26 岁。妊娠 40 周，LOA，因阴道流水 16 小时无宫缩入院。下列处理中，错误的是

A. 做阴道检查了解宫颈条件

B. 检查血白细胞及分类

C. 若宫颈成熟可行缩宫素引产

D. 立即剖宫产结束分娩

E. 给予抗生素预防感染

23. 宫颈原位癌的诊断标准是

A. 细胞异常程度达Ⅱ级以上

B. 癌细胞侵犯宫颈腺体，并穿透基底膜

C. 病变局限于上皮内，基底膜未穿透，间质无浸润

D. 病变侵犯血管和淋巴

E. 子宫颈上皮细胞已发生癌变，异形细胞侵犯上皮下 2/3

24. 子宫内膜增生期为月经周期的

A. 5 ~ 14 天 B. 1 ~ 4 天

C. 12 ~ 14 天 D. 15 – 28 天

E. 6 ~ 14 天

25. 初产妇，27 岁。胎膜未破，护士告知可在室内活动，其宫口扩张应在

A. 4cm 以内 B. 7cm 以内

C. 9cm 以内 D. 10cm 以内

E. 宫口未扩张

26. 初产妇，妊娠 37 周，胎儿生长受限入院，胎心率 160 次/分，B 超示胎盘功能减退。护士根据该产妇的情况采取的护理措施中错误的是

A. 做好抢救新生儿窒息的准备

B. 取左侧卧位

C. 定时做阴道检查

D. 严密监测胎心变化

E. 协助做好分娩准备

27. 关于接受外阴、阴道手术的患者术后出院指导的叙述，错误的是

A. 避免增加腹压

B. 逐渐增加活动量

C. 保持外阴清洁

D. 若有切口异常应及时就诊

E. 出院 1 个月后可恢复性生活

28. 关于妊娠合并急性肾盂肾炎患者的护理的叙述，错误的是

A. 侧卧位

B. 选用氨苄青霉素

C. 体温下降正常后 3 ~ 5 天停药观察

D. 多饮水

E. 保持尿液通畅

29. 属于无排卵性功能失调性子宫出血的原因的是

A. 缺乏雌激素
B. 缺乏孕激素
C. 血纤维蛋白原消耗过多
D. 血管壁通透性下降
E. 凝血机制障碍

30. 患者为育龄期妇女，心功能Ⅰ～Ⅱ级，无心力衰竭，且无其他并发症。对她的妊娠建议应是
A. 可以妊娠
B. 不可以妊娠
C. 密切监护下可以妊娠
D. 绝对不可以妊娠
E. 终生不可妊娠

31. 孕妇缺乏维生素会导致
A. 胎膜形成不良　B. 前置胎盘
C. 产后出血　D. 先兆子痫
E. 胎儿智力低下

32. 关于胎膜早破的处理，叙述错误的是
A. 未临产，可回家卧床休息
B. 孕足月，未临产，应终止妊娠
C. 近足月，严密观察等待足月
D. 孕足月，破膜12小时，应给抗生素
E. 监测胎心和胎动，必要时给予吸氧

33. 完全性前置胎盘初次出血，多发生在妊娠
A. 20～24周　B. 26～28周
C. 30～32周　D. 33～36周
E. 37～40周

34. 妊娠20周以后，胎儿在子宫内死亡称为
A. 死产　B. 死胎
C. 流产　D. 早产
E. 滞产

35. 分娩期孕妇一旦发现子宫先兆破裂，首选的措施应是
A. 抗休克，静脉输液、输血
B. 停止一切操作，抑制宫缩
C. 行阴道助产，尽快结束分娩
D. 使用大量抗生素预防感染
E. 行阴道检查

36. 某位绒毛膜癌化疗的患者，家属为了配合治疗，咨询护士给患者吃何种饮食。护士指导的饮食应为
A. 进食低脂肪、高维生素、易消化的饮食
B. 进食高蛋白、低维生素、易消化的饮食
C. 进食高热量、高维生素、一般饮食
D. 进食高蛋白、高维生素、易消化的饮食
E. 进食低蛋白、高维生素、易消化的饮食

37. 输卵管通液术的禁忌证是
A. 继发性不孕患者
B. 月经干净后第5天
C. 输卵管阻塞
D. 慢性盆腔炎
E. 输卵管粘连

38. 双胎妊娠最常见的并发症是
A. 脐带脱垂
B. 产程延长，产后出血
C. 产褥感染
D. 胎头交锁
E. 胎膜早破

39. 产前检查时，脐上3横指触及孕妇子宫底，此时判断妊娠为
A. 5个月末　B. 6个月末
C. 7个月末　D. 8个月末
E. 9个月末

40. 过期妊娠需立即终止妊娠的情况不包括
A. 宫颈条件成熟
B. 胎儿体重≥3000g

C. 12 小时内胎动 <10 次

D. NST 呈无反应型

E. OCT 阳性

41. 患者女，25 岁，经产妇。妊娠 38 周，头位，估计胎儿 4100g，临产 16 小时，宫口开 1cm，静脉输注缩宫素，4 小时宫口开 9cm，产妇烦躁不安，疼痛难忍，见脐下 1 指处呈环状凹陷，有压痛，胎心率 132 次/分。此时最适宜的处理是

A. 停静脉输注缩宫素，待宫口开全后阴道助产

B. 即行产钳助产术

C. 即行胎头吸引术

D. 停静脉输注缩宫素，立即行剖宫产术

E. 肌内注射哌替啶

42. 妊娠期高血压疾病最常见的产科并发症是

A. 妊高症心脏病

B. 脑出血

C. 胎盘早剥

D. 产后循环衰竭

E. 肝包膜下出血

43. 关于会阴的叙述，正确的是

A. 广义的会阴前方为耻骨联合上缘

B. 狭义的会阴是指尿道口与肛门之间的软组织

C. 会阴包括皮肤、肌肉、筋膜及骨骼

D. 会阴体厚 3 ~4cm，呈楔状

E. 会阴组织妊娠时的延展性差，分娩时容易裂伤

44. 下列哪项不属于产后抑郁的原因

A. 产妇体内雌激素、孕激素水平急剧下降

B. 产后心理压力大

C. 生产过程疲乏

D. 家属对新生儿的高度关注带来的失落感

E. 生产过程中缩宫素的应用

45. 骨盆最小平面前方是耻骨联合下缘，两侧为坐骨棘，后方是

A. 第 4 ~5 骶椎间

B. 第 3 ~4 骶椎间

C. 骶岬

D. 骶尾关节

E. 骶骨相应部位

46. 诊断宫内早孕最可靠的辅助检查方法是

A. 尿妊娠试验

B. 基础体温测定

C. B 型超声检查

D. 阴道脱落细胞学检查

E. 宫颈黏液涂片干燥后镜检

47. 子痫发作时孕妇死亡的直接原因是

A. 心脏病

B. 脑出血

C. Ⅲ度胎盘早剥

D. 急性重型肝炎

E. 急性肾功能衰竭

48. 某已婚女性停经 1 个月余，突发下腹痛 2 小时。血压 90/60mmHg，心率 98 次/分。妇科检查：后穹隆饱满、触痛，宫颈举痛。此时最恰当的检查方法是

A. 宫腔镜检查

B. 尿妊娠试验

C. 阴道后穹隆穿刺

D. 诊断性刮宫

E. 凝血时间测定

49. 关于紧急避孕的叙述，正确的是

A. 可作为常规避孕方法

B. 宫内节育器不能作为紧急避孕措施

C. 激素类紧急避孕药的主要成分为孕激素

D. 米非司酮为激素类紧急避孕药的代表

E. 米非司酮应于无保护性措施性生活后 7 天内使用

50. 枕右前位，胎头娩出时胎儿双肩径应在骨盆入口的哪条径线上

A. 骨盆入口左斜径上

B. 骨盆入口右斜径上

C. 中骨盆横径上

D. 骨盆入口前后径上

E. 中骨盆前后径上

51. 孕妇腹壁上胎心音听诊的最佳位置是

A. 胎儿背侧　　B. 胎儿臀侧

C. 胎儿腹侧　　D. 胎儿头侧

E. 胎儿足侧

52. 新生儿期应接种的疫苗是

A. 麻疹减毒活疫苗

B. 破伤风抗毒素

C. 乙脑疫苗

D. 百日咳菌苗、白喉类疫苗和破伤风疫苗

E. 卡介苗、乙肝疫苗

53. 患者女，29 岁。产后未复经，哺乳期妊娠。检查子宫底于脐上一横指，估计孕周为

A. 12 周末　　B. 18 周末

C. 24 周末　　D. 28 周末

E. 30 周末

54. 某健康妇女，G_1P_0，其骨盆形态正常。下列说法中正确的是

A. 入口平面呈横椭圆形

B. 中骨盆平面呈横椭圆形

C. 出口平面呈横椭圆形

D. 入口平面是骨盆最小平面

E. 出口平面呈纵椭圆形

55. 初孕妇，25 岁，规律性子宫收缩 10 小时，宫口开大 8cm，胎心 140 次/分，胎膜未破。首选的护理措施应是

A. 肥皂水灌肠

B. 人工破膜

C. 减少肛查次数

D. 继续观察

E. 静脉滴注缩宫素

56. 初产妇产后 4 小时自诉腹胀、腹痛。叩诊：耻骨联合上鼓音。可能的原因是

A. 宫缩痛　　B. 体液过多

C. 排尿异常　　D. 尿潴留

E. 尿路感染

57. 临产前宫颈管的长度为

A. 1 ~ 2cm　　B. 2 ~ 3cm

C. 3 ~ 4cm　　D. 4 ~ 5cm

E. 消失

58. 关于新生儿脐带的护理，叙述正确的是

A. 用碘伏棉签从脐带外周向脐带根部涂抹

B. 护理时观察脐带有无出血、发红和异常味道

C. 用酒精棉签从脐带外周向脐带根部涂抹

D. 脐带处理后用无菌纱布包扎

E. 一般脐带在出生后 7 天自然脱落，脱落后无需护理

59. 初产妇，顺产第 3 天，自诉连续 2 天发热，汗多，伴下腹阵痛。体格检查：体温 37.5℃，子宫底脐下 4 指，无压痛，会阴伤口无肿胀及压痛，恶露暗红、腥味，双乳胀、有硬结。该产妇腹痛的原因是

A. 产后子宫内膜炎

B. 宫颈炎

C. 产后宫缩痛

D. 产后尿潴留

E. 附件炎

60. 某孕妇，自然流产两次，查原因疑为宫颈内口松弛所致。目前妊娠 9 周，若行子宫内口缝扎术，最好在妊娠多少周

进行

A. 25～28 周　B. 21～24 周

C. 17～20 周　D. 14～16 周

E. 12～13 周

61. 胎头旋转，使其矢状缝与中骨盆及骨盆出口前后径相一致的动作发生在

A. 规律宫缩开始

B. 第一产程中

C. 第一产程末

D. 第二产程开始

E. 第二产程末

62. 关于协调性子宫收缩乏力，叙述正确的是

A. 子宫收缩有正常节律性、极性及对称性，仅收缩力弱

B. 产妇自觉持续性腹痛，无间歇

C. 对胎儿影响严重

D. 不宜静脉滴注缩宫素

E. 结束分娩后不需观察会阴垫的出血量

63. 患者女，65 岁，近一段时间常感到下腹部一侧胀痛，有压迫感。妇科检查：可触及子宫一侧的实性包块，表面不平，结节状，与周围组织有粘连，并伴有消瘦、贫血、水肿。应考虑为

A. 子宫肌瘤

B. 良性卵巢肿瘤

C. 恶性卵巢肿瘤早期

D. 恶性卵巢肿瘤晚期

E. 子宫内膜异位症

64. 前囟先露分娩衔接是指胎头双顶径进入

A. 骨盆入口平面

B. 骨盆最小平面

C. 骨盆出口平面

D. 骨盆最宽平面

E. 骨盆中骨盆平面

65. 某孕妇今晨发现胎膜破裂，首要的处理措施应是

A. 给予镇静药

B. 抬高孕妇臀部

C. 加用中药保胎

D. 家属谈话

E. 应用激素以促胎肺成熟

66. 正常枕先露分娩机制的顺序是

A. 下降、衔接、内旋转、俯屈、仰伸复位、外旋转

B. 衔接、俯屈、内旋转、下降、仰伸复位、外旋转

C. 下降、俯屈、衔接、内旋转、仰伸复位、外旋转

D. 衔接、下降、俯屈、内旋转、仰伸复位、外旋转

E. 衔接、下降、内旋转、俯屈、仰伸复位、外旋转

67. 关于新生儿娩出后的处理，叙述正确的是

A. 娩出后首先断脐

B. 娩出后半小时内早接触

C. 5 分钟后行 Apgar 评分

D. 娩出后立即擦去胎脂

E. 新生儿清洗后，印足印于新生儿病历上

68. 判断产程进展的标志是

A. 规律宫缩并逐渐增强

B. 胎心率正常

C. 胎头入盆

D. 胎动正常

E. 胎头下降的程度

69. 关于人工流产后的出院指导，叙述错误的是

A. 每日清洗会阴并换内裤

B. 保持外阴清洁和干燥

C. 术后 1 个月禁止性生活及盆浴

D. 嘱其观察阴道出血及腹痛情况

E. 当阴道出血量多于月经量伴腹痛不必就诊

70. 患者女，42 岁。患有子宫肌瘤需行子宫切除术。评估发现患者及其丈夫对切除子宫顾虑重重，担心会影响夫妻生活。护士除进行常规住院教育外，还应做好哪些教育指导

A. 子宫切除术后生理改变的适应
B. 子宫切除术前的配合要点
C. 女性生殖器官的解剖特点
D. 并发症的预防
E. 性生活机制及术后性生活注意事项

71. 对疼痛产妇的护理的叙述，错误的是

A. 表达疼痛
B. 胸式呼吸减轻疼痛
C. 第二产程助产士陪伴在旁
D. 暗示、转移方法
E. 配合应用镇痛药

72. 患者女，33 岁。因卵巢功能障碍应用辅助生育技术治疗，使用促进排卵药物后出现下腹胀痛、腹水、胸腔积液。B 超示卵巢明显增大。应首先考虑

A. 输卵管妊娠破裂
B. 药物过敏
C. 多胎妊娠
D. 卵巢过度刺激综合征
E. 卵巢肿瘤

73. 患者女，35 岁。诊断为绒毛膜癌，实施化疗。护士向患者及家属进行出院指导，错误的是

A. 保持充足睡眠
B. 鼓励亲友探望
C. 坚持用餐后漱口
D. 保持皮肤干燥，常更衣
E. 进食高营养易消化食品

74. 患者女，27 岁。已婚未育，既往月经规律，近 3 个月经期延长，持续 10 天左右，无腹痛。妇科检查：子宫前倾位，大小正常，附件无异常。为进一步明确诊断，需要做的检查是

A. 宫颈细胞学检查
B. 一般诊断性刮宫
C. HPV－DNA 检测
D. 分段诊断性刮宫
E. 宫颈锥切术

75. 子痫发作时，首要的护理措施是

A. 静脉滴注硫酸镁
B. 左侧卧位
C. 保持呼吸道通畅
D. 保持绝对安静
E. 监测生命体征

76. 为了防止新生儿感染乙肝，下列指导和护理措施中，错误的是

A. 尽早进行母婴同室管理
B. 分娩后密切观察阴道出血情况
C. 新生儿隔离 4 周
D. 积极给新生儿免疫接种乙肝疫苗
E. 注意不得使用雌激素回奶

77. 关于孕妇产前护理的指导，叙述正确的是

A. 妊娠后期应取仰卧位
B. 妊娠期间，禁止性生活
C. 孕期每 2 周做 B 超检查以监测胎儿
D. 孕期应做好乳房护理
E. 经常沐浴，最好采用盆浴方式

二、以下提供若干个案例，每个案例下设若干道考题。请根据答案所提供的信息，在每道考题下面的 A、B、C、D、E 五个备选答案中选择一个最佳答案。

（78～81 题共用题干）

患者女，28 岁，已婚。尿频 4 天，近 5 天白带增多，呈脓性，伴外阴疼痛。妇科检查：外阴肿，黏膜充血，以手指

压尿道旁腺时有脓性分泌物流出，触痛明显。

78. 该患者考虑诊断为

A. 泌尿系感染

B. 外阴阴道假丝酵母菌病

C. 淋病

D. 滴虫阴道炎

E. 梅毒

79. 为确诊可做的实验室检查是

A. 分泌物悬滴

B. 宫颈刮片细胞学检查

C. 宫颈分泌物涂片革兰染色

D. 分泌物加生理盐水镜检

E. 衣原体培养

80. 假设分泌物涂片找到革兰氏阴性双球菌，首选的药物应是

A. 甲硝唑　　B. 链霉素

C. 庆大霉素　　D. 头孢曲松钠

E. 青霉素

81. 下列对该患者实施的护理措施中不正确的是

A. 患者的用物及所接触的物品及器具均应消毒

B. 性伴侣检查淋菌，阳性者一并治疗

C. 治疗结束后连续 2 次检查淋菌阴性即为治愈

D. 淋病高发区，孕妇需做淋菌筛查

E. 妊娠期淋菌感染症状较轻，治疗及时可继续妊娠

(82～83 题共用题干)

初产妇，26 岁。妊娠 40 周，规律宫缩 8 小时入院。查体：髂棘间径 25cm，骶耻外径 20cm，坐骨结节间径 7.5cm。枕右前位，胎心 134 次/分。肛查：宫口开大 4cm。S+3。1 小时后产妇呼叫腹痛难忍。检查：宫缩1～2 分钟一次，持续 45 秒，胎心 102 次/分，子宫下段压痛明显。肛查：宫口开大5cm，胎头“0”。

82. 此时产程受阻的主要原因是

A. 漏斗骨盆

B. 扁平骨盆

C. 中骨盆狭窄

D. 骨盆出口狭窄

E. 骨盆入口狭窄

83. 此时最可能的诊断是

A. 先兆子宫破裂

B. Ⅱ度胎盘早剥

C. 协调性子宫收缩过强

D. 不协调性子宫收缩过强

E. 不协调性子宫收缩乏力

(84～85 题共用题干)

患者女，26 岁。妊娠 35 周，G_1P_0，现宫口开全达 2 小时，胎头最低点在坐骨棘下 3cm，宫缩较前减弱，胎膜已破，胎心 134 次/分，决定行会阴侧切术。

84. 选择会阴侧切术的原因是

A. 胎儿窘迫

B. 第二产程延长

C. 早产儿

D. 需要助产

E. 羊水污染

85. 会阴切开的时机是

A. 胎头拨露

B. 胎头着冠

C. 子宫收缩时

D. 子宫收缩间歇期

E. 胎心低于 80 次/分

(86～87 题共用题干)

患者女，48 岁。临床诊断为宫颈鳞状上皮癌ⅠB～ⅡA 期。

86. 应选的手术方式是

A. 子宫根治术和盆腔淋巴结清扫术

B. 全子宫切除术

C. 宫颈锥形切除

D. 次广泛子宫切除术
E. 子宫根治术

87. 宫颈癌普查最常用的方法是
A. 阴道镜检查　　B. 细胞学检查
C. 碘试验　　D. 宫颈活检
E. 血清学肿瘤标志物检测

三、以下提供若干组考题，每组考题共同在考题前列出的 A、B、C、D、E 五个备选答案。请从中选择一个与问题关系最密切的答案。每个备选答案可能被选择一次、多次或不被选择。

（88～90 题共用备选答案）
A. 甲硝唑阴道用药
B. 1∶5000 高锰酸钾坐浴
C. 激光、冷冻等物理或手术治疗
D. 咪康唑栓剂或制霉菌素治疗
E. 局部切开引流

88. 滴虫阴道炎的治疗方法是
89. 外阴阴道假丝酵母菌病的治疗方法是
90. 尖锐湿疣的治疗方法是

（91～92 题共用备选答案）
A. B 超检查　　B. 妊娠试验
C. 黄体酮实验　　D. 基础体温测定
E. 女性激素测定

91. 诊断早期妊娠快速、准确的方法是
92. 测定有无排卵简单易行的方法是

（93～95 题共用备选答案）
A. 绝经后出现阴道流血
B. 继发性渐进性痛经
C. 接触性出血
D. 不规则阴道流血，经量增多
E. 术后 7～8 天出现阴道流血

93. 子宫颈癌的早期表现为
94. 子宫内膜癌的典型症状为
95. 子宫内膜异位症的典型症状为

（96～97 题共用备选答案）
A. 子宫肌瘤
B. 子宫颈癌
C. 子宫内膜癌
D. 卵巢恶性肿瘤
E. 子宫内膜异位症

96. 患病年龄分布呈双峰状的肿瘤是
97. 可发生于任何年龄，死亡率为妇科恶性肿瘤之首的是

（98～100 题共用备选答案）
A. 耻骨联合上缘中点至骶岬上缘中点间的距离
B. 耻骨联合下缘至骶岬上缘中点间的距离
C. 两侧坐骨棘间的距离
D. 骶骨关节至坐骨结节间径中点间的距离
E. 耻骨联合下缘至骶尾关节间的距离

98. 中骨盆横径是
99. 出口后矢状径是
100. 出口前后径是

妇产科护理学(中级)考试
全真模拟试卷与解析

模拟试卷(二)

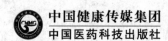

中国健康传媒集团
中国医药科技出版社

基础知识

一、以下每道考题下面有 A、B、C、D、E 五个备选答案。请从中选择一个最佳答案。

1. 关于特发性血小板减少性紫癜的临床特点，叙述不恰当的是

A. 急性型多见于青年女性，慢性型多见于儿童

B. 急性型起病前多有感染病史，慢性型起病隐匿，不易觉察

C. 急性型出血较为严重，慢性型出血较轻，贫血多为首发表现

D. 慢性型多数反复发作

E. 急性型多数呈自限性

2. 诊断急性肾盂肾炎最重要的依据是

A. 膀胱刺激症状　B. 脓尿和菌尿

C. 高热、寒战　D. 肾区叩击痛

E. 少量蛋白尿

3. 构成胎盘一部分的蜕膜是

A. 包蜕膜

B. 底蜕膜

C. 底蜕膜 + 包蜕膜

D. 包蜕膜 + 真蜕膜

E. 真蜕膜

4. 患者女，28 岁。阴道上皮增生、角化，糖原增多，阴道酸度增强。护士判断其子宫内膜处于

A. 月经期　B. 增殖期

C. 分泌期　D. 修复期

E. 排卵期

5. 母乳中含有哪种免疫物质能有效抵抗病原微生物的侵袭

A. SIgA　B. SIgG

C. SIgM　D. 巨噬细胞

E. 淋巴细胞

6. 左心衰患者最早出现的症状是

A. 便秘　B. 体重下降

C. 呼吸困难　D. 肌肉酸痛

E. 腹胀

7. 不属于产前诊断对象的是

A. 32 岁的孕妇

B. 羊水过多或过少的孕妇

C. 有隐性 X 染色体家族史的孕妇

D. 有遗传病家族史的近亲婚配孕妇

E. 夫妇之一有致畸因素接触史的孕妇

8. 甲状腺危象的临床表现不包括

A. 体温正常　B. 心率增快

C. 心力衰竭　D. 呕吐、大汗

E. 烦躁甚至昏迷

9. 胸壁损伤中最易发生纵隔扑动的是

A. 闭合性气胸　B. 开放性气胸

C. 张力性气胸　D. 血胸

E. 多根肋骨骨折

10. 若膀胱逼尿肌已处于失代偿状态，膀胱排尿后的残余尿量至少有

A. 5ml　B. 10ml

C. 30ml　D. 50ml

E. 70ml

11. 初孕妇开始自觉胎动的时间一般是在妊娠的第

A. 12～16 周　B. 18～20 周

C. 22～24 周　D. 25～26 周

E. 27 周以后

12. 老年男性出现进行性排尿困难，最常见的原因是

A. 前列腺增生　B. 尿道结石

C. 尿道狭窄　　D. 膀胱结石
E. 膀胱颈纤维增生

13. 伤寒最主要的传播途径是
A. 水源传播　　B. 蚊蝇
C. 血源传播　　D. 鼠类传播
E. 器官移植传播

14. 病毒性心肌炎最有诊断价值的检查是
A. 超声心动图
B. 血清病毒中和抗体滴度
C. 心电图
D. 心音图
E. 胸部X线检查

15. 关于伤寒患者血常规的变化，叙述正确的是
A. 白细胞计数减少，嗜酸性粒细胞增加
B. 白细胞计数减少，嗜酸性粒细胞减少
C. 白细胞计数增高，嗜酸性粒细胞增加
D. 白细胞计数增高，嗜酸性粒细胞减少
E. 白细胞计数增高，中性粒细胞增加

16. 与妊娠 8 周不相符合的是
A. 子宫颈软，呈紫蓝色
B. 晨起恶心、呕吐
C. 乳晕着色
D. 子宫体增大，于耻骨联合上方可扪及
E. 妊娠试验阳性

17. 十二指肠溃疡的好发部位是
A. 球部　　B. 降部
C. 水平部　　D. 升部
E. 降部和升部

18. 流行性脑脊髓膜炎的血常规改变是
A. 白细胞计数减少，嗜酸性粒细胞增加
B. 白细胞计数减少，嗜酸性粒细胞减少
C. 白细胞计数增高，嗜酸性粒细胞增加
D. 白细胞计数增高，嗜酸性粒细胞减少
E. 白细胞计数增高，中性粒细胞增加

19. 某新生儿胎龄 38 周，出生体重 2700g，其出生体重在同胎龄儿平均体重的第 15 百分位，该新生儿是
A. 足月儿、大于胎龄儿
B. 早产儿、适于胎龄儿
C. 足月儿、适于胎龄儿
D. 足月儿、小于胎龄儿
E. 早产儿、大于胎龄儿

20. 与急性胰腺炎发病无关的是
A. 胰管阻塞　　B. 酒精中毒
C. 暴饮暴食　　D. 低钙血症
E. 病毒感染

21. 妊娠期母体生殖系统的生理变化是
A. 外阴变薄，弹性增加
B. 阴道皱襞减少
C. 子宫颈分泌物减少
D. 子宫体明显变软
E. 足月时子宫容积可达 1000ml

22. 自身免疫性胃炎引起恶性贫血的原因是
A. 红细胞遭到破坏
B. 药物不良反应
C. 缺乏叶酸
D. 影响铁的吸收
E. 维生素 B_{12} 吸收不良

23. 患者男，47 岁，昨晚饮酒出现呕血来院急诊。既往无消化性溃疡、肝病史。查体：血压 100/60mmHg，脉搏 95 次/分，肝、脾未触及。患者出血的原因最可能是
A. 应激性溃疡
B. 消化性溃疡出血
C. 反流性食管炎出血
D. 食管胃底静脉曲张破裂出血
E. 急性胃黏膜损伤

24. 急性肾小球肾炎多见于下列何种细菌感

染后

A. 葡萄球菌　B. 肺炎双球菌
C. 链球菌　D. 伤寒杆菌
E. 变形杆菌

25. 婴儿发育的场所是

A. 子宫　B. 输卵管
C. 卵巢　D. 阴道
E. 骨盆

26. 假性尿失禁又称为

A. 完全性尿失禁
B. 压力性尿失禁
C. 充溢性尿失禁
D. 急迫性尿失禁
E. 功能性尿失禁

27. 诊断成人男性贫血的标准是

A. Hb <150g/L　B. Hb <120g/L
C. Hb <110g/L　D. Hb <90g/L
E. Hb <60g/L

28. 精子和卵子结合的场所是

A. 子宫　B. 输卵管
C. 卵巢　D. 阴道
E. 腹腔

29. 李女士，患糖尿病 10 年，2 年来采用胰岛素治疗。近日因上呼吸道感染后出现极度乏力、多尿、食欲不振、恶心、呕吐、呼吸深快。该患者可能是发生了

A. 低血糖反应
B. 急性呼吸衰竭
C. 呼吸性酸中毒
D. 酮症酸中毒
E. 乳酸性酸中毒

30. 患者男，18 岁。1 周前受凉后出现感冒的症状，服用抗感冒药物效果不佳。今晨起床时，发现四肢无力、吞咽困难。体格检查：下肢肌力 1 级。实验室检查：脑脊液细胞正常，蛋白明显升高。引起病人吞咽困难的主要原因是

A. 咽炎　B. 食管炎
C. 贲门痉挛　D. 药物副作用
E. 脑神经受损

31. 支气管哮喘发作时常出现

A. 进行性呼吸困难
B. 吸气性呼吸困难
C. 呼气性呼吸困难
E. 混合性呼吸困难
D. 夜间阵发性呼吸困难

32. 胃壁的淋巴液最后汇入

A. 胸导管　B. 腋窝淋巴结
C. 锁骨下淋巴结　D. 腹腔下淋巴结
E. 毛细淋巴管

33. 膀胱破裂最可靠的诊断方法是

A. 排泄性尿路造影
B. 膀胱造影
C. 膀胱镜检查
D. 导尿试验
E. 置尿管导出血尿

34. 患者女，45 岁。因急性脑出血入院，发现患者对任何刺激均无反应，呼吸不规则，大小便失禁，两侧瞳孔扩大，角膜反射消失。其意识状态是

A. 嗜睡　B. 意识模糊
C. 昏睡　D. 浅昏迷
E. 深昏迷

35. 患者，女，20 岁。突然寒战，高热达 40℃，伴有咳嗽、胸痛。2 小时前服阿司匹林，出大汗后热退，血压 108/65mmHg，脉搏 102 次/分，神志清，四肢暖。白细胞 20×10^9L，胸片示右上肺大片状明影，呈段分布。该患者应诊断为

A. 休克型肺炎
B. 葡萄球菌性肺炎
C. 克雷伯杆菌肺炎

D. 肺脓肿
E. 肺炎链球菌肺炎

36. 慢性宫颈炎的病因是
A. 人乳头瘤病毒感染
B. 性伴侣不稳定
C. 宫颈受损后细菌感染
D. 雌激素水平过高
E. 阴道内清洁度改变

37. 下列疾病中，可用 1∶5000 高锰酸钾溶液冲洗治疗的是
A. 滴虫阴道炎
B. 外阴阴道假丝酵母菌病
C. 老年性阴道炎
D. 萎缩性阴道炎
E. 慢性宫颈炎

38. 胆总管内放置“T”形管的目的是
A. 减少毒素吸收
B. 预防感染
C. 改善肾功能
D. 增加胆汁分泌
E. 引流胆汁进入肠道

39. 前列腺增生排尿困难的程度主要决定于
A. 前列腺的大小　B. 患者年龄
C. 增生的部位　D. 是否癌变
E. 是否钙化

40. 慢性支气管炎的临床分型为
A. 单纯型、喘息型及混合型
B. 单纯型、喘息型
C. 单纯型、喘息型及反复感染型
D. 单纯型、喘息型及黏液脓痰型
E. 单纯型、慢性阻塞型及慢性黏液脓痰型

41. 慢性肺源性心脏病急性加重期常见的诱因是
A. 过度劳累
B. 大量利尿
C. 使用镇静药
D. 急性呼吸道感染
E. 使用支气管扩张药

42. 肺心病肺动脉高压的主要机制
A. 支气管感染
B. 血液黏稠度增加
C. 肺小动脉痉挛
D. 红细胞增多
E. 毛细血管受压

43. 下列哪项对肺炎球菌肺炎的诊断价值大
A. 白细胞总数、中性粒细胞均增高
B. 痰培养肺炎球菌阳性
C. 肺实变体征
D. X 线见大片密度均匀阴影，呈肺叶或肺段分布
E. 肺部湿啰音

44. 呼吸性酸中毒失代偿时，血气分析和血清电解质的改变是
A. $PaCO_2$↑、pH >7.45、PaO_2↓
B. $PaCO_2$↑、pH <7.35、PaO_2↓
C. $PaCO_2$↑、pH <7.35、PaO_2↑
D. $PaCO_2$↑、pH >7.45、PaO_2↑
E. $PaCO_2$↑、pH <7.45、PaO_2↓

45. 碳酸氢钠溶液冲洗可治疗
A. 滴虫阴道炎
B. 外阴阴道假丝酵母菌病
C. 老年性阴道炎
D. 萎缩性阴道炎
E. 慢性宫颈炎

46. 细菌性肺炎的最常见的致病菌是
A. 草绿性链球菌
B. 金黄色葡萄球菌
C. 肺炎球菌
D. 肺炎杆菌（肺炎克雷伯杆菌）
E. 流感嗜血杆菌

47. 慢性风湿性心瓣膜病主要的致死原因是

A. 脑出血　B. 心力衰竭
C. 心律失常　D. 心源性休克
E. 尿毒症

48. 腹部揉面感提示
A. 急性胃扩张
B. 急性腹膜炎
C. 急性胰腺炎
D. 结核性腹膜炎
E. 肝硬化腹水

49. 判断颅脑损伤患者有无颅骨骨折，最有价值的临床表现是
A. 眼睑淤血　B. 球结膜下出血
C. 呕吐　D. 脑脊液漏
E. 严重头痛

50. 各种肠梗阻患者行 X 线检查不会见到
A. 杯口状阴影
B. 鱼肋骨刺状阴影
C. 立位腹部 X 线平片见多个气液平面
D. 气胀肠袢
E. 龛影

51. 反常呼吸是指伤侧胸壁出现
A. 呼气时外突，吸气时正常
B. 吸气和呼气均外突
C. 吸气时外突，呼气时内陷
D. 吸气时内陷，呼气时外突
E. 吸气和呼气时均内陷

52. 急性血源性骨髓炎最常见的致病菌是
A. 大肠埃希菌
B. 链球菌
C. 金黄色葡萄球菌
D. 铜绿假单胞菌
E. 肺炎双球菌

53. 青年人最常见的恶性骨瘤是
A. 骨软骨瘤　B. 骨肉瘤
C. 骨髓瘤　D. Ewing 瘤
E. 骨巨细胞瘤

54. 胃、十二指肠溃疡病的特点是
A. 多为多发性溃疡
B. 直径一般大于 2cm
C. 一般局限于黏膜层
D. 可引起出血或穿孔
E. 多与慢性胃炎有关

55. 血胸穿刺抽血的部位常在
A. 伤侧锁骨中线第 2 肋间
B. 腋前线第 2 ~3 肋间
C. 伤侧腋中线第 3 ~4 肋间
D. 伤侧腋后线第 7 ~8 肋间
E. 伤侧锁骨中线第 5 ~6 肋间

56. Ⅱ度羊水污染的表现是
A. 羊水呈浅绿色
B. 羊水呈棕黄色并稠厚
C. 羊水呈黄绿色并浑浊
D. 羊水清澈、透明
E. 羊水呈棕黑色

57. 调节酸碱平衡的重要器官是
A. 肺、血管　B. 肺、肾
C. 肝　D. 肾、血管
E. 大脑

58. DIC 的主要病理改变是
A. 微血栓形成　B. 皮肤出血
C. 内脏出血　D. 器官梗死
E. 器官栓塞

59. 心源性肺水肿常见的原因是
A. 左心衰竭　B. 右心衰竭
C. 渗液性心包炎　D. 缩窄性心包炎
E. 心脏压塞

60. 妊娠早期血中高浓度的雌激素和孕激素来自
A. 肾上腺皮质　B. 卵泡
C. 妊娠黄体　D. 胎盘
E. 卵巢

61. 患者男，30 岁。足部刺伤后发生频繁

抽搐、血压升高、心率增快。这是由于破伤风杆菌产生的毒素作用于

A. 交感神经和副交感神经
B. 交感神经和运动神经
C. 副交感神经和运动神经
D. 交感神经和迷走神经
E. 副交感神经和迷走神经

62. 患者女，16 岁。于高处取物时不慎摔下，呈骑跨式，伤及外阴部位，疼痛难忍，出现外阴血肿。外阴血肿最易发生的部位是

A. 阴阜　　B. 小阴唇
C. 大阴唇　　D. 阴蒂
E. 阴道前庭

63. 腹部损伤时，X 线片显示膈下积气，提示损伤的器官可能是

A. 肝　　B. 胰腺
C. 脾　　D. 胆囊
E. 胃肠

64. 外阴尖锐湿疣的病因是

A. 人乳头瘤病毒感染
B. 性伴侣不稳定
C. 宫颈受损后细菌感染
D. 雌激素水平过高
E. 阴道内清洁度改变

65. 肠套叠患者 X 线检查的特征性表现是

A. 杯口状阴影
B. 鸟嘴状阴影
C. 立位腹部 X 线平片可见多个气液平面
D. 不对称腹胀
E. 龛影

66. 新生儿通过胎盘从母体获得的免疫球蛋白是

A. IgA　　B. IgG
C. IgM　　D. IgE
E. 分泌型 IgA

67. 可确诊食管癌的检查方法是

A. X 线钡剂检查
B. 磁共振
C. 纤维食管镜
D. 食管拉网脱落细胞学检查
E. 核素扫描

68. 患者女，46 岁。主诉进食油腻食物后出现右上腹绞痛，恶心、呕吐，体温 37.5℃。B 超提示急性胆囊炎。不属于急性胆囊炎发病因素的是

A. 细菌感染　　B. 结石梗阻
C. 创伤　　D. 胰液进入胆囊
E. 肠液进入胆囊

69. 引起深静脉血栓的因素不包括

A. 反复静脉穿刺
B. 长期卧床
C. 肿瘤晚期
D. 烧伤休克期
E. 静脉瓣膜功能不全

70. 大便潜血持续阳性，多提示

A. 胃溃疡
B. 胃癌
C. 萎缩性胃炎
D. 十二指肠球部溃疡
E. 浅表性胃炎

71. 法洛四联症 X 线检查可见

A. 心影呈靴形　　B. 肺动脉段突出
C. 肺门阴影增深　　D. 透明度减弱
E. 左心房左心室增大

72. 在肺癌的普查和诊断中占重要地位的检查是

A. CT 检查
B. 胸部 X 线摄片检查
C. 痰细胞学检查
D. 纤维支气管镜检查

E. 胸腔积液检查

73. 王某，男性，无痛性血尿待查，准备行静脉肾盂造影。检查前哪项是错误的

A. 常规肠道准备

B. 准备泛影葡胺造影剂

C. 做碘过敏试验

D. 鼓励病人多饮水

E. 禁食，排空小便

74. 患者男，42 岁。右侧肾绞痛 14 小时，尿内红细胞 5 ~ 15 个/高倍视野，应进行的检查是

A. 尿培养　　B. 超声波检查

C. 膀胱镜检查　　D. X 线检查

E. 排泄性尿路造影

75. 成人经静脉补充钾离子时，要求尿量每小时不得少于

A. 10ml　　B. 20ml

C. 30ml　　D. 40ml

E. 50ml

76. 下列因素中，可导致气道黏膜损伤、纤毛运动减弱、黏液分泌增加的是

A. 感染　　B. 着凉

C. 吸烟　　D. 肺结核

E. 空气污染

77. 与风湿热发病有关的细菌是

A. 铜绿假单胞菌

B. A 组 β 溶血性链球菌

C. 葡萄球菌

D. 大肠埃希菌

E. 肺炎球菌

78. 机体调节酸碱平衡最迅速的途径是

A. 肺脏

B. 肾脏

C. 血液缓冲系统

D. 细胞内外离子交换

E. 神经 - 内分泌系统

79. 原发性肝癌最早的转移部位是

A. 肺

B. 肝内

C. 脑

D. 左锁骨上淋巴结

E. 脊柱

80. 呼吸监测最直接的指标是

A. 有无发绀　　B. 呼吸率

C. 血氧饱和度　　D. 血气分析

E. 肺功能测定

81. 未婚女性，平素月经周期规律。周期第 28 天取子宫内膜检查所见：内膜螺旋小动脉出现局部痉挛性收缩，痉挛远端的内膜因缺血而坏死，血管壁通透性增加，血管扩张。该表现属于子宫内膜周期性变化中的

A. 月经期　　B. 增殖期

C. 分泌早期　　D. 分泌期

E. 月经前期

82. 诊断粟粒型肺结核最重要的辅助检查是

A. 结核菌素试验　　B. 血沉

C. X 线胸片　　D. 淋巴结活检

E. 腰穿

83. 胚胎期造血最早出现在

A. 肝　　B. 脾

C. 骨髓　　D. 淋巴结

E. 卵黄囊

84. 目前认为慢性胃炎的发生与哪种细菌有关

A. 大肠埃希菌　　B. 沙门菌属

C. 链球菌属　　D. 幽门螺杆菌

E. 金黄色葡萄球菌

85. 某产妇，33 岁，阴道顺产，产后 42 天到医院复查。此时尚不能恢复到妊娠前状态的器官是

A. 盆底组织　　B. 子宫内膜

C. 卵巢　　D. 外阴

E. 阴道

86. 苯丙酮尿症患儿血中苯丙氨酸浓度应维持在
A. 4mg/dl 以下　B. 4～10mg/dl
C. 10～15mg/dl　D. 15～25mg/dl
E. 25～30mg/dl

87. 再生障碍性贫血治疗有效时，首先表现为
A. 网织红细胞上升　B. 红细胞上升
C. 血红蛋白上升　D. 白细胞上升
E. 血小板上升

88. 在我国，慢性肾功能不全最常见的病因是
A. 慢性肾盂肾炎
B. 肾结核
C. 肾结石
D. 慢性肾小球肾炎
E. 慢性间质性肾炎

89. 有机磷杀虫剂的主要毒理作用是
A. 抑制胆碱酯酶活性
B. 抑制胆碱能神经
C. 抑制乙酰胆碱
D. 抑制交感神经
E. 抑制副交感神经

90. 患儿，8 个月。“发热伴有咳嗽，咳痰 2 天，气促伴发绀 2 小时”入院，护理体检：T 38.9℃，烦躁不安，呼吸急促 65 次/分，鼻翼扇动伴有发绀，听诊心率 180 次/分，心音低钝，双肺密集湿啰音，肝脏肋下 5cm。最有可能的诊断是
A. 毛细支气管炎
B. 支原体肺炎
C. 喘息性支气管炎
D. 支气管炎合并心衰
E. 肺炎合并肺水肿

二、以下提供若干组考题，每组考题共同在考题前列出的 A、B、C、D、E 五个备选答案。请从中选择一个与问题关系最密切的答案。每个备选答案可能被选择一次、多次或不被选择。

（91～93 题共用备选答案）
A. 50～90ml/kg
B. 90～120ml/kg
C. 120～150ml/kg
D. 150～180ml/kg
E. 180～200ml/kg

91. 在禁食情况下，轻度脱水患儿入院第 1 天应供给的液体总量应为
92. 在禁食情况下，中度脱水患儿入院第 1 天应供给的液体总量应为
93. 在禁食情况下，重度脱水患儿入院第 1 天应供给的液体总量应为

（94～95 题共用备选答案）
A. 癫痫　B. 胃溃疡
C. 肠穿孔　D. 视网膜炎
E. 呼吸衰竭

94. 伤寒最严重的并发症是
95. 流行性乙型脑炎最严重的临床表现是

（96～100 题共用备选答案）
A. 血容量严重不足
B. 血容量轻度不足
C. 容量血管过度收缩
D. 心输出量低
E. 心功能不全或血容量相对过多

96. CVP 高，BP 正常反应提示
97. CVP 高，BP 低反应提示
98. CVP 低，BP 正常反应提示
99. CVP 正常，BP 低反应提示
100. CVP 低，BP 低反应提示

相关专业知识

一、以下每道考题下面有 A、B、C、D、E 五个备选答案。请从中选择一个最佳答案。

1. 应执行接触隔离的疾病是

A. 中毒性菌痢

B. 暴发性肝炎

C. 百日咳

D. 流行性乙型脑炎

E. 破伤风

2. 日光曝晒法达到消毒目的需要的时间是

A. 2 小时　B. 4 小时

C. 6 小时　D. 8 小时

E. 10 小时

3. 不属于学习者学习能力评估内容的是

A. 文化程度　B. 阅读能力

C. 读写能力　D. 学习积极性

E. 知识背景

4. 某地医院收治一例炭疽患者，现对该患者产生的医疗废物进行处理。正确的做法应是

A. 消毒 2 小时后，深埋地下 2 米

B. 焚烧处理

C. 过氧乙酸熏蒸消毒

D. 环氧乙烷消毒

E. 置于双层黑色不透水塑料袋内

5. 测量生活质量的主观指标是指

A. 目标人群疾病的情况

B. 目标人群生活的经济环境

C. 目标人群生活的文化环境

D. 目标人群生活的物理环境

E. 目标人群对生活满意程度的感受

6. 某医院 200 张床，同期住院人中有 6 人发生医院感染，其中 2 人发生 2 次，医院感染发生率和例次发生率分别是

A. 3%，5%　B. 3%，4%

C. 6%，5%　D. 8%，8%

E. 3%，9%

7. 属于消毒灭菌效果合格物品的是

A. 化学消毒剂的细菌含量为 2006cfu/ml

B. 使用中紫外线灯管的照射强度为 $80\mu W/cm^2$

C. 消毒后的气管镜细菌菌落数为 50cfu/ml

D. 透析器入口液的细菌菌落总数为 500cfu/ml

E. 透析器出口液的细菌菌落总数为 2500cfu/ml

8. 医院感染发生率的监测不包括

A. 医院感染部位发病率监测

B. 医院感染危险因素的监测

C. 医院感染病原体的监测

D. 医院感染暴发流行的监测

E. 医院感染漏报率的监测

9. 基础护理合格率的评价属于

A. 基础质量评价

B. 服务质量评价

C. 环节质量评价

D. 过程质量评价

E. 终末质量评价

10. 健康教育诊断的目的主要是

A. 了解社会问题

B. 归纳、分析资料

C. 确定影响健康问题的因素

D. 分析环境因素

E. 收集资料

11. 关于“大众传播”的叙述，正确的是
A. 是最基本的传播形式
B. 是建立人际关系的基础
C. 是非组织群体的传播活动
D. 以职业性传播机构为传播者
E. 是组织以外群体的传播活动

12. 关于健康档案的要求，叙述错误的是
A. 健康档案编写原则是灵活性、结构化
B. 健康档案的形式应简单、通俗、实用
C. 健康档案的内容要求完整性、逻辑性、准确性、严肃性和规范化
D. 健康档案的内容应能反映生理、心理、社会三个层次
E. 一个区内的健康档案形式可多样化，不需统一

13. 抗菌药物是治疗感染的主要药物，在应用中要做到
A. 对一切感染都应尽早使用高效广谱抗菌药物
B. 在治疗感染性疾病时，考虑病原体对抗菌药物的敏感性
C. 有了各种抗菌药物，预防医院感染就不成问题了
D. 抗菌药物可用作消毒剂，对皮肤伤口消毒
E. 发热患者都是感染，均可用抗菌药物治愈

14. 使用中的皮肤黏膜消毒液染菌量，其细菌含量必须是
A. ≤10cfu/ml，不得检出致病性微生物
B. ≤50cfu/ml，不得检出任何微生物
C. ≤100cfu/ml，不得检出致病性微生物
D. ≤150cfu/ml，不得检出致病性微生物
E. ≤200cfu/ml，不得检出致病性微生物

15. 组织在决策或处理问题时，指导思想的方针和一般规定是
A. 策略
B. 政策
C. 规则
D. 规章
E. 规程

16. 医院对重点项目进行目标监测的期限不应少于
A. 半年
B. 1 年
C. 2 年
D. 3 年
E. 1.5 年

17. 实证的护理原则尤其应重视
A. 扶正
B. 祛邪
C. 活血
D. 理气
E. 清热

18. 某医院 2016 年度住院病人中共 200 人发生医院感染，其中普通外科 100 人，妇产科 50 人，呼吸内科 40 人，其他科室合计 10 人。下列叙述中正确的是
A. 普通外科医院感染发生率为 50%
B. 妇产科医院感染发生率为 25%
C. 呼吸内科医院感染在全院的构成比是 20%
D. 普通外科医院感染在全院的构成比无法计算
E. 妇产科医院感染在全院的构成比是 10%

19. 不属于控制流行性出血热措施的是
A. 监测疫情
B. 灭鼠、防鼠
C. 高危人群免疫接种
D. 开展流行性出血热防治知识的宣传教育
E. 灭蝇、防蝇

20. 某儿科病房于 2017 年 10 月 3 日至 10 月

10日共收治患儿若干例，其中新生儿病房15例，有3例发生轮状病毒感染。新生儿轮状病毒感染的患病率为

A. 5%　　B. 10%

C. 15%　　D. 20%

E. 25%

21. 对工作在时间上进行控制，使各项工作能有节奏地进行的是

A. 质量控制　　B. 预算控制

C. 进度控制　　D. 目标控制

E. 反馈控制

22. 如无单独病室，同一类传染病患者可住同一房间，但床距应保持在

A. 1m以上　　B. 80cm以上

C. 60cm以上　　D. 50cm以上

E. 没有要求

23. 引起不可预防性感染的微生物来自于

A. 患者体表的正常菌群

B. 飞沫核

C. 带菌尘埃

D. 输液制品

E. 药品

24. 换药室地面上溅有病人血液，应

A. 用湿拖把拖净

B. 用干拖把拖净

C. 用含氯消毒剂拖洗，然后将拖把洗净

D. 用含氯消毒剂拖洗，然后将拖把先消毒、再洗净

E. 用含氯消毒剂拖洗，然后将拖把丢弃

25. 健康教育处方提供健康教育材料的形式是

A. 医嘱　　B. 咨询

C. 口头教育　　D. 书面

E. 辅助

26. 关于持续质量改进的叙述，错误的是

A. 强调通过检查手段提高质量

B. 强调诚信

C. 强调对员工尊重、引导、激励、授权

D. 强调工作指标是动态的、持续性提高的

E. 强调全员参与

27. 患者男，65岁。因脑出血住院，经积极治疗，患者病情稳定，但出现吞咽困难，给予留置胃管。病人留置胃管期间，下列哪项措施不能预防肺炎的发生

A. 协助病人取半卧位

B. 鼻饲液应少量多次给予

C. 使用硫糖铝保护胃黏膜

D. 每日给予口腔护理

E. 使用H_2受体阻断剂

28. 根据格林模式，健康教育诊断的首要步骤是

A. 流行病学诊断

B. 行为环境诊断

C. 社会诊断

D. 教育与组织诊断

E. 管理与政策诊断

29. 患者女，40岁。无明显诱因出现全身性水肿，血压155/95mmHg，尿蛋白(+++)，24小时尿蛋白>3.5g，血清白蛋白<30g/L，诊断为原发性肾病综合征。对该病人使用糖皮质激素治疗后，病情缓解，下列对该患者的健康指导中不恰当的是

A. 增强抵抗力，避免感染

B. 定期随诊、复查，避免复发

C. 不可自停

D. 经常服用抗生素预防感染

E. 避免劳累

30. 细菌芽孢最显著的特性是
A. 对热、干燥、化学消毒剂和辐射等都有很强抵抗力
B. 具有毒素活性
C. 耐热性
D. 粘附性
E. 侵袭性

31. 患者李某，上消化道大出血，乙肝“大三阳”。急救过程中，护士小张的手部被大量血液污染，此时，小张应
A. 反复洗手
B. 用肥皂水浸泡双手
C. 先洗手，再用手消毒剂搓洗 2 分钟
D. 先用手消毒剂搓洗 2 分钟，再洗手
E. 采用外科洗手消毒法

32. 内容比较系统、深入的健康教育是
A. 入院教育　B. 出院教育
C. 门诊教育　D. 病房教育
E. 社区教育

33. 某护理人员研究对糖尿病患者健康教育的效果，在选择干预组和对照组时，她将病情较轻的作为干预组，将病情较重的作为对照组，这种做法可能使研究结果产生的偏倚可以通过以下哪种方法防止
A. 双盲法　B. 随机化分组
C. 更换测量工具　D. 更换测量人员
E. 去掉一部分研究对象

34. 医院消毒灭菌的合格率为
A. 50%　B. 60%
C. 80%　D. 90%
E. 100%

35. 在组织设计中的“确定正式组织结构及组织运作程序”属于
A. 明确人员配备　B. 确立组织目标
C. 形成组织结构　D. 明确组织任务
E. 确定职责和权限

36. 关于标准预防的原则，叙述最恰当的是
A. 把所有患者的血液、体液、分泌物、排泄物均视为具有传染性，进行隔离预防
B. 把所有患者的血液、体液视为具有传染性，进行隔离预防
C. 把传染患者的分泌物、排泄物视为具有传染性，进行隔离预防
D. 把传染患者的血液、分泌物视为具有传染性，进行隔离预防
E. 把传染患者的体液、排泄物视为具有传染性，进行隔离预防

37. 不属于影响行为的“环境因素”的是
A. 生态环境　B. 医疗卫生
C. 意外事件　D. 基因性状
E. 法律法规

38. 患者女，32 岁。在得知自己被确诊为乳腺癌早期时，忍不住躺在病床上失声痛哭。这时护士小高轻轻走近王某，在她的床边坐下，默默递给她一张纸巾，并轻轻地拍拍她的肩膀。小王的行为属于
A. 动态体语　B. 仪表形象语言
C. 同类语言　D. 时空语言
E. 反馈语言

39. 炭疽杆菌繁殖体在日光下照射多长时间可杀死
A. 1 个小时　B. 2 个小时
C. 6 个小时　D. 12 个小时
E. 15 个小时

40. 小组讨论的人数和时间分别是
A. 2 ~ 3 人，0.5 小时
B. 6 ~ 10 人，2 小时
C. 5 ~ 7 人，1 小时
D. 5 ~ 8 人，1 小时

E. 6～10 人，1 小时

41. 行为诊断的主要目的是

A. 确定目标人群导致疾病形成的时间已久的行为

B. 确定目标人群导致主要健康问题以及引起健康问题的行为因素和环境因素

C. 确定目标人群刚刚形成的行为

D. 确定目标人群正处在发展期的行为

E. 确定目标人群导致疾病或健康问题发生的行为危险因素

42. 大环内酯类抗生素（红霉素等）的给药方法应为

A. 间歇给药

B. 一天一次性给药

C. 连续给药

D. 肌内注射

E. 皮下注射

43. 医用器材中属于高度危险性物品的，必须选用

A. 高效消毒法　B. 中效消毒法

C. 低效消毒法　D. 灭菌法

E. 机械清洗法

44. 肠镜检查结束后对肠镜进行常规消毒，消毒后的菌落数应

A. ≤5cfu/件　B. ≤10cfu/件

C. ≤15cfu/件　D. ≤20cfu/件

E. ≤30cfu/件

45. 预防医院 ICU 感染的原则是

A. 合理设计病室环境

B. 加强工作人员的责任心

C. 尽量减少介入性血流动力学监护的使用频率

D. 制定防止感染的管理制度

E. 合理使用抗生素

46. “您今年多大岁数”，属于

A. 封闭式提问　B. 偏向式提问

C. 探索式提问　D. 复合式提问

E. 开放式提问

47. 健康信息的特点不包括

A. 前瞻性　B. 随机性大

C. 来源广泛　D. 内容繁杂

E. 质量要求高

48. 不属于传播特点的是

A. 可区分高可变性行为与低可变性行为

B. 传递的是健康信息

C. 有明确的目的性

D. 力图达到改变个人和群体的知识

E. 过程具有复合性

49. 关于社会认知理论的基本概念，叙述错误的是

A. 环境中的社会支持可作为行为强化的来源

B. 负向强化或惩罚与正向强化的作用完全相反

C. 强化可分为直接强化、间接强化、自我强化 3 种

D. 观察学习反映的是角色示范对行为改变的影响

E. 在开展健康教育时，必须首先培养人们的行为能力

50. 心内科病房正在组织患者进行“吸烟危害健康”为主题的小组讨论。护士长小王作为讨论的主持人，其行为不恰当的是

A. 对每一位来参加小组讨论的人表示欢迎

B. 请每一位参会者进行自我介绍

C. 鼓励每个小组成员发言

D. 对发言踊跃者给予适当的肯定性反馈

E. 当讨论出现沉默不语时，借机宣布

结束

51. 不属于效应评价指标的是
A. 行为改变率　B. 行为患病率
C. 信念支持率　D. 行为流行率
E. 卫生知识知晓率

52. 劝患者戒烟，患者不愿意，拒绝接受戒烟的建议，属于
A. 促成因素　B. 强化因素
C. 健康相关行为　D. 弱化因素
E. 倾向因素

53. 减少或避免破坏性冲突发生的措施不包括
A. 奖励持异者
B. 重视沟通
C. 运用领导榜样的影响力
D. 及时发现产生破坏性冲突的因素
E. 对组织成员加强全局观教育

54. 按十二经脉的流注次序，小肠经流注于
A. 膀胱经　B. 胆经
C. 三焦经　D. 心经
E. 胃经

55. 疠气与六淫邪气的主要区别是
A. 多与季节气候有关
B. 多与地理环境有关
C. 体外入侵
D. 具有强烈传染性
E. 多从皮毛口鼻而入

55. 戴明循环的第一步是
A. 计划阶段　B. 反馈阶段
C. 处理阶段　D. 执行阶段
E. 检查阶段

56. 属于根据影响划分的冲突类型的是
A. 目标冲突　B. 人际冲突
C. 建设性冲突　D. 组织间冲突
E. 程序冲突

57. 病区护理管理的核心是
A. 患者管理　B. 探视的管理
C. 护理质量管理　D. 病区环境管理
E. 陪护的指导与管理

58. 发现对方存在不正确言行时常用的反馈技巧是
A. 肯定性反馈　B. 否定性反馈
C. 直接性反馈　D. 间接性反馈
E. 模糊性反馈

59. 某护士在职业生涯规划中列出三年内完成护理本科自学考试，获得本科学历。此计划属于的形式是
A. 宗旨　B. 任务
C. 目标　D. 策略
E. 规划

60. 有效控制的特征中，“强调例外”是指
A. 控制的标准必须是先进、合理的
B. 有效控制系统应是合理、适用的
C. 控制手段应顾及例外情况的发生
D. 有效控制系统能够提供及时的反馈
E. 有效控制系统依赖于准确的数据

61. 类风湿关节炎最常侵犯的关节是
A. 双手腕关节
B. 双腿踝关节
C. 双腿膝关节
D. 双手掌指关节远端
E. 双手掌指关节近端

62. ABC 时间管理法的核心是
A. 抓住主要问题
B. 增加灵活性
C. 激励员工的进取心
D. 评价结果
E. 充分发挥管理者的能力

63. 组织沟通过程中“几种媒介相互冲突”属于
A. 发送者障碍　B. 接收者障碍
C. 反馈障碍　D. 解码障碍

E. 沟通通道障碍

64. 自我控制是指

A. 看到突然飞来的物体，人立即产生的躲避行为

B. 当某种行为可导致正负两方面的结果时，个体常常对自己的部分行为进行控制，以达到适应社会的目的

C. 指个体与他人之间、群体与群体之间相互配合、相互适应的方式和过程

D. 指个体与群体不断接受新的经验、改变自己行为方式以适应客观环境的变化

E. 指个体决定是否采取某种行为，以适应目前或长远的需要

65. 一般认为理想的管理幅度是

A. 1~2 人　B. 3~6 人

C. 8~12 人　D. 13~15 人

E. 16~20 人

66. 针对组织内部的具体问题，在较小范围内和较短时间内实施的计划属于

A. 指令性计划　B. 决策性计划

C. 战略性计划　D. 战术性计划

E. 专项计划

67. 护士长根据患者数量及病情配备数量适当、优势互补的护理人员，体现了护理排班的

A. 以患者为中心原则

B. 公平公正原则

C. 合理结构原则

D. 满足需要原则

E. 经济效能原则

68. 领导的作用包括

A. 指挥作用　B. 沟通作用

C. 团结作用　D. 解决矛盾

E. 计划作用

69. 把研究重点放在下属与领导方式的理论是

A. 行为领导理论　B. 特征领导理论

C. 管理风格理论　D. 情景领导理论

E. 领导作风理论

70. 以共同制定的目标为依据来检查和评价目标完成情况，这指的是

A. 人本管理　B. 组织管理

C. 决策管理　D. 目标管理

E. 计划管理

71. 病床数为 400 张的医院感染发病率应低于

A. 1%　B. 4%

C. 7%　D. 8%

E. 10%

72. 治病时考虑性别、年龄等因素，属于

A. 因人制宜　B. 因时制宜

C. 因地制宜　D. 治未病

E. 扶助正气

73. 属于非正式沟通的优点的是

A. 效果较好　B. 易于保密

C. 内容广泛　D. 信息较可靠

E. 易于保持沟通的权威性

74. 造成患者中度残疾，器官组织损伤，导致严重功能障碍的属于

A. 一级医疗事故　B. 二级医疗事故

C. 三级医疗事故　D. 四级医疗事故

E. 五级医疗事故

75. 人们开始通过对自己、他人、环境、社会的综合认识，调整自己的行为。此阶段属于

A. 被动发展阶段　B. 主动发展阶段

C. 自主发展阶段　D. 巩固发展阶段

E. 自动发展阶段

76. 计划工作的原则包括

A. 系统性原则、可评估原则

B. 弹力原则、整体性原则
C. 可评估原则、创新原则
D. 重点原则、整体性原则
E. 弹性原则、可考核性原则

77. 为了对某一问题深入了解，使用的提问方式是
A. 封闭式提问　B. 开放式提问
C. 偏向式提问　D. 探索式提问
E. 复合式提问

78. 骨髓移植病房应采用哪种消毒方法
A. 循环风紫外线空气消毒器
B. 静电吸附式空气消毒器
C. 层流洁净系统
D. 紫外线灯消毒
E. 臭氧消毒

79. 具体体现“生物－心理－社会”医学模式的是
A. 社会诊断　B. 行为诊断
C. 环境诊断　D. 非行为诊断
E. 流行病学诊断

80. 区别高可变性行为与低可变性行为属于
A. 社会诊断　B. 生活诊断
C. 行为诊断　D. 环境诊断
E. 流行病学诊断

81. 远离污染环境、积极应对各种紧张生活事件属于
A. 日常健康行为
B. 预警行为
C. 保健行为
D. 戒除不良嗜好行为
E. 避开有害环境行为

82. 根据双因素理论，管理者为了提高护士对护理工作的满意度，激发正性情绪，最适宜采取的措施是
A. 改善工作环境　B. 改善人际关系
C. 提高福利待遇　D. 改善工作条件
E. 设立岗位明星

二、以下提供若干组考题，每组考题共同在考题前列出的 A、B、C、D、E 五个备选答案。请从中选择一个与问题关系最密切的答案。每个备选答案可能被选择一次、多次或不被选择。

（83～86 题共用备选答案）
A. 重症监护病房　B. 妇产科检查室
C. 层流洁净病房　D. 医院职工餐厅
E. 传染病房

83. 医院Ⅰ类环境是
84. 医院Ⅱ类环境是
85. 医院Ⅲ类环境是
86. 医院Ⅳ类环境是

（87～90 题共用备选答案）
A. 体温正常，症状消失后 2～3 天
B. 病情好转，体温正常后 7～10 天
C. 病情基本控制后 1～3 天
D. 连续使用 4～8 周
E. 连续使用 5～7 天

87. 败血症患者抗生素的疗程为
88. 急性感染，抗生素的疗程为的
89. 急性感染，如患者体质好，病程不易迁延，抗生素的疗程为
90. 严重感染（如心内膜炎、骨髓炎）抗生素的疗程为

（91～92 题共用备选答案）
A. 管理者应首先满足最迫切的需要
B. 设置激励目标应加大效价综合值
C. 提供充分的激励因素是激发积极性的有效途径
D. 下属的需要应全部满足
E. 期望是永无止境的

91. 激励－保健理论对护理管理者的基本启示是
92. 需要层次理论对护理管理者的基本启示是

（93～94 题共用备选答案）

A. 教育合格率

B. 死亡率

C. 慢性病发病率

D. 慢性病患病率

E. 覆盖率

93 对健康教育质量评价的最主要指标是

94. 在评价健康教育效果时，常用于反映健康教育广度的指标是

（95～97 题共用备选答案）

A. 吸烟

B. 戒烟

C. 及时就医

D. 讳疾忌医

E. 药物滥用

95. 属于保健行为的是

96. 属于不良疾病行为的是

97. 属于戒除不良嗜好行为的是

（98～100 题共用备选答案）

A. 管理的科学性

B. 管理的自然属性

C. 管理的广泛性

D. 人和时间

E. 能源和信息

98. 管理的基本特征

99. 护理管理的特点

100. 管理二重性的体现在

专业知识

一、以下每道考题下面有 A、B、C、D、E 五个备选答案。请从中选择一个最佳答案。

1. 关于Ⅲ级胎盘早剥的临床表现，叙述正确的是

A. 主要症状为恶心、呕吐

B. 子宫软

C. 子宫有间歇期

D. 可出现休克征象

E. 贫血程度与外出血量成正比

2. 异位妊娠的临床表现不包括

A. 腹痛　B. 阴道流血

C. 停经　D. 肛门坠胀感

E. 阴道分泌物增多

3. 最易发生输卵管妊娠的部位是

A. 伞部　B. 壶腹部

C. 峡部　D. 间质部

E. 间质－峡连接部

4. 关于双胎妊娠分娩期护理的叙述，正确的是

A. 胎膜早破者采取头高脚低卧位

B. 第一胎儿娩出后，稍等片刻再断脐

C. 第一胎儿娩出后立即断脐

D. 第一胎儿娩出后 20 分钟仍无宫缩应立即通知医师

5. 下列情况中，可以试产的是

A. 臀位，骨盆入口平面狭窄

B. 臀位，骨盆出口平面狭窄

C. 头位，骨盆入口平面狭窄

D. 头位，骨盆出口平面狭窄

E. 臀位，中骨盆平面狭窄

6. 与过期妊娠无关的是

A. 遗传因素

B. 孕激素水平增高

C. 头盆不称

D. 无脑儿畸胎

E. 羊水过少

7. 膀胱阴道瘘患者，瘘孔位于膀胱后底部，关于尿瘘修补术后的护理，叙述错误的是

A. 患者取俯卧位

B. 保留尿管 10～14 天

C. 每天饮水至少 3000ml

D. 拔尿管前应训练膀胱功能

E. 术后一年内禁止性生活

8. 有关女性用药物避孕的作用机制，叙述错误的是

A. 干扰下丘脑－垂体－卵巢的正常功能以抑制排卵

B. 改变宫颈黏液性状

C. 改变子宫内膜形态

D. 改变子宫内膜的功能

E. 降低精子的活动度

9. 关于正常分娩临产表现的叙述，正确的是

A. 初产妇临产后胎头多已入盆

B. 胎膜破裂多在第二产程期间

C. 经产妇第二产程不会超过 30 分钟

D. 生理缩复环多在平脐部位看到

E. 胎儿娩出标志第三产程结束

10. 关于诊断性刮宫的叙述，错误的是

A. 既有诊断又有治疗作用

B. 若同时怀疑宫颈管的病变可行分段诊断性刮宫

C. 不孕症患者可在任何时间进行诊断

性刮宫
D. 患有严重全身性疾病者不宜手术
E. 怀疑子宫内膜癌时操作要特别轻柔

11. 初产妇，26 岁。足月妊娠，临产入院。孕妇喊叫不止，查体：腹部如孕周大小、软、拒按，有宫缩强弱不一，宫缩间歇期宫体不完全放松，胎心 162 次/分，宫口开全 3cm，羊水有粪染。该孕妇的处理措施应是
A. 急诊剖宫产
B. 镇静、休息，恢复其节律性
C. 缩宫素静脉滴注加强宫缩
D. 人工破膜
E. 期待疗法

12. 关于产程分期的叙述，错误的是
A. 总产程是宫缩开始至胎儿胎盘娩出为止
B. 第一产程经产妇需 6~8 小时
C. 宫口开全标志着第二产程开始
D. 第三产程不超过 30 分钟
E. 第二产程经产妇需 1 小时或数分钟

13. 患者女，34 岁，G_1P_0。孕 34 周，确诊乙型病毒性肝炎入院。对于该患者，合理的处理措施应是
A. 继续妊娠
B. 立即隔离，行引产术终止妊娠
C. 立即行剖宫产术
D. 积极治疗肝炎的同时终止妊娠
E. 隔离和保肝治疗，如病情进展，考虑终止妊娠

14. 产妇因某种原因不能哺乳时，可选择的退奶的方法不包括
A. 生麦芽煎服　B. 口服溴隐亭
C. 外敷芒硝　D. 停止哺乳
E. 口服维生素 B_6

15. 患者女，72 岁。近日出现黄水样阴道分泌物，已排除癌症。最可能的诊断是
A. 宫颈息肉
B. 萎缩性阴道炎
C. 子宫颈糜烂样改变
D. 子宫黏膜下肌瘤
E. 无排卵性功血

16. 子宫胎盘卒中常见于
A. 隐性胎盘早剥
B. 边缘性前置胎盘
C. 显性胎盘早剥
D. 部分性前置胎盘
E. 完全性前置胎盘

17. 关于产后抑郁的叙述，错误的是
A. 可由多方面因素造成
B. 是一种精神病
C. 有家族倾向
D. 与孕期不良事件有关
E. 可表现为自我伤害行为

18. 某孕妇，妊娠 30 周，长时间仰卧后出现血压降低、心率加快、面色苍白等症状。出现这种表现的主要原因是
A. 脉率增快　B. 脉压增大
C. 脉压减少　D. 回心血量增加
E. 回心血量减少

19. 某孕妇合并风湿性心脏病，已经进入产程。为她提供的预防产时心力衰竭的措施应是
A. 宫缩时鼓励孕妇活动以减轻疼痛
B. 如有中重度贫血应给予输血纠正
C. 鼓励产妇多进食，以增加体力
D. 第二产程时，指导产妇用力屏气
E. 第二产程结束后用沙袋置于腹部

20. 某孕妇，25 岁。现妊娠 36 周，产检时行四步触诊发现宫底部分硬且圆，腹部左侧平坦饱满，右侧高低不平，在耻骨联合上方可左右推动胎先露部分，骶骨

位于母体骨盆的左前方。对其胎方位的判断，正确的是

A. ROA　　B. RSP

C. LOA　　D. ROT

E. LSA

21. 患者女，52 岁。确诊为子宫肌瘤。现子宫增大如妊娠 6 周大小。对该患者的最佳处理方案应是

A. 子宫全切

B. 定期复查

C. 免疫疗法

D. 子宫肌瘤剥除术

E. 雌激素治疗

22. 关于子宫收缩力的叙述，错误的是

A. 子宫收缩力是分娩的主要力量

B. 子宫收缩乏力可导致产后出血

C. 规律的宫缩对称

D. 子宫收缩上段弱、下段强，称极性

E. 子宫体部肌纤维收缩时变短、变粗，间歇时放松

23. 滴虫阴道炎患者常用的阴道冲洗液为

A. 生理盐水

B. 0.2% 碘伏溶液

C. 2% 碳酸氢钠溶液

D. 1∶5000 高锰酸钾溶液

E. 1% 乳酸

24. 关于正常产褥期妇女身体逐渐恢复情况的叙述，正确的是

A. 宫体恢复到未孕大小需要 4 周

B. 宫颈外形于产后 3 日恢复到未孕状态

C. 宫颈于产后 2 周完全恢复至正常状态

D. 产后 10 日，腹部检查扪不到宫底

E. 产后 4 周，除胎盘附着处外，宫腔表面均由新生的内膜修复

25. 产后恶露呈持续性深红色恶露，应首先怀疑

A. 宫腔感染

B. 胎盘残留

C. 会阴软组织裂伤

D. 宫缩乏力

E. 凝血功能障碍

26. 腹腔穿刺放羊水时，一次放羊水量不超过

A. 800ml　　B. 1000ml

C. 1200ml　　D. 1500ml

E. 1800ml

27. 关于滴虫阴道炎的治疗，叙述错误的是

A. 夫妻双方应同时治疗

B. 哺乳期不宜口服甲硝唑

C. 常用 2% ~4% 碳酸氢钠溶液冲洗阴道

D. 治疗后复查转阴，仍需治疗一疗程

E. 局部治疗与全身治疗相结合

28. 患者女，26 岁，已婚。原发性痛经史，1 年内不考虑生育。其治疗用药最好选用

A. 口服镇静药

B. 口服镇痛药

C. 口服避孕药

D. 口服前列腺素合成酶抑制剂

E. 注射麻醉药

29. 葡萄胎患者应严密随诊的原因是

A. 有恶变的可能

B. 出院时未痊愈

C. 可能再次复发

D. 血 HCG 未降至正常

E. 观察阴道出血情况

30. 关于妊娠期母体循环系统的变化，叙述错误的是

A. 血容量至妊娠末期增加 30% ~40%

B. 妊娠早期至妊娠末期，心率每分钟增加10～15次
C. 心排出量至妊娠32～34周达高峰
D. 妊娠后期心脏向左、向上、向前移位
E. 第二产程期间，心排出量略减少

31. 关于新生儿出生后1分钟的Apgar评分及其意义，叙述错误的是
A. 满分为10分，属正常新生儿
B. 7分以上只需进行一般处理
C. 4分以下为缺氧严重，应紧急抢救
D. 应于出生5分钟时再次评分
E. 评分依据为呼吸、心率及皮肤颜色

32. 宫颈炎症与宫颈癌早期肉眼难以鉴别，确诊的方法应是
A. 宫颈刮片细胞学检查
B. 宫颈碘试验
C. 阴道镜检查
D. 宫颈及宫颈管活检
E. 氮激光肿瘤固有荧光诊断法

33. 某初产妇，妊娠36周。因胎膜早破2小时收入院。现无宫缩，枕先露，头浮，体温正常。正确的处理方法应是
A. 卧床休息，可如厕
B. 破膜时间12小时未临产可应用抗生素
C. 立即引产
D. 每天测体温、脉搏1次
E. 立即静脉点滴抗生素

34. 对不孕症患者进行诊断性刮宫的时间应为
A. 月经来潮24小时内
B. 月经来潮48小时内
C. 月经来潮12小时内
D. 月经末期
E. 排卵期

35. 下列避孕方法中，最不可靠的是
A. 宫内节育器　　B. 避孕套
C. 安全期避孕　　D. 阴道隔膜
E. 短效避孕药

36. 妊娠未达34周出现胎膜早破，最恰当的处理应是
A. 立即引产
B. 立即剖宫产
C. 应用宫缩抑制剂延长孕期
D. 不必用糖皮质激素催胎肺成熟
E. 监测感染状态，一旦发现感染，及时终止妊娠

37. 一女婴，足月臀位助产娩出。全身皮肤青紫，心率70次/分，呼吸表浅且不规则，四肢软瘫，刺激喉部稍有反射，Apgar评分应为
A. 3分　　B. 4分
C. 5分　　D. 6分
E. 7分

38. 关于高危孕妇的护理措施，叙述错误的是
A. 多卧床休息，左侧卧位
B. 定期羊水穿刺，了解胎儿发育状况
C. 加强产前检查次数
D. 指导高蛋白、高热量饮食
E. 指导孕妇加强自我监测

39. 某孕妇，26岁。妊娠40周，LOA，因阴道流水16小时无宫缩入院。下列处理措施中，错误的是
A. 检查白细胞及分类
B. 给予抗生素以预防感染
C. 做阴道检查了解宫颈条件
D. 立即剖宫产结束分娩
E. 行缩宫素静脉滴注引产

40. 分娩后生殖器官完全恢复正常需要
A. 4周　　B. 5周

C. 6 周　　D. 7 周
E. 8 周

41. 30 岁初产妇，妊娠 40 周顺产。胎儿经阴道娩出后护士立即为其按摩子宫并协助胎盘娩出。这一行为可能导致的不良后果是
A. 胎盘粘连　　B. 胎盘卒中
C. 胎盘嵌顿　　D. 胎盘植入
E. 胎盘剥离不全

42. 不属于阴道灌洗常用溶液的是
A. 1∶5000 高锰酸钾溶液
B. 0.2% 苯扎溴铵溶液
C. 1% 乳酸溶液
D. 0.5% 醋酸溶液
E. 8% 碳酸氢钠溶液

43. 孕妇羊水生化测定中反映胎儿肺成熟度的指标是
A. 肌酐测定
B. 胆红素测定
C. 乳酸脱氢酶测定
D. 卵磷脂与鞘磷脂的比值
E. 尿素氨测定

44. 关于催产素静脉滴注的叙述，正确的是
A. 用于协调性子宫收缩乏力，以加强宫缩
B. 用于胎儿窘迫，需尽快结束分娩的产妇
C. 滴注的速度及剂量始终保持一致
D. 教会孕妇自己调节滴速
E. 用于经产妇引产更敏感

45. 患者女，46 岁。接触性出血 1 个月。检查：宫颈重度糜烂。要排除宫颈癌，首先应进行的检查是
A. B 超检查
B. 阴道镜检查
C. 分段诊断性刮宫
D. 子宫颈活体组织检查
E. 子宫颈刮片细胞学检查

46. 某产妇，足月产后 3 天，下腹痛，体温不高，恶露多，有臭味，子宫底位于脐上 1 指，子宫体软。下列护理措施中错误的是
A. 做好会阴护理
B. 半卧位或抬高床头
C. 监测体温变化
D. 做好心理支持
E. 红外线照射会阴部，每日 3 次，每次 1 小时

47. 患者女，29 岁。胎膜早破，自然分娩后第 3 天。查体：体温 39℃，下腹疼痛，恶露血性、浑浊、有臭味，宫底平脐，宫体压痛。白细胞 17×10^9/L，中性粒细胞 80%。最主要的处理原则应是
A. 心理护理　　B. 加强营养
C. 控制感染　　D. 高热护理
E. 严密观察

48. 患者女，38 岁。其子代发生先天愚型的几率高，怀孕时应做的检查是
A. 基因检查
B. 夫妻双方染色体检查
C. 孕妇周围血染色体检查
D. 羊水穿刺检查
E. 胎儿 B 超

49. 关于绝经综合征的临床表现，叙述错误的是
A. 少数妇女可出现突然闭经
B. 绝经后，骨质生成速度快于骨质吸收速度，容易发生骨质疏松
C. 月经可表现为频发或稀发
D. 绝经后妇女雌激素水平低下，血中胆固醇水平容易升高
E. 围绝经期妇女容易发生无排卵型功血

50. 停经 3 个月，子宫远大于孕月时，鉴别正常妊娠与多胎的最好的方法是
A. 查血绒毛膜促性腺激素（HCG）
B. B 超显像法
C. 羊水甲胎蛋白测定
D. 超声多普勒检查
E. 胎儿心电图检查

51. 关于绒毛膜癌的病理改变，叙述正确的是
A. 为蜕膜组织，未见绒毛结构
B. 腺体增生，并有不典型细胞
C. 绒毛结构及滋养细胞增生和分化不良
D. 滋养细胞极度不规则增生，未见绒毛结构
E. 滋养细胞增生，间质水肿，间质内胎源性血管消失

52. 关于早期妊娠的诊断，叙述错误的是
A. 阴道壁和宫颈呈紫蓝色
B. 黑加征阳性
C. 子宫增大变软呈球形
D. 检测尿 HCG 阳性
E. 黄体酮试验阳性

53. 初产妇活跃期停滞是指进入活跃期后，宫颈口不再扩张超过
A. 1 小时　　B. 1.5 小时
C. 2 小时　　D. 2.5 小时
E. 3 小时

54. 对放射治疗最敏感的卵巢恶性肿瘤是
A. 未成熟畸胎瘤
B. 浆液性囊腺癌
C. 颗粒细胞瘤
D. 无性细胞瘤
E. 卵泡膜细胞瘤

55. 患者女，38 岁。生育有一名健康小孩，放置宫内节育器 1 年。现停经 56 天，恶心呕吐 3 天不能进食。妇科检查：子宫前位，妊娠 8 周大小。实验室检查：尿妊娠试验阳性，尿酮体（+ + +）。腹部 X 线检查：宫内节育器位于耻骨上方。处理措施应为
A. 立即镇静止吐
B. 立即纠正酸中毒后行人工流产术及取环术
C. 立即取环
D. 立即行人工流产及取环术
E. 立即静脉补充葡萄糖及右旋糖酐

56. 需夫妻双方同时治疗的炎症是
A. 外阴炎　　B. 慢性宫颈炎
C. 老年性阴道炎　　D. 滴虫阴道炎
E. 前庭大腺炎

57. 产褥感染最常见的病理表现是
A. 急性输卵管炎
B. 急性外阴炎
C. 急性盆腔结缔组织炎
D. 急性子宫内膜炎
E. 腹膜炎

58. 新生儿为预防吸入性合并症，每次喂食后，应采取的卧位是
A. 左侧　　B. 右侧
C. 平卧　　D. 头高脚低位
E. 半卧位

59. 下列指导产妇哺乳的措施中，错误的是
A. 每隔 4 小时喂哺 1 次，每次 1 小时
B. 两次哺乳间不添加糖水
C. 防止乳房堵住新生儿鼻孔
D. 哺乳毕将新生儿竖抱轻拍背部
E. 应使婴儿下颌骨紧贴乳房

60. 下列预防新生儿臀红的措施中，正确的是
A. 包裹要裹紧
B. 大便后用冷水洗净臀部

C. 垫塑料布防止床单潮湿
D. 避免尿液及粪便长时间刺激
E. 勤换尿布

61. 初孕妇，30岁，妊娠37周。检查：心率96次/分，血压160/102mmHg，无自觉症状，骨盆正常，宫口未开。对该孕妇的处理，正确的是
A. 使用硝普钠降压
B. 立即进行剖宫产
C. 滴注催产素引产
D. 使用硫酸镁降压
E. 鼓励家属多探视

62. 患者女，27岁，已婚。既往月经规律，因月经过期10天而就诊，要求明确是否怀孕。对确诊帮助最大的检查是
A. 超声多普勒
B. 免疫法测定hCG（绒毛膜促性腺激素）
C. 测宫底高度
D. 测孕激素
E. 宫颈黏液涂片镜检

63. 关于产妇产后会阴护理的叙述，正确的是
A. 可使用1∶200苯扎溴铵溶液冲洗
B. 可使用1∶500碘伏溶液冲洗
C. 可使用1∶500高锰酸钾溶液冲洗
D. 会阴部有水肿者，可用50%硫酸镁湿热敷
E. 嘱产妇向会阴伤口侧卧，以便于分泌物流出

64. 由于卵巢功能衰竭引起卵巢性闭经，体内卵泡刺激素（FSH）水平应是
A. 增高　　B. 降低
C. 波动很大　　D. 持续下降
E. 测不出

65. 胎盘早剥的治疗原则是
A. 保胎至足月
B. 催产素点滴引产
C. 及时终止妊娠
D. 评估胎儿决定分娩方式
E. 期待疗法

66. 慢性胎儿窘迫可导致
A. 胎儿畸形
B. NST试验基线有加速变化
C. 早产
D. 胎儿宫内发育迟缓
E. 胎膜早破

67. 关于葡萄胎的叙述，正确的是
A. 病因尚不清楚
B. 是一种恶性病变
C. 多为部分性葡萄胎
D. 常侵入肌层，发生远处转移
E. 病理特点为滋养细胞增生，间质内血管增生明显

68. 患者女，15岁。月经周期紊乱，经期长短不一，经量时多时少，无明显腹痛，其最可能的诊断为
A. 排卵性异常子宫出血
B. 无排卵性异常子宫出血
C. 黄体功能不足
D. 黄体萎缩不全
E. 子宫内膜不规则脱落

69. 服用短效避孕药希望妊娠者，须在停药几个月后受孕
A. 1个月　　B. 2个月
C. 3个月　　D. 5个月
E. 6个月

70. 关于先兆子痫的临床表现，叙述错误的是
A. 有重度妊娠期高血压疾病的高血压、尿蛋白表现
B. 尿蛋白 $<0.5g/24h$
C. 尿量少于50ml/d

D. 视物模糊

E. 头痛、眩晕

二、以下提供若干个案例，每个案例下设若干道考题。请根据答案所提供的信息，在每道考题下面的 A、B、C、D、E 五个备选答案中选择一个最佳答案。

(71～73 题共用题干)

患者女，49 岁。$G_3P_1L_1$，既往体健，平素月经规律。近半年来，月经持续时间明显延长。现患者因阴道流血 20 余天行诊断性刮宫，病理示子宫内膜复杂型增生。查体：子宫后倾屈，正常大小，右侧附件区触及一实性包块，活动欠佳。彩超示右侧附件区见一直径约 6cm 的混杂回声的包块。

71. 最可能的诊断是卵巢

A. 颗粒细胞瘤

B. 黄素化囊肿

C. 子宫内膜异位囊肿

D. 无性细胞瘤

E. 内胚窦瘤

72. 该患者行手术治疗，术中探查左侧附件、子宫和盆腹腔无肉眼可见病变，腹腔冲洗液查到肿瘤细胞，应进行

A. 右侧附件切除术

B. 右侧附件十全子宫切除术

C. 全面分期手术

D. 肿瘤细胞减灭术

E. 单纯包块切除术

73. 术后如果选择化疗，常用方案是

A. MFP 方案　B. BIP 方案

C. EMA/CO 方案　D. TC 方案

E. BEP 方案

(74～76 题共用题干)

患者女，28 岁，妊娠 30 周。体格检查：面色苍白，BP 120/80mmHg，下肢水肿（+）。宫高 23cm，头先露，胎心率 150 次/分。实验室检查：RBC 2×10^{12}/L，Hb 60g/L，WBC 8×10^9/L，PLT 120×10^9/L，尿蛋白（-）。既往体健，月经量偏多。妊娠早期呕吐甚剧，持续至妊娠 24 周。考虑为妊娠合并缺铁性贫血。

74. 下列孕期健康宣教内容中错误的是

A. 重点监测胎心率变化

B. 如果服用铁剂时胃肠道反应较轻，则不需同服维生素 C

C. 应列为高危妊娠，加强母儿监护

D. 重点评估胎儿宫内生长发育状况

E. 给予心理支持，减少心理应激

75. 如果继续妊娠，贫血不纠正，造成的危害不包括

A. 导致孕妇心脏病，心力衰竭

B. 早产

C. 产后感染

D. 胎膜早破

E. 胎儿宫内生长迟缓

76. 该患者应首选的护理措施是

A. 终止妊娠　B. 增加营养

C. 口服铁剂　D. 肌内注射铁剂

E. 输血

(77～79 题共用题干)

妇科手术的患者术后要保持尿管的通畅，勿折、勿压，注意观察尿量及性质。

77. 术后尿量至少每小时在

A. 100ml 以上　B. 50ml 以上

C. 30ml 以上　D. 80ml 以上

E. 200ml 以上

78. 在保留尿管期间患者应每天测量体温

A. 2 次　B. 1～2 次

C. 3 次　D. 3～4 次

E. 4 次

79. 下列尿管护理措施中，错误的是

A. 鼓励患者及时饮水，避免尿路感染

B. 保持尿道口清洁，每日会阴冲洗消毒2次
C. 每日定时更换集尿袋
D. 每周更换尿管，并定时做尿培养一次
E. 集尿袋以及引流管的位置高于耻骨联合

(80~81题共用题干)

患者女，30岁。产后2天，测腋下体温37.5℃。检查：子宫收缩好，无压痛，会阴切口愈合好，恶露无臭味。双乳房增大，发红，可触及硬结。

80. 发热的原因最可能是
A. 尿路感染　　B. 乳汁淤积
C. 产后感染　　D. 外阴炎症
E. 上呼吸道感染

81. 护理方法应是
A. 物理降温
B. 服用抗生素
C. 按需哺乳，促进乳腺通畅
D. 会阴冲洗
E. 服用回奶药

(82~85题共用题干)

患者女，24岁。停经8周，确诊为早孕，本人要求终止妊娠。行人工流产负压吸引术时，患者主诉恶心，继而出汗，面色苍白，血压80/40mmHg，心率48次/分，子宫无异常情况。

82. 患者可能发生了
A. 低血糖　　B. 直立性低血压
C. 脱水　　D. 创伤性休克
E. 人工流产综合反应

83. 发生的机制是
A. 受术者未食用早饭
B. 受术者精神太紧张
C. 术中出血多
D. 手术引起迷走神经反射
E. 治疗对心脏的刺激

84. 最适宜的处理是
A. 给予止吐剂
B. 给予镇静剂
C. 给予阿托品
D. 给予输血
E. 给予心理安慰

85. 为防止出现这种情况，手术者应
A. 术中扩张宫颈管时动作轻柔
B. 从7号扩张器开始逐渐加大号数
C. 吸宫时负压为600mmHg
D. 进出宫颈时同时吸引宫颈黏膜
E. 为吸净宫腔应多次反复吸刮宫壁

三、以下提供若干组考题，每组考题共同在考题前列出的A、B、C、D、E五个备选答案。请从中选择一个与问题关系最密切的答案。每个备选答案可能被选择一次、多次或不被选择。

(86~87题共用备选答案)
A. ⅡA期　　B. ⅡB期
C. ⅢA期　　D. ⅢB期
E. ⅣA期

86. 子宫颈癌宫旁浸润但未达盆壁，按国际临床分期应属于

87. 子宫颈癌已扩散到直肠、膀胱，按国际临床分期应属于

(88~90题共用备选答案)
A. 会阴Ⅲ度裂伤　　B. 宫颈裂伤
C. 胎盘滞留　　D. 胎膜残留
E. 胎盘小叶缺损

88. 宫口未开全，阴道助产娩出胎儿易致

89. 脐静脉注入牛乳，可见牛乳自胎盘母体面溢出，表明

90. 行产钳术时未行适度的会阴切开可导致

(91~93题共用备选答案)
A. 温肥皂水灌肠
B. 50%硫酸镁溶液湿热敷
C. 宫口开全，指导产妇张口哈气，减

少屏气用力

D. 给镇静药

E. 24 小时肛查一次

91. 可加强宫缩的措施是

92. 可纠正异常宫缩的措施是

93. 外阴水肿产妇分娩前应

（94～95 题共用备选答案）

A. 1 个月　　B. 3 个月

C. 6 个月　　D. 12 个月

E. 24 个月

94. 子宫肌瘤剔除术后禁盆浴及性生活的时间是

95. 卵巢囊肿剔除术后禁盆浴及性生活的时间是

（96～97 题共用备选答案）

A. 保留生育功能手术

B. 保留卵巢功能手术

C. 根治性手术

D. 单纯药物治疗

E. 期待治疗

96. 药物治疗无效，年轻有生育要求的子宫内膜异位症患者应选择

97. 无生育要求的 45 岁以下中、重度子宫内膜异位症患者应选择

（98～100 题共用备选答案）

A. 宫颈锥切术

B. 全子宫切除术

C. 扩大子宫切除术

D. 广泛性全子宫切除术 + 盆腔淋巴结清扫术

E. 放疗

98. 患者女，44 岁。宫颈活检证实为宫颈原位癌，应行

99. 患者女，70 岁。有慢性肾炎病史，绝经后阴道出血 1 年，宫颈菜花样改变，宫颈旁组织增厚，应行

100. 患者女，35 岁。有阴道接触出血史，宫颈活检镜下证实鳞癌伴微小间质浸润，应行

专业实践能力

一、以下每道考题下面有A、B、C、D、E五个备选答案。请从中选择一个最佳答案。

1. 关于外阴手术前阴道准备的内容，叙述正确的是
   A. 术前1天开始坐浴
   B. 术前1天开始阴道消毒
   C. 术前1天开始宫颈消毒
   D. 用1∶5000高锰酸钾、0.02%碘伏溶液进行阴道准备
   E. 术前1天开始阴道冲洗

2. 经腹输卵管结扎的术前护理不包括
   A. 生命体征检测
   B. 阴道冲洗3天
   C. 询问是否符合手术时间
   D. 准备腹部备皮
   E. 心理支持

3. 关于诊断性刮宫患者的术后护理措施，叙述错误的是
   A. 术后1小时，观察病人一般情况
   B. 术后少量流血可以持续10天
   C. 保持外阴清洁
   D. 避免性生活和盆浴2周
   E. 遵医嘱服用抗生素

4. 某孕妇，32岁。停经7周开始有畏食、恶心，1周后呕吐频繁，不能进食。近2天饮水也吐，尿量少，无发热，精神萎靡，皮肤干燥。妇科检查：宫体如孕7周大小，宫体软，附件（-）。实验室检查：妊娠试验（+），尿酮体（+++）。最可能的诊断是
   A. 妊娠合并肾衰竭
   B. 正常孕吐
   C. 葡萄胎
   D. 妊娠合并肝炎
   E. 妊娠剧吐

5. 胎膜早破的处理措施不包括
   A. 观察胎心变化
   B. 收入院待产
   C. 减少不必要的肛查
   D. 破膜24小时后给予抗生素治疗
   E. 未入盆者绝对卧床休息

6. 关于绒毛膜癌患者化疗的护理措施，叙述错误的是
   A. 仔细观察尿量
   B. 准确测量体重
   C. 绝对卧床休息
   D. 防止液体外渗
   E. 合理选择血管

7. 无应激试验的目的是
   A. 观察胎动对宫缩的影响
   B. 观察子宫对催产素的敏感性
   C. 观察宫缩对胎心率的影响
   D. 观察胎心基线的变化
   E. 观察宫缩对胎动的反应

8. 关于胎儿窘迫的表现，叙述错误的是
   A. 胎心音<100次/分
   B. 破膜后羊水粪染
   C. 胎心率基线变异率<3次/分
   D. 多次出现晚期减速
   E. 胎儿头皮血pH 7.26

9. 关于妇科腹部手术患者的术后护理，叙述正确的是
   A. 告诉患者术后疼痛是正常的情况，不要轻易用药

B. 术后当天每6小时观察并记录生命体征一次
C. 全麻患者尚未清醒期间要有护士专人看护
D. 硬膜外麻醉者术后平卧12小时
E. 蛛网膜下腔麻醉者应去枕平卧4小时

10. 患者女，27岁。心脏病病史8年，妊娠37周，剖宫产一活男婴。现术后2小时，产妇心率126次/分。床上翻身即感胸闷、气短。下列护理措施中，错误的是
A. 严密监测生命体征
B. 限制静脉输液滴速
C. 吸氧
D. 无盐半流质饮食
E. 及时回乳

11. 患者女，25岁。G_1P_0。妊娠39周，因下腹坠痛、阴道流出血性分泌物于凌晨2点急诊入院。患者腹痛难忍，大喊大叫，烦躁不安。查体：宫缩高峰时强度不够，间歇时宫壁仍不能放松。观察3小时产程无进展。可能的诊断是
A. 协调性宫缩乏力
B. 不协调性宫缩乏力
C. 协调性宫缩过强
D. 不协调性宫缩过强
E. 骨盆异常

12. 关于妇科检查准备及注意事项的叙述，错误的是
A. 男医生进行妇科检查时，必须有女医护人员在场
B. 检查时认真、轻柔、细心
C. 注意防止交叉感染
D. 检查前应憋尿
E. 未婚妇女作外阴视诊和肛腹诊

13. 重症肝炎妊娠末期，经过积极治疗24小时后应采取的方式
A. 以剖宫产结束妊娠
B. 保胎至自然分娩
C. 助产分娩
D. 使用缩宫素催产
E. 胎头吸引术

14. 产后乳汁分泌量取决于
A. 乳房发育情况
B. 产妇健康状况
C. 产后营养情况
D. 新生儿发育情况
E. 新生儿吸吮刺激

15. 患者女，33岁。因卵巢功能障碍给予辅助生育治疗。使用促排卵药物后出现下腹胀痛、腹水、胸水。B超示卵巢明显增大。该患者首先考虑
A. 输卵管妊娠破裂
B. 药物过敏
C. 多胎妊娠
D. 卵巢过度刺激综合征
E. 卵巢肿瘤

16. 关于妇科腹部手术病人术后引流管的护理内容，叙述正确的是
A. 随时观察引流液的性质和量
B. 保持引流管通畅
C. 引流瓶应隔日更换
D. 引流瓶需要每日更换
E. 每日测体温3次，以便及早发现感染征兆

17. 临产后，由于子宫收缩时脐带受压兴奋迷走神经，胎儿监护时可能出现
A. 早发性胎心减速
B. 晚期减速
C. 变异减速
D. NST有反应
E. NST无反应

18. 孕妇在妊娠13周以后平均每周体重

增加

A. 150g　B. 550g

C. 450g　D. 350g

E. 250g

19. 与恶变倾向的葡萄胎患者不相符的是

A. 年龄大于40岁

B. 葡萄胎排出前HCG值异常升高

C. 子宫明显大于停经月份

D. 卵巢黄素化囊肿大于5cm

E. 无条件随访者

20. 推算胎龄的方法不包括

A. 按末次月经时间推算

B. 按早孕反应开始时间推算

C. 按自觉胎动开始时间推算

D. 按孕妇体重增长速度推算

E. 按宫底高度及腹围推算

21. 绝经是指月经完全停止

A. 6个月以上　B. 9个月以上

C. 12个月以上　D. 15个月以上

E. 24个月以上

22. 关于会阴部手术患者的护理内容，叙述正确的是

A. 患者应于术前3天进流质饮食

B. 术前1天冲洗阴道后不涂龙胆紫

C. 每天用肥皂水清洁灌肠1次

D. 患者去手术室前安置保留尿管

E. 术前1天清洁外阴

23. 下列哪一项护理诊断最不可能是产褥期护理的

A. 知识缺乏：与缺乏产褥期知识有关

B. 疼痛：与子宫复旧有关

C. 有感染的可能：与生殖道防御功能下降有关

D. 排尿异常：与会阴伤口疼痛有关

E. 组织完整性受损：与循环的改变有关

24. 下列指导产后妇女计划生育的保健知识中，错误的是

A. 不哺喂母乳者，可采用工具避孕或药物避孕

B. 正常阴道分娩者，在产后42日可放节育环避孕

C. 哺乳者，可采用药物避孕法避孕

D. 发生原因不明的阴道异常流血不可药物避孕

E. 剖宫产者术后半年可放节育环避孕

25. 初产妇，剖宫产，产后乳汁少，下列鼓励母乳喂养的护理中，错误的是

A. 母婴同室

B. 多进营养丰富的汤类饮食

C. 增加哺乳次数

D. 2次哺乳间给婴儿加少量糖水

E. 保持精神愉快，睡眠充足

26. 下列措施中，不能预防产褥期泌尿系感染的是

A. 待产时尽量导尿排空膀胱

B. 大小便后及时清洁外阴

C. 及时更换会阴垫

D. 产后鼓励产妇多饮水

E. 产后至少每4小时排空膀胱一次

27. 关于羊水的叙述，正确的是

A. 妊娠中期以后，胎儿尿液成为羊水的重要来源

B. 羊水随妊娠时间增长而不断增多，色泽逐渐加深，不能自我更新

C. 正常足月妊娠羊水量约为500ml

D. 足月妊娠时，羊水呈弱酸性

E. 羊水的吸收，50%由胎盘完成

28. 预防生殖器官损伤性疾病的主要措施是

A. 提高妇科手术技术水平

B. 提高产科质量，正确处理异常分娩

C. 防止意外伤害

D. 积极开展计划生育

E. 加强营养，增强体质

29. 关于产褥期血液系统的变化，叙述正确的是

A. 产褥早期血液转为低凝状态

B. 红细胞沉降率于产后 1 ~ 2 周降至正常

C. 红细胞计数及血红蛋白值逐渐增高

D. 白细胞总数于产褥早期较低

E. 血小板数减少

30. 葡萄胎患者行第一次清宫前，应建立静脉通路并配血，其原因是

A. 防止清宫时大出血

B. 清宫中便于给药

C. 清宫前需常规输血

D. 清宫前使用止血药

E. 清宫前需常规输抗生素

31. 关于放置宫内节育器术后健康指导，叙述错误的是

A. 术后休息 3 天

B. 术后 1 周内避免重体力劳动

C. 术后 2 周内禁性生活及盆浴

D. 术后 3 个月内月经或大便时注意有无节育器脱落

E. 术后出现腹痛、阴道出血为正常现象

32. 可以预防外阴瘙痒发生的是

A. 经常热水烫洗外阴

B. 用肥皂清洁外阴

C. 穿宽大棉质内裤

D. 经常使用会阴护垫保持清洁

E. 经常酒精擦洗外阴保持清洁

33. 妊娠合并心脏病的孕妇，分娩时应做到

A. 宫口开全后，鼓励产妇屏气用力结束分娩

B. 第二产程中应肌内注射吗啡

C. 胎儿娩出后，产妇腹部放置沙袋

D. 为预防分娩期心力衰竭，产前要应用洋地黄

E. 急性心力衰竭时应即刻剖宫产结束分娩

34. 关于正常孕妇产前检查的时间，叙述正确的是

A. 妊娠第 12 周进行全面产科检查

B. 产前检查从妊娠 20 周开始

C. 妊娠 21 ~28 周每 3 周检查一次

D. 妊娠 29 ~36 周每 2 周检查一次

E. 妊娠 36 周后入院待产

35. 关于妊娠合并病毒性肝炎的产后处理，叙述正确的是

A. 产后继续保肝治疗

B. 新生儿不需做特殊处理

C. 高脂、高蛋白、高糖饮食

D. 产后常规用雌激素退奶

E. 母乳喂养

36. 关于产褥期生理表现的叙述，错误的是

A. 子宫产后 6 周恢复到正常未孕期大小

B. 产后如不哺乳，月经一般在 6 ~8 周恢复

C. 恶露有腥味，无臭味

D. 平均在产后 4 ~6 个月恢复排卵

E. 哺乳期无月经者，无须避孕

37. 滴虫阴道炎患者应选用的阴道冲洗液是

A. 0.5%乳酸

B. 2% ~4%碳酸氢钠

C. 0.5%碘伏液

D. 1∶2000 苯扎溴铵

E. 0.5%醋酸

38. 关于宫内节育器放置后出血的问题，叙述正确的是

A. 常发生于放置后半年内

B. 表现为经量增多、经期延长或周期

中点滴出血

C. 多由感染引起

D. 治疗以大剂量抗生素为主，同时补充甾体药

E. 经治疗一周期未见效者应取出宫内节育器

39. 不属于子宫肌瘤患者术前一日的准备工作的是

A. 备皮

B. 灌肠

C. 药敏试验

D. 遵医嘱给予镇静剂

E. 导尿

40. 妇科腹部手术后防止肠粘连的有效方法是

A. 劝慰患者不要呻吟、抽泣

B. 改变体位，松弛腹肌张力

C. 做好术后护理

D. 鼓励、帮助患者早期活动

E. 如腹胀给予肛管排气

41. 关于基础体温测定的叙述，正确的是

A. 基础体温是指人日常的平均体温

B. 常用于测定雌激素的分泌情况

C. 一般连续测 5 个月经周期以上

D. 清晨排空膀胱后再测体温

E. 经过 6 ~ 8 小时睡眠醒来后，未进行任何活动测得的体温

42. 输注对血管刺激性强的化疗药物，当出现外渗现象时，下列处理方法中错误的是

A. 立即停止用药　　B. 局部封闭

C. 冰袋局部冷敷　　D. 局部热敷

E. 更换部位重新静脉穿刺

43. 化疗前应准确测量体重，其目的是

A. 精确计算化疗药物的剂量

B. 精确计算补液量

C. 精确计算患者饮食需要量

D. 了解化疗效果

E. 了解患者的营养状况

44. 关于功能失调性子宫出血患者贫血的护理，叙述错误的是

A. 避免过度劳累和剧烈运动

B. 加强营养

C. 保证充足的睡眠

D. 加强外阴护理

E. 大量快速输血

45. 患者女，26 岁。初孕妇，末次月经记不清，自觉 3 周前开始胎动，检查子宫长度为 23cm。比较符合实际的妊娠周数应是

A. 14 ~ 16 周　　B. 17 ~ 19 周

C. 20 ~ 22 周　　D. 23 ~ 25 周

E. 26 ~ 28 周

46. 产褥感染的产妇应采取

A. 平卧位，头偏向一侧

B. 半卧位

C. 头低足高位

D. 侧卧位

E. 中凹卧位

47. 24 岁初产妇，末次月经记不清，行产科检查，量腹围 94cm，宫高 33cm（宫底在脐与剑突之间），胎头入盆，胎心位于脐右下方，其孕周估计为

A. 24 周　　B. 28 周

C. 32 周　　D. 35 周

E. 40 周

48. 关于硫酸镁的应用，叙述错误的是

A. 能较好地预防控制子痫的发作

B. 24 小时用量不得超过 10g

C. 尿量小于 25ml/h，呼吸不足 16 次/分时停止使用

D. 发现中毒现象用葡萄糖酸钙缓慢

推注

E. 膝反射消失不可使用

49. 孕妇产前检查，妊娠 32 周，宫底可触及圆而硬的胎头，腹右侧可触及胎背，脐上右侧可闻及胎心。其胎方位应是

A. 骶左前位　　B. 骶右前位

C. 骶左横位　　D. 骶右横位

E. 枕右前位

50. 妊娠合并急性肾盂肾炎的患者采取的体位是

A. 仰卧位　　B. 俯卧位

C. 半卧位　　D. 膝胸卧位

E. 侧卧位

51. 患有心脏病的产妇，不宜再妊娠者应

A. 口服药物避孕

B. 工具避孕

C. 产后一周做绝育手术

D. 上环

E. 安全期避孕

52. 患者女，30 岁。确诊为畸胎瘤，经手术后返病房 2 小时出现血压升高，心率加快、肌紧张、呼吸急促、出汗等症状，考虑其原因为

A. 感染　　B. 强烈疼痛

C. 心脏病　　D. 情绪紧张

E. 尿潴留

53. 初产妇，26 岁。妊娠 40 周，临产 12 小时，宫口扩张 8cm 持续 2 小时，胎头未下降。腹部检查：胎儿为头先露，肢体在腹部于右前方明显扪及，胎背在左后方，耻骨上扪及胎头，额隆凸明显。下列阴道检查结果中与腹部检查相符合的是

A. 胎头矢状缝与骨盆横径一致，后囟在后方

B. 胎头矢状缝与骨盆横径一致，后囟在左方

C. 胎头矢状缝与骨盆斜径一致，后囟在右后方

D. 胎头矢状缝与骨盆斜径一致，后囟在左后方

E. 胎头矢状缝与骨盆前后径一致，后囟在后方

54. 患者女，43 岁。诊断为子宫黏膜下肌瘤，主诉头晕、乏力。导致这一症状的最可能的原因是

A. 心理作用

B. 对手术的恐惧

C. 继发性贫血所致

D. 压迫直肠所致

E. 肌瘤蒂扭转

55. 对输卵管妊娠患者进行护理评估时，叙述正确的是

A. 阴道后穹隆穿刺不出暗红色血性液体，则表明不存在输卵管妊娠

B. 血压下降、腹痛加剧、肛门坠胀感明显是病情进展的指征

C. 怀疑患者腹腔内大量出血者应立即进行腹腔镜检查

D. 阴道出血量与腹腔内出血量成正比

E. 患者月经过期，表明其有停经史

56. 关于过期妊娠护理措施的叙述，错误的是

A. 指导孕妇注意休息，鼓励营养摄入

B. 做好术前准备和抢救物品

C. 嘱孕妇多活动，多吃肉类食品

D. 进入产程后，鼓励产妇采取舒适卧位

E. 如出现胎儿宫内窘迫或胎盘功能减退，应立即剖宫产结束分娩

57. 孕妇分娩过程中，出现不协调性子宫收缩乏力，正确的处理措施应是

A. 静脉滴注缩宫素　B. 肌注哌替啶

C. 阴道助产　　D. 人工破膜
E. 即刻剖宫产

58. 某初产妇足月临产，羊膜已破，羊水呈淡绿色，稍黏稠。检查示：宫口开全，头先露 S^{+2}，LOA，胎心 162 次/分，此时的处理措施应是
A. 静脉滴注缩宫素
B. 剖宫产
C. 产钳助产
D. 等待自然分娩
E. 头皮牵引

59. 肛门检查判断临产后先露下降程度的标志是
A. 耻骨弓　　B. 骶尾关节
C. 坐骨结节水平　　D. 坐骨棘水平
E. 骶骨岬

60. 关于骨盆的各个平面，叙述正确的是
A. 假骨盆（大骨盆）的大小是决定胎儿能否阴道分娩的重要因素之一
B. 中骨盆平面是骨盆最小平面
C. 出口平面是真假骨盆交界平面
D. 真骨盆（小骨盆）与产道无直接关系
E. 测量大骨盆的径线可以真实反映产道情形

61. 患儿女，出生 5 天，因哺喂后发生呛咳，此时应首先采取的护理措施是
A. 竖抱起并拍背
B. 应用抗生素
C. 胸部 X 线检查
D. 插胃管哺乳
E. 物理降温

62. 产妇生产进入第三产程时，护士应重点评估产妇的
A. 宫缩情况、阴道流血的量和颜色
B. 软产道的损伤情况
C. 脉搏和血压
D. 排尿情况
E. 体温变化

63. 某产妇产后第 4 天会阴侧切缝线拆除，伤口感染裂开，用高锰酸钾溶液坐浴的最佳时机是
A. 产后第 1 天开始
B. 产后第 2 ~4 天开始
C. 产后第 7 ~10 天开始
D. 产后第 14 天开始
E. 产后第 28 天开始

64. 某产妇顺利产下一女婴，护士为女婴断脐、处理呼吸道后，30 分钟内还应进行的是
A. 教会产妇正确母乳喂养的姿势
B. 协助母亲进行第一次哺乳
C. 为该女婴沐浴
D. 让该女婴游泳
E. 为该女婴测定血型

65. 产妇自然分娩，产后 2 小时的观察内容不包括
A. 血压及脉搏　　B. 子宫收缩情况
C. 阴道流血量　　D. 膀胱充盈情况
E. 乳汁分泌情况

66. 新生儿出生后 3 天，关于其生命体征的叙述，正确的是
A. 胸式呼吸为主
B. 体温 38.7℃
C. 脉搏 90 次/分
D. 呼吸 30 ~40 次/分
E. 心率 150 次/分

67. 关于妇科检查前的护理工作，叙述错误的是
A. 向患者做好解释工作
B. 嘱患者排尿
C. 更换好一次性垫单
D. 协助患者取仰卧位
E. 准备好消毒的检查器械

68. 在行胎头吸引术时，应将负压调至

A. 50～100mmHg　B. 100～200mmHg
C. 200～300mmHg　D. 300～400mmHg
E. ＞400mmHg

69. 滴虫阴道炎的治愈标准是
A. 连续3次月经后检查滴虫阴性
B. 连续3次月经前检查未找到滴虫
C. 全身及局部用药3个疗程可治愈
D. 白带悬滴法检查滴虫转阴性
E. 连续3次月经前检查临床症状消失

70. 患者女，68岁。患有Ⅱ度子宫脱垂合并阴道前后壁膨出。行阴式子宫全切术加阴道前后壁修补术，术后护理措施正确的是
A. 术后3天可以盆浴
B. 保持外阴部的清洁、干燥
C. 术后进普通饮食
D. 术后平卧位1天，次日起半卧位
E. 1个月后可参加正常劳动

71. 第二产程的常规护理内容不包括
A. 保持合适的体位
B. 每5～6分钟听一次胎心
C. 根据需要灌肠
D. 指导产妇使用腹压
E. 准备会阴切开包

72. 关于胎盘早期剥离，叙述正确的是
A. 孕妇贫血程度与阴道出血量成正比
B. 以无诱因、无痛性反复阴道流血为特点
C. 是妊娠早期的一种严重出血性并发症
D. 重型胎盘早剥孕妇的子宫硬如板状，有压痛
E. 确诊后可选择期待疗法或终止妊娠

73. 关于滋养细胞疾病的护理措施，叙述错误的是
A. 化疗期间要注意不良反应
B. 指导补充高脂肪、高蛋白、高维生素食物
C. 协助病人进行胸部X线检查
D. 出现呼吸困难予以半坐卧位
E. 阴道结节破溃出血，做好输液、输血准备，并立即报告医生

74. 初产妇，29岁。因尿潴留，护士准备为其行导尿术。下列操作中错误的是
A. 戴口罩、帽子并清洗双手
B. 将无菌与非无菌物品分别放置
C. 关闭门窗，保护患者隐私
D. 检查导尿包的名称及灭菌日期
E. 用无菌持物钳夹取棉球消毒外阴

75. 因子宫收缩乏力引起的产后出血，首选的止血措施为
A. 按摩子宫
B. 给予止血药
C. 结扎盆腔血管止血
D. 压迫腹主动脉
E. 无菌纱布条填塞宫腔

76. 重度妊娠期高血压疾病24小时尿蛋白定量为
A. 超过3g/24h　B. 超过5g/24h
C. 超过6g/24h　D. 超过7g/24h
E. 超过8g/24h

77. 患者女，30岁，哺乳期患右侧乳房炎，表现为畏寒发热，乳房肿胀疼痛，表面皮肤发热及有触痛的硬块。下列对患乳的护理措施，不正确的是
A. 理疗　B. 抬高乳房
C. 暂停哺乳　D. 吸净积乳
E. 切开引流

二、以下提供若干个案例，每个案例下设若干道考题。请根据答案所提供的信息，在每道考题下面的A、B、C、D、E五个备选答案中选择一个最佳答案。

（78～80题共用题干）

患者女，34岁。初次怀孕，妊娠16周出现心慌、气短，经检查发现心功能Ⅱ级。经过增加产前检查次数，严密监测孕期经

过等，目前妊娠 37 周，自然临产。

78. 关于该产妇在分娩期的护理，叙述正确的是

A. 常规低流量的吸氧

B. 胎盘娩出后，腹部放置 10kg 沙袋

C. 延长第二产程

D. 严密观察产程进展，防止心力衰竭的发生

E. 产后立即肌注麦角新碱

79. 该产妇的体位最好为

A. 平卧位

B. 右侧卧位

C. 随意卧位

D. 左侧卧位，上半身抬高

E. 仰卧位

80. 关于该产妇产褥期的护理，叙述正确的是

A. 产后前 3 天，最容易发生心衰

B. 为了早期母子感情的建立，不要让别人帮忙

C. 积极下床活动，防止便秘

D. 为避免菌群失调，不能使用抗生素治疗

E. 住院观察 2 周

（81～82 题共用题干）

患者女，28 岁。已婚，未生育。现停经 50 天，有少量阴道流血，无早孕反应。妇科检查：宫口闭，宫体软，双附件（－）。

81. 该病例最简单的辅助检查方法是

A. B 超

B. 尿妊娠试验

C. 阴道镜检查

D. 阴道后穹隆穿刺

E. 腹腔镜检查

82. 最可能的诊断是

A. 先兆流产　　B. 过期流产

C. 不全流产　　D. 难免流产

E. 习惯流产

（83～87 题共用题干）

患者女，24 岁。妊娠 37 周，在家排便时，突然全身抽搐，持续约 1 分钟，家人即将其送往医院。检查：血压 170/108mmHg，下肢水肿（＋＋），胎头先露，胎心率 150 次/分，有不规律宫缩。

83. 该孕妇的诊断应考虑

A. 先兆子痫　　B. 子痫

C. 癫痫　　D. 妊娠水肿

E. 妊娠合并高血压

84. 住院后应首先采取的治疗措施是

A. 地西泮 10mg 肌注

B. 25% 的硫酸镁 10ml 溶于 25% 葡萄糖 10ml 中静脉推注

C. 吗啡 10mg 皮下注射

D. 盐酸哌替啶 100mg 肌内注射

E. 甘露醇 250ml 快速静滴

85. 该病例最有必要采取的辅助检查是

A. 胎儿成熟度检查

B. 眼底检查

C. 超声心动图检查

D. 尿妊娠试验

E. 血气分析

86. 关于该孕妇的护理措施，叙述错误的是

A. 孕妇一旦再次发生抽搐，应尽快控制，必要时可加用镇静药物

B. 密切观察生命体征，记录出入量

C. 专人护理，防止受伤

D. 病室光线明亮，与病人交流，讲解分娩时的注意事项

E. 为终止妊娠做好准备

87. 在分娩后的第 3 天，产妇发现新生儿轻度黄疸。正常黄疸的出现时间应为出生后

A. 15～10 天　　B. 2～3 天

C. 8～12 天　　D. 7～10 天

E. 5～7 天

三、以下提供若干组考题，每组考题共同在考题前列出的 A、B、C、D、E 五个备选答案。请从中选择一个与问题关系最密切的答案。每个备选答案可能被选择一次、多次或不被选择。

（88～89 题共用备选答案）

A. 子宫内膜炎、子宫肌炎
B. 急性盆腔腹膜炎
C. 产后下肢血栓性静脉炎
D. 产褥中暑
E. 脓毒血症

88. 某产妇，40 岁。产后 1～2 周，寒战、发热，左下肢出现肿胀、疼痛、皮肤紧张发白。考虑为

89. 某产妇，于 8 月 20 日分娩，4 天后出院，出院 3 天后出现头痛、头晕、口渴、多汗、胸闷等，继而体温上升至 40℃，无汗，尿少。考虑为

（90～91 题共用备选答案）

A. 清宫术
B. 化疗为主
C. 切除子宫
D. 清宫后预防性化疗
E. 放疗

90. 葡萄胎的治疗原则是

91. 侵蚀性葡萄胎的治疗原则是

（92～93 题共用备选答案）

A. 会阴侧切术
B. 会阴正中切开术
C. 阴道后穹隆穿刺术
D. 人工胎盘剥离术
E. 胎头吸引术

92. 出血较多，不易缝合的是

93. 容易造成肛门括约肌撕裂的是

（94～97 题共用备选答案）

A. 胎儿脐静脉暂时受压
B. 子宫胎盘功能不良
C. 胎头受压
D. 脐带受压
E. 镇静药物的影响

94. 胎心监护发现胎心率减速，与子宫收缩几乎同时开始，子宫收缩后即恢复正常，表示可能是

95. 胎心监护发现子宫收缩后胎心率增加，这种情况表明

96. 胎心监护发现胎心减慢开始于宫缩高峰后，下降缓慢，持续时间长，恢复亦缓慢，表示

97. 胎心监护发现胎心率减速与宫缩关系不恒定，持续时间长短不一，出现时下降迅速，幅度大，恢复也迅速，表示

（98～100 题共用备选答案）

A. 早期减速　　B. 晚期减速
C. 变异减速　　D. NST 有反应
E. NST 无反应

98. 足月临产，胎膜破裂排出棕黄色羊水，胎儿监护时可能出现

99. 胎儿宫内缺氧，酸中毒时，胎儿监护可能出现

100. 胎心监护显示 20 分钟内有 4 次胎动伴胎心率加速大于 16 次/分，该结果为

妇产科护理学(中级)考试
全真模拟试卷与解析

模拟试卷(三)

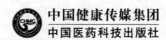

中国健康传媒集团
中国医药科技出版社

基础知识

一、以下每道考题下面有A、B、C、D、E五个备选答案。请从中选择一个最佳答案。

1. 关于注射原则，叙述不正确的是
   A. 注射前必须洗手、戴口罩
   B. 选择安全注射部位，避开局部的神经和血管
   C. 注射的药物应临时抽取
   D. 肌内注射时如发现回血，应拔出针头重新进针
   E. 注射部位皮肤的消毒直径 <5cm

2. 下列辅助检查中，不支持急性心肌梗死诊断的是
   A. 心电图出现病理性Q波
   B. 嗜酸性粒细胞显著增高
   C. 红细胞沉降率增快
   D. 肌钙蛋白增高
   E. 肌酸激酶同工酶增高

3. 氯喹主要治疗的系统性红斑狼疮表现是
   A. 皮肤损害　B. 关节痛
   C. 心血管症状　D. 神经损害
   E. 精神损害

4. 诊断风湿性疾病的重要标志是
   A. 血常规　B. 尿常规
   C. 细菌学检查　D. 关节X线检查
   E. 自身抗体检查

5. 患者女，35岁。面部水肿，乏力1个月。双耳廓可见冻疮样皮疹，双手指、足趾掌侧可见充血性红斑。四肢关节对称性、游走性疼痛。考虑SLE可能。为明确诊断，应检查
   A. 血常规　B. 血沉
   C. 抗核抗体　D. 血清球蛋白
   E. 血清白蛋白

6. 肾前性肾功能衰竭的病因是
   A. 有效循环血容量减少
   B. 急进性肾炎
   C. 输尿管瘢痕收缩
   D. 双结石
   E. 挤压综合征

7. 容易形成硬脑膜外血肿的颅骨骨折是
   A. 颅底骨折　B. 颅盖骨折
   C. 闭合性骨折　D. 颅顶骨折
   E. 线形骨折

8. 患者男，35岁。因利器损伤胸部导致血胸，胸腔穿刺抽出凝固血的原因是
   A. 弥漫性血管内凝血
   B. 出血量太大
   C. 胸腔内血液的量超过心、肺、膈肌活动所起的去纤维蛋白作用
   D. 胸腔内渗出液的稀释作用
   E. 凝血因子减少

9. 脑膜炎奈瑟菌的主要致病因素是
   A. 鞭毛　B. 荚膜
   C. 外毒素　D. 内毒素
   E. 透明质酸酶

10. 妊娠合并急性肾盂肾炎患者每日尿量保持在
    A. 1000ml以上　B. 1500ml以上
    C. 2000ml以上　D. 2500ml以上
    E. 3000ml以上

11. 上消化道出血最常见的原因是
    A. 消化性溃疡
    B. 食管胃底静脉曲张
    C. 急性胃黏膜损害

D. 胃癌
E. 慢性胃炎

12. 腰椎结核的寒性脓肿可流注形成
A. 椎旁脓肿　B. 咽后壁脓肿
C. 腰大肌脓肿　D. 背部脓肿
E. 腹股沟脓肿

13. 应用阿托品治疗有机磷中毒时，阿托品化的指标不包括
A. 肺部湿啰音消失
B. 颜面潮红
C. 心率加快
D. 口干、皮肤干燥
E. 瞳孔缩小

14. 风湿热最具有特征性的病理改变是
A. 纤维组织增生
B. 基质水肿伴淋巴组织浸润
C. 皮下小结
D. 炎症和风湿小体
E. 结缔组织渗出性炎症

15. 反映休克患者的病情危重的指标是
A. 神志淡漠
B. 体温不升
C. 脉搏细速，120 次/分
D. 皮肤出现多处淤点、瘀痕
E. 收缩压低于 10.7kPa（80mmHg）

16. 吉兰－巴雷综合征典型的脑脊液改变是
A. 细胞数增高，蛋白质增高
B. 细胞数降低，蛋白质降低
C. 糖、氯化物降低
D. 淋巴细胞明显增多
E. 细胞数正常，蛋白质增高

17. 脑血栓形成最常见的原因是
A. 高血压
B. 高脂血症
C. 先天性血管畸形
D. 脑动脉粥样硬化
E. 脑动脉炎

18. 关于女性内生殖器，叙述正确的是
A. 非孕期子宫容积 10ml
B. 子宫腔呈梭形
C. 输卵管正常长度 16～18cm
D. 卵巢为性腺器官
E. 子宫腔表面内膜称为基底层

19. 患者男，45 岁。因四肢对称性无力，伴肢体袜套样感觉异常入院检查。患者 3 周前有上呼吸道感染史。对此患者，最有最助于诊断的辅助检查是
A. 头颅 CT　B. 脑血管造影
C. 脑脊液检查　D. 脑电图
E. 体格检查

20. 患者男，51 岁。有肝硬化病史 8 年余，近 1 年来常出现肝区疼痛、乏力、发热等症状。实验室检查甲胎蛋白增高。2 小时前突然发生腹部剧痛，有压痛、反跳痛并伴有腹膜刺激征，血压下降，腹腔穿刺有大量不凝血性液。病人突发腹痛的原因可能是
A. 急性胰腺炎
B. 胆囊炎急性发作
C. 急性阑尾炎
D. 坏死的癌组织及血液流入腹腔所致
E. 肝肿瘤压迫神经主干所致

21. 患者男，45 岁。因食管癌入院，目前暂时还能进食，拟手术治疗。术前应给予的饮食是
A. 禁食
B. 高热量、高蛋白、高维生素的流质饮食
C. 高热量、低蛋白饮食
D. 低热量、高维生素饮食
E. 高热量、低纤维素饮食

22. 我国急性胰腺炎最常见的病因是

A. 暴饮暴食　　B. 酗酒
C. 胆道疾病　　D. 流行性腮腺炎
E. 胰管肿瘤

23. 颅底骨折属于
A. 开放性骨折　　B. 闭合性骨折
C. 青枝骨折　　D. 凹陷性骨折
E. 不稳定性骨折

24. 缺铁性贫血的主要原因是
A. 青少年生长发育需铁量增加，补充不足
B. 妇女妊娠或哺乳期需铁量增加，补充不足
C. 胃大部切除术后影响铁吸收
D. 慢性失血
E. 食物中供铁不足

25. 患者女，40 岁。石油化工工人，长期与苯接触。1 年来全身乏力，血红蛋白 6g/L，血小板 50×10^9/L，网织红细胞低于正常，肝、脾不大，骨髓增生低下。可能的诊断是
A. 缺铁性贫血
B. 再生障碍性贫血
C. 地中海贫血
D. 巨幼细胞贫血
E. 溶血性贫血

26. 引起垂体性侏儒症的原因是
A. 性激素缺乏
B. 甲状腺素缺乏
C. 生长激素缺乏
D. 糖皮质激素缺乏
E. 盐皮质激素缺乏

27. 患者女，45 岁。近半月来感疲乏无力，失眠头痛，不伴恶心、呕吐。查体：多血质面容，满月脸，水牛背，四肢瘦小，皮肤菲薄，腹部及股部多发宽大皮肤紫纹。体温：36.5℃；心率：80 次/分；血压：165/95mmHg；钾离子：3.8mmol/L。病人既往无高血压病史，家族无高血压患者。患者皮肤菲薄的原因主要是
A. 糖异生增强，致皮肤营养障碍
B. 脂肪的重新分布
C. 蛋白质分解消耗亢进
D. 蛋白质吸收障碍
E. 蛋白质合成障碍

28. 皮质醇增多症患者出现高血压的原因是
A. 脂肪合成增加
B. 脂肪重新分布
C. 蛋白质分解代谢亢进
D. 肾上腺雄酮分泌增多
E. 水盐代谢紊乱

29. 糖尿病出现多尿的病因是
A. 饮水量过多
B. 尿渗透压增高
C. 葡萄糖大量丢失
D. 尿路感染
E. 糖尿病性肾病

30. 巨大儿是指出生体重大于
A. 3000g　　B. 4000g
C. 2500g　　D. 3500g
E. 2000g

31. 患儿，生后无呼吸，心率 <100 次/分，周身苍白，四肢瘫软，刺激没有反应，1 分钟 Apgar 评分为 1 分，立即给予复苏，5 分钟评分为 3 分，考虑该患儿为
A. 新生儿窒息　　B. 呼吸心搏骤停
C. 呼吸暂停　　D. 呼吸衰竭
E. 呼吸窘迫

32. 关于一氧化碳中毒机制，叙述正确的是
A. CO 与血红蛋白亲和力比 O_2 与血红蛋白亲和力大 240 倍
B. O_2 与血红蛋白亲和力比 CO 与血红蛋白亲和力大 240 倍

C. CO与血红蛋白亲和力比O_2与血红蛋白亲和力大3600倍
D. O_2与血红蛋白亲和力比CO与血红蛋白亲和力大3600倍
E. 二者亲和力一样大

33. 判断一氧化碳中毒的程度，血液碳氧血红蛋白含量10%～20%为
A. 轻度中毒　B. 中度中毒
C. 重度中毒　D. 未中毒
E. 先兆中毒

34. 儿童糖尿病较常见的类型为
A. 1型　B. 2型
C. 3型　D. 6型
E. 5型

35. 关于阴蒂的叙述，错误的是
A. 位于两侧小阴唇顶端的联合处
B. 位于阴道前庭
C. 为海绵状组织
D. 有勃起性
E. 阴蒂头富有神经末梢，极为敏感

36. 肺脓肿发病机制中最为常见的是
A. 吸入性肺脓肿
B. 血源性肺脓肿
C. 原发支气管肺疾病
D. 原发肺血管疾病
E. 肺部邻近器官化脓病变

37. 患儿男，2岁，患有法洛四联症，喜蹲踞，其原因是
A. 缓解腹部不适
B. 保证重要器官供血
C. 休息，缓解疲劳
D. 增加体循环阻力，减少右向左分流血量
E. 腔静脉回心血量增加

38. 患者男，57岁。患尿毒症，精神萎靡，24小时尿量为100ml。患者排尿状况属于
A. 正常　B. 无尿
C. 少尿　D. 尿潴留
E. 尿量偏少

39. 胎儿心脏形成的关键时期是
A. 妊娠前3个月
B. 妊娠晚期
C. 妊娠中期
D. 胚胎发育1～2周
E. 胚胎发育2～8周

40. 二尖瓣狭窄患者，痰中带血丝的原因可能是
A. 支气管静脉曲张破裂
B. 急性肺水肿
C. 肺栓塞
D. 合并肺部感染
E. 支气管黏膜毛细血管破裂

41. 患者男，65岁，吸烟史40年。近来右侧胸痛，咳血丝。X线胸片显示右肺门增大。最恰当的检查应是
A. 肺门切层
B. 肺部CT
C. 纤维支气管镜检查
D. 痰找结核菌
E. 支气管造影

42. 心脏瓣膜病中最易引起晕厥的是
A. 主动脉瓣关闭不全
B. 二尖瓣狭窄
C. 主动脉瓣狭窄
D. 二尖瓣关闭不全
E. 以上都不是

43. 下列情况中，不适合进行电复律治疗的是
A. 心室颤动
B. 快速心房颤动
C. 药物治疗无效的心房扑动

D. 低血钾或洋地黄中毒的心律失常
E. 室性心动过速，其心室律在 150 次/分以上

44. 血源性肺脓肿常见的致病菌是
A. 肺炎双球菌
B. 克雷伯杆菌
C. 金黄色葡萄球菌
D. 铜绿假单胞菌
E. 厌氧菌

45. 主动脉瓣关闭不全出现周围血管征的原因是
A. 心搏出量增大
B. 回心血量增加
C. 周围动脉硬化
D. 收缩压升高，舒张压降低
E. 以上都不是

46. 我国二尖瓣关闭不全最常见的原因是
A. 风心病
B. 二尖瓣脱垂
C. 冠心病乳头肌功能失调
D. 二尖瓣环及环下钙化
E. 结缔组织病

47. 慢性阻塞性肺气肿最常见的病因是
A. 慢性支气管炎
B. 尘肺
C. 支气管扩张症
D. 支气管哮喘
E. 肺纤维化

48. 能明确诊断急性胰腺炎的是
A. 左上腹持续性剧痛
B. 腹痛伴有休克
C. 血清钙 < 1.98mmol/L
D. 腹膜刺激征
E. 血清淀粉酶 > 500u/L

49. 胰腺癌患者血清胆红素测定的特点是
A. 胆红素明显升高，直接胆红素升高为主
B. 胆红素明显升高，间接胆红素升高为主
C. 胆红素升高不明显，但直接胆红素升高明显
D. 胆红素升高不明显，但间接胆红素升高明显
E. 胆红素基本正常

50. 门静脉高压分流术的主要目的是
A. 制止出血　　B. 消除腹水
C. 消除脾亢　　D. 根除肝损害
E. 纠正肝性脑病

51. 肛裂“三联征”是指
A. 内痔、外痔、肛裂
B. 前哨痔、外痔、肛裂
C. 内痔、外痔、前哨痔
D. 肛裂、前哨痔、肥大乳头
E. 前哨痔、内痔、肛裂

52. 急性肠梗阻易导致
A. 低渗性脱水　　B. 低钠血症
C. 水中毒　　D. 高钠血症
E. 等渗性脱水

53. 中度贫血的指标是
A. Hb < 90g/L　　B. Hb < 110g/L
C. Hb < 45g/L　　D. Hb < 30g/L
E. Hb < 60g/L

54. 直肠癌最重要且简便易行的诊断方法是
A. 血清癌胚抗原（CEA）测定
B. 大便潜血试验
C. 直肠指检
D. 纤维结肠镜检查
E. CT 检查

55. 甲状腺功能亢进患者术前准备，基础代谢率应降至
A. +20% 以下　　B. +25% 以下
C. +30% 以下　　D. +35% 以下

E. +40%以下

56. 妊娠期糖尿病对胎儿的影响中，发生概率最小的是

A. 先天畸形

B. 胎儿生长受限

C. 巨大胎儿

D. 呼吸窘迫综合征

E. 早产

57. 硬脑膜外血肿典型的意识障碍表现为

A. 伤后昏迷进行性加重

B. 伤后无原发性昏迷

C. 伤后清醒，血肿形成后出现继发性昏迷

D. 伤后清醒—昏迷—再清醒

E. 伤后昏迷—清醒—再昏迷

58. 关于高血压病发病的可能相关因素，叙述错误的是

A. 摄盐过多　　B. 自身免疫损伤

C. 遗传因素　　D. 情绪创伤

E. 精神紧张

59. 乳腺癌根治术后的患者，患侧手部及腕部进行早期功能锻炼的时间是术后

A. 24 小时　　B. 2～3 天

C. 3～4 天　　D. 4～5 天

E. 5 天以后

60. 小儿最容易发生意外事故的年龄期为

A. 学龄期　　B. 婴儿期

C. 新生儿期　　D. 幼儿期

E. 学龄前期

61. 能够用于判断甲亢病情严重程度和治疗效果的重要标志是

A. 突眼程度

B. 甲状腺大小

C. 脉率、脉压大小

D. 情绪是否稳定

E. 体重是否增加

62. 关于骨关节结核术后大型石膏综合征的处理，叙述错误的是

A. 适当变换体位

B. 记出入量

C. 将胸部石膏开窗

D. 持续胃肠减压

E. 补液

63. 缺乏维生素 B_{12}、叶酸引起的贫血是

A. 营养性小细胞性贫血

B. 营养性巨幼细胞贫血

C. 再生障碍性贫血

D. 溶血性贫血

E. 地中海贫血

64. 休克时提示感染的是

A. 红细胞降低

B. 血红蛋白升高

C. 血细胞比容降低

D. 白细胞和中性粒细胞增加

E. 血小板降低

65. 诊断镜下血尿，阿迪计数 12 小时排泄的红细胞数需超过

A. 20 万　　B. 10 万

C. 40 万　　D. 50 万

E. 30 万

66. T 管拔除指征是

A. 无引流液引出

B. 引流液颜色正常

C. 大便颜色正常，食欲好转

D. 黄疸逐日消退，无发烧、腹痛

E. T 管造影无残余结石，夹管试验无异常变化

67. 慢性肾炎肾功能减退进展速度主要取决于

A. 血压升高值　　B. 水肿程度

C. 蛋白尿程度　　D. 贫血程度

E. 肾组织病理类型

68. 目前系统性红斑狼疮最具价值的筛选试验为
A. 外周血找狼疮细胞
B. 抗核抗体检测
C. 血清补体测定
D. 毛细血管镜检查
E. 皮肤狼疮带试验

69. 风湿性瓣膜病患者术后电解质浓度监测中尤其应注意
A. 血钠浓度　B. 血钾浓度
C. 血氯浓度　D. 血钙浓度
E. 血镁浓度

70. 麻醉前使用异丙嗪的目的是
A. 抗组胺　B. 催眠
C. 镇静　D. 镇痛
E. 抗胆碱能

71. 腹股沟斜疝患者用力排便时疝块增大，有明显疼痛，用手推挤疝块不能回纳。其类型属于
A. 易复性疝　B. 难复性疝
C. 嵌顿性疝　D. 绞窄性疝
E. 滑动性疝

72. 患儿男，58 天。出生后用婴儿奶粉喂养，食欲佳。实验室检查：血红蛋白 100g/L，红细胞数 $2.8\times10^{12}/L$，白细胞数 $7\times10^{9}/L$。该婴儿可能的诊断是
A. 感染性贫血
B. 生理性贫血
C. 营养性缺铁性贫血
D. 营养性巨幼细胞贫血
E. 再生障碍性贫血

73. 富含铁的食物不包括
A. 瘦肉　B. 牛奶
C. 动物肝脏　D. 绿叶蔬菜
E. 家禽

74. 婴儿服用维生素 D 预防佝偻病，每日剂量为
A. 100U　B. 400U
C. 1000U　D. 5000U
E. 10000U

75. 儿科常用的口服补液盐（ORS）溶液内不含
A. 氯化钠　B. 氯化钾
C. 氯化钙　D. 葡萄糖
E. 碳酸氢钠

76. 人体在应激反应早期的代谢变化是
A. 糖类代谢增强
B. 糖原合成增强
C. 脂肪代谢增强
D. 水电解质紊乱
E. 蛋白质代谢增强

77. 产程划分中，宫颈扩张期是指
A. 从规律宫缩开始至宫口全开
B. 从规律宫缩开始至子宫颈扩张
C. 从宫颈扩张 3cm 至宫口开全
D. 从规律宫缩开始至胎儿娩出
E. 从宫颈口开全至胎儿娩出

78. 孕妇出现卧位低血压综合征时，有效的治疗方法应是
A. 输液
B. 心脏按摩
C. 改变体位为侧位
D. 保温
E. 注意呼吸的管理

79. 维持子宫在盆腔正中位置的韧带是
A. 圆韧带　B. 阔韧带
C. 主韧带　D. 宫骶韧带
E. 骶结节韧带

80. 胃大部切除术后，进食后 20 分钟出现乏力、心慌、出汗，平卧后缓解，应考虑诊断为
A. 吻合口梗阻

B. 吻合口出血
C. 十二指肠残端破裂
D. 倾倒综合征
E. 空肠输出段梗阻

81. 十二指肠溃疡疼痛的特点是
A. 餐后即痛，持续 2 小时后缓解
B. 餐后 1 小时开始疼痛，持续 2 小时后缓解
C. 餐后 2 小时开始疼痛，持续 2 小时后缓解
D. 餐后 3～4 小时开始疼痛，进餐后解
E. 无规律性

82. 患儿男，11 岁。诊断为过敏性紫癜，近一周患儿血压增高，面部水肿，膝关节及肘关节肿痛。该患儿可能为
A. 中枢型过敏性紫癜
B. 关节型过敏性紫癜
C. 肾型过敏性紫癜
D. 腹型过敏性紫癜
E. 混合型过敏性紫癜

83. 在格拉斯哥昏迷评分法中，极度昏迷的计分是
A. 3 分　　B. 8 分
C. 15 分　　D. 9 分
E. 4 分

84. 患儿，2 岁。急起高热，反复惊厥，入院前排黏液性稀便 6 次，现昏睡，呼吸快。监护提示患儿血压低，心率快。四肢末梢凉。初步诊断为
A. 流行性乙型脑炎
B. 流行性脑脊髓膜炎
C. 中毒性细菌性痢疾
D. 结核性脑膜炎
E. 小儿惊厥

85. 关于先天性无阴道的叙述，正确的是
A. 外阴检查可见 2cm 短浅的阴道盲端
B. 第二性征发育正常
C. 多数患者伴泌尿道异常
D. 多数患者有发育正常的子宫
E. 半数患者伴脊椎异常

86. 患者女，32 岁。正常分娩，每日用 1∶5000 稀释络合碘溶液外阴冲洗的次数应是
A. 每晚 1 次　　B. 每晨 1 次
C. 每日 2 次　　D. 每日大便后
E. 每次小便后

87. 糖化血红蛋白可以反映多长时间的血糖控制情况
A. 近 2～3 个月　　B. 近 6 个月
C. 近 1 个月　　D. 近 1 年
E. 近 4～6 个月

二、以下提供若干组考题，每组考题共同在考题前列出的 A、B、C、D、E 五个备选答案。请从中选择一个与问题关系最密切的答案。每个备选答案可能被选择一次、多次或不被选择。

（88～89 题共用备选答案）
A. 佝偻病
B. 化脓性脑膜炎
C. 小头畸形
D. 先天性甲状腺功能减退症
E. 小儿肥胖

88. 前囟晚闭见于
89. 前囟饱满见于

（90～92 题共用备选答案）
A. 无菌性脓尿
B. 无痛性肉眼血尿
C. 疼痛后血尿
D. 尿频终末血尿
E. 血尿进行性加重

90. 膀胱肿瘤的血尿为
91. 输尿管结石血尿特点为
92. 膀胱结核血尿特点为

（93～94 共用备选答案）

A. 黄色、浑浊、无臭味，可有食物残渣
B. 不凝血液
C. 稀脓性，略带臭味
D. 血性脓液，臭味明显
E. 血性，胰淀粉酶含量高

93. 胃、十二指肠穿孔的腹穿液为
94. 实质性脏器破裂的腹穿液为

（95～96 题共用备选答案）

A. 膀胱刺激征　　B. 血尿
C. 尿潴留　　D. 尿失禁
E. 少尿

95. 尿路感染患者常见
96. 肾小球肾炎常见

（97～100 题共用备选答案）

A. 呕吐早、频繁
B. 呕吐物带血性
C. 呕吐呈溢出性
D. 呕吐出现晚、呕吐物带粪臭味
E. 呕吐物为带酸臭味的宿食

97. 高位性肠梗阻呕吐的特点是
98. 低位性肠梗阻呕吐的特点是
99. 麻痹性肠梗阻呕吐的特点是
100. 绞窄性肠梗阻呕吐的特点是

相关专业知识

一、以下每道考题下面有A、B、C、D、E五个备选答案。请从中选择一个最佳答案。

1. 目标管理又称
   A. 结果管理　　B. 成果管理
   C. 过程管理　　D. 参与管理
   E. 计划管理

2. 破伤风患者清洗伤口时使用的冲洗溶液是
   A. 3%过氧化氢溶液
   B. 1%碳酸氢钠溶液
   C. 10%水合氯醛溶液
   D. 1%有效氯溶液
   E. 10%过氧乙酸溶液

3. 可达到高水平消毒的是
   A. 聚维酮碘　　B. 苯扎溴铵
   C. 过氧化氢　　D. 氯已定
   E. 乙醇

4. 符合抗感染药物合理应用原则的是
   A. 首选广谱抗生素
   B. 氨基糖苷类抗生素与β-内酰胺类药物同瓶滴注
   C. 尽可能选用多种抗生素，联合用药
   D. 将红霉素用注射用水溶解后放入500ml盐水中静脉滴注
   E. 急性胆囊炎，使用抗生素治疗后，体温恢复正常继续用药2周，以巩固疗效

5. 关于有效训导的方法，叙述错误的是
   A. 用平等客观的态度对待下属
   B. 对于反复发生的错误，逐步加重处罚
   C. 批评对事不对人
   D. 以行动强化语言
   E. 提出防范错误的建议

6. 患者女，25岁，因细菌性痢疾住院治疗。护士小张对其进行护理的过程中，错误的是
   A. 为患者体格检查完毕后，脱去手套，用肥皂和流动水洗净双手
   B. 为该患者进行体格检查时，戴一次性橡胶手套
   C. 协助患者倒粪便时，戴一次性橡胶手套
   D. 若手直接接触到病人粪便，应立即用肥皂和流动水洗净双手
   E. 每接触一个病人应更换一副手套

7. 强化理论对护理管理者的基本启示是
   A. 对于强化的对象要一视同仁
   B. 负强化没有激励作用，应避免
   C. 强化目标应分阶段设立
   D. 尽量采取同一种被证实有效的正强化
   E. 强化的频率应由管理者决定

8. 医院感染监测的最终目的是
   A. 研究医院感染的分布特点
   B. 研究医院感染的影响因素
   C. 探讨医院感染的发生规律
   D. 制定预防及控制感染的对策
   E. 控制和减少医院感染

9. 换药室空气培养细菌总数的卫生学标准为
   A. ≤10cfu/m^3　　B. ≤50cfu/m^3
   C. ≤100cfu/m^3　　D. ≤200cfu/m^3
   E. ≤500cfu/m^3

10. 医院感染罹患率是
    A. 暴露组与非暴露组医院感染概率

之比

B. 特定部位感染危险人群中新发生该部位医院感染的频率

C. 在一定时间和一定人群中新发生的医院感染的频率

D. 用来统计处于危险人群中新发生医院感染的频率

E. 一定时间内在一定危险人群中实际感染例数所占百分比

11. 为落实优质护理服务，护理部拟制定实施计划。首先着手的步骤是

A. 选定方案　B. 确定目标

C. 分析形势　D. 计划预算

E. 评估资源

12. 医院感染监测收集资料时，病例查阅的内容不包括

A. 急诊病例

B. 住院治疗资料

C. 放射检查

D. 住院病程记录

E. 住院会诊资料

13. 输注错误，青霉素过敏致病人死亡属于

A. 一级医疗事故　B. 二级医疗事故

C. 三级医疗事故　D. 四级医疗事故

E. 五级医疗事故

14. 手术室某护士准备用2%戊二醛灭菌剂浸泡内镜，为达到防锈目的，该护士应该在戊二醛溶液里加入

A. 0.2%硝酸钾　B. 0.3%硝酸钠

C. 0.5%亚硝酸钠　D. 0.2%亚硝酸钾

E. 0.3%碳酸氢钠

15. 小组护理的优点是

A. 护理工作有计划和评价，患者得到较全面的护理

B. 患者的安全感与归属感增加

C. 加强了护患的沟通合作

D. 有利于提高护士操作熟练度

E. 节省人力和经费

16. 确定一种传染病的检疫期是根据该病的

A. 最短潜伏期　B. 平均潜伏期

C. 最长潜伏期　D. 传染期

E. 前驱期

17. 属于古典管理理论的是

A. 行政组织理论　B. 群体力学理论

C. 人性理论　D. 人际关系学说

E. 系统论

18. 健康传播效果中的最低层次是

A. 知晓健康信息　B. 态度转变

C. 采纳健康行为　D. 健康信念认同

E. 采纳健康的生活方式

19. 关于人类行为“目的性”的叙述，正确的是

A. 受遗传、学习影响

B. 是因势利导的依据

C. 随年龄增长而变得明显

D. 是开展健康教育的前提

E. 是改变不良行为的关键

20. 对病毒无效的化学消毒剂是

A. 碘酒　B. 甲醛

C. 过氧乙酸　D. 环氧乙酸

E. 苯扎溴铵

21. 属于有效沟通原则的是

A. 信息传递应尽量减少中间环节

B. 合理应用非正式沟通

C. 创造良好的沟通环境

D. 充分利用反馈机制

E. 使用恰当的沟通方式

22. 行为训练的主要教学方法不包括

A. 操作技能培训

B. 患者现身说法

C. 有意模仿

D. 行为矫正

E. 强迫模仿

23. 有关“人类行为分类”的叙述，错误的是

A. 社会行为来自后天习得
B. 包括本能行为和社会行为
C. 本能行为指人生来固有的行为
D. 社会行为是人类最基本的行为
E. 人的社会行为是通过社会化过程确立的

24. 细菌在人体定植，除须有适宜的环境、相当的细菌数量外，还应具备的条件是

A. 移位途径
B. 细菌具有黏附力
C. 适宜的 pH
D. 生物屏防
E. 细菌易位

25. 暴露组与非暴露组医院感染概率之比称为

A. 构成比
B. 比值比
C. 相对危险度
D. 医院感染发生率
E. 医院感染患病率

26. 使用呼吸机的患者预防下呼吸道感染的关键措施是

A. 使用声门下分泌物引流
B. 预防手术后病人感冒
C. 增强机体抵抗力
D. 注射疫苗
E. 空气消毒

27. 病人的满意度属于哪种类型标准

A. 有形标准　B. 无形标准
C. 定量标准　D. 定性标准
E. 实物标准

28. 关于探索式提问的特点，叙述正确的是

A. 提问笼统
B. 提问包含问者的观点
C. 人际传播中应避免使用
D. 适用于对某一问题的深入了解
E. 提问包含两种或两种以上类型问题

29. 属于标准特征的是

A. 严格的目的性　B. 明确的科学性
C. 特定的对象　D. 广泛的领域
E. 特定的权威性

30. 属于望诊的是

A. 观察面色　B. 闻听患者声音
C. 切脉　D. 询问家族史
E. 按胸腹

31. 一骨折患者入院时无肺部感染的临床表现，4 天后出现肺部感染的症状和体征，属于

A. 医院感染　B. 非医院感染
C. 正常现象　D. 合并症
E. 难以确定

32. 短期计划通常是指

A. 专项计划　B. 基建计划
C. 5 年计划　D. 年度计划
E. 3 年计划

33. 健康信息的特点不包括

A. 易懂　B. 科学性
C. 针对性　D. 前瞻性
E. 指导性

34. 制定计划时必须要留有一定调节余地，以预防不确定因素对计划实施可能产生的影响属于

A. 系统性原则　B. 重点原则
C. 创新原则　D. 弹性原则
E. 可考核性原则

35. 喹诺酮类抗菌药物的主要作用机制是

A. 损伤细胞膜
B. 干扰细菌细胞壁合成
C. 影响细菌蛋白质的合成

D. 抑制细菌核酸的形成
E. 抑制二氢叶酸合成酶

36. 某社区进行戒烟的健康教育讲座，护理人员帮助吸烟者计算每天的吸烟支数（吸烟支数/日 = 吸烟总数 ÷ 观察时间），来判断吸烟者的吸烟行为发生的情况，这种分析方法是
A. 频度分析　　B. 归类分析
C. 计数分析　　D. 持续时间分析
E. 时段抽样分析

37. 医院感染管理专职人员每年参加预防、控制医院感染相关知识的继续教育课程应不少于
A. 3 学时　　B. 5 学时
C. 6 学时　　D. 10 学时
E. 15 学时

38. 患者女，55 岁。8 个月前行人工髋关节植入，目前局部有疼痛和压痛，有中等以上热度，从深部切口穿刺抽到脓液，影像学检查发现涉及深部切口脓肿，脓肿分泌物细菌培养阳性。应诊断为
A. 组织的排异反应
B. 器官或腔隙感染
C. 关节腔感染
D. 表浅手术切口感染
E. 深部手术切口感染

39. 为减少回归因素对评价结果正确性的影响，可采用的方法是
A. 设立对照组　　B. 重复测量
C. 抽样测量　　D. 比较分析
E. 随机调查

40. 不属于护患沟通技巧的是
A. 提问技巧　　B. 行为技巧
C. 非语言沟通　　D. 沉默技巧
E. 交谈技巧

41. 下列叙述中，错误的是
A. 同桌进餐不会感染 HIV
B. 离体后的 HIV 抵抗力强，需用高效消毒剂将其灭活
C. 结核杆菌对消毒剂抵抗力强，需用高效、中效消毒剂灭活
D. 结核杆菌对外界环境适应性强，在阴暗处可存活数月至数年
E. 结核杆菌在直射阳光下能生存 2 ~ 4 小时

42. 授权的第三步是
A. 选择授权对象
B. 分析责任的轻重
C. 明确授权内容
D. 分析需授权的工作
E. 描述过程

43. 霍乱患者的分泌物消毒应选
A. 乙醇　　B. 含氯消毒剂
C. 碘伏　　D. 氯己定
E. 季铵盐类消毒剂

44. 关于护士在医院感染管理中心应履行的职责，叙述错误的是
A. 严格执行无菌技术操作规程，参加预防、控制医院感染知识的培训，掌握自我防护知识，正确进行各项技术操作，预防锐器刺伤
B. 掌握抗感染药物临床合理应用原则，做到正确留取各种病原学标本并及时送检，准确执行医嘱，注意配伍禁忌，观察用药后的反应
C. 掌握医院感染的诊断标准
D. 发现医院感染病例，查找感染源、感染途径，控制蔓延，积极治疗病人，如实填表报告；发现有医院感染流行趋势时，及时报告感染管理科，并协助调查；发现法定传染病，按《传染病防治法》的规定报告
E. 发现有医院感染流行趋势，只需向

医生报告即可

45. 在心理化测验的标准化原则中，标准化的指导语是

A. 主试讲标准化

B. 被试讲标准化

C. 标准的常模

D. 对测验的解释和说明

E. 按标准计分

46. 患儿男，7 岁。发热 1 天后出现皮疹，躯干多，四肢少，为红色斑丘疹，数小时后变成小水疱，痒感重，部分结痂。该患儿可能是

A. 麻疹　B. 水痘

C. 猩红热　D. 腮腺炎

E. 幼儿急疹

47. 病区护士长能根据本部门的人力需求状况进行有效排班，并能照顾护士的个别需要，属于哪种排班类型

A. 集权式排班　B. 分权式排班

C. 自我排班　D. 动态式排班

E. 分散式排班

48. 关于谈话技巧的叙述，不正确的是

A. 做好谈话计划

B. 体现领导的权威性

C. 掌握发问技巧，善于抓住重要问题

D. 善于启发下属讲真情实话

E. 善于运用倾听技巧

49. ABC 时间管理法的第一个步骤是

A. 列出工作目标　B. 目标分类

C. 排列顺序　D. 分配时间

E. 实施

50. 医学行为是否有利于医学科学发展和揭示人类的生命奥秘是医德评价的

A. 经济标准　B. 科学标准

C. 社会标准　D. 人为标准

E. 医疗标准

51. 组织文化区别于组织其他内容的根本点是

A. 整合性　B. 综合性

C. 自觉性　D. 实践性

E. 文化性

52. 激励机制的核心是

A. 洞察需要

B. 明确动机

C. 与反馈相互补充

D. 与约束相互补充

E. 满足需要

53. 护患沟通时倾听的主要技巧是

A. 集中精力、及时反馈

B. 转移令患者伤感的话题

C. 重复患者的问题

D. 向患者提出感兴趣的问题

E. 澄清患者的错误观点

54. 关于应用目标管理的过程，叙述错误的是

A. 目标应具有挑战性

B. 目标应明确、恰当

C. 未实现目标应严惩

D. 目标应具体化

E. 目标应数量化

55. 最能反映小儿营养状况的指标是

A. 身长　B. 头围

C. 体重　D. 胸围

E. 皮下脂肪

56. 护理质量管理标准化的表现不包括

A. 创新化　B. 统一化

C. 规格化　D. 规范化

E. 系列化

57. 在 PDCA 循环中，按照拟定的质量计划、目标、措施及分工要求付出行动的阶段称为

A. 计划阶段　B. 执行阶段

C. 检查阶段　　D. 反馈阶段
E. 提高阶段

58. PDCA 循环中 D 代表
A. 计划　　B. 实施
C. 处理　　D. 执行
E. 评估

59. 护士自发形成的志愿者为
A. 非正式组织
B. 正式组织
C. 直线－参谋型组织结构
D. 直线型组织结构
E. 职能型组织结构

60. 人员管理不包括
A. 选聘　　B. 培训
C. 考评　　D. 发现
E. 联系

61. 关于健康促进的基本内涵，叙述正确的是
A. 侧重于政府行为
B. 侧重于个人行为
C. 侧重于个人的健康行为
D. 侧重于群体的健康问题
E. 包含了个人行为改变、政府行为改变两个方面

62. 由若干相互联系、相互作用的要素组成的，在一定的环境中具有特定功能的有机整体指的是
A. 系统　　B. 组织
C. 总体　　D. 团体
E. 个体

63. 关于健康教育学的目的，叙述错误的是
A. 传播保健知识　　B. 消除危险因素
C. 预防疾病　　D. 促进健康
E. 疾病治疗

64. 人是具有多种需要的复杂的“社会人”，是生产力发展最活跃的因素，体现了哪一原理的管理思想
A. 人本原理　　B. 行为激励
C. 参与管理　　D. 系统原理
E. 科学管理

65. 某病区护士长因喜欢护士甲，就请她分管病区的教学工作，但是护士甲无论学历和能力都比不上病区的另外几个护士，工作起来也很吃力。该护士长的做法违背了授权的
A. 视能授权　　B. 合理合法
C. 监督控制　　D. 权责对等
E. 及时反馈

66. 某患者发作性心绞痛病史 3 年，复发 3 天入院。入院评估发现患者情绪紧张，易激动，说话声音大，对家属送其住院表示不满，认为是小题大做。患者此时的行为表现可能是
A. 病人角色缺如行为
B. A 型行为
C. 不良疾病行为
D. C 型行为
E. 非遵医嘱行为

67. 关于管理者做法的叙述，错误的是
A. 及时发现和解决各种矛盾和问题
B. 直接干预和协调组织的各个环节和方面
C. 在协调时要努力做到公平合理
D. 善于调动矛盾双方工作的积极性
E. 管理者必须将问题大事化小

68. 属于“日常危害健康行为”的是
A. 药物滥用　　B. 讳疾忌医
C. 不遵医嘱　　D. 缺乏体育锻炼
E. 违反法律法规

69. 适度变化语音引起对方注意属于非语言传播技巧中的
A. 面部表情　　B. 仪表形象

C. 动态语言　　D. 同类语言
E. 体态语言

70. 健康教育项目实施后，观察目标人群生活质量的变化属于
A. 过程评价　　B. 效应评价
C. 结局评价　　D. 近期评价
E. 远期评价

71. 个体决定是否采取某种行为，以适应目前或长远的需要称为
A. 应对　　B. 应激
C. 顺应　　D. 调试
E. 自我控制

72. 关于消化性溃疡患者的健康教育内容，叙述错误的是
A. 抑酸药宜在空腹时服用
B. 胃黏膜保护剂宜在饭后服用
C. 避免食用带有刺激性的食物及饮料
D. 变换季节时要注意保暖
E. 生活要有规律，注意劳逸结合

73. 护士准备为患者进行造瘘伤口更换敷料和静脉穿刺，下列叙述中错误的是
A. 先进行静脉穿刺操作，再进行伤口敷料更换
B. 护士的操作从造瘘口处转向静脉穿刺部分时，应进行洗手
C. 接触患者床单位及周围环境，物品前必须洗手
D. 接触患者伤口分泌物和敷料后应立即洗手或手消毒
E. 如操作时戴手套，摘除手套后应洗手

74. 某患者无青霉素过敏史，青霉素皮试阴性，护士随即遵照医嘱给予青霉素静脉滴注，5 分钟后患者突然发生休克。这种情况应该判定为
A. 护理事故　　B. 医疗事故
C. 意外事件　　D. 护理缺陷
E. 护理差错

75. 使用文字进行健康教育的首要条件是
A. 文字通俗易懂
B. 图文并茂
C. 内容实用
D. 有适应的场所
E. 学习者必须有阅读能力

76. 教育环境、制度与法规、经济基础等条件是影响人类行为的
A. 遗传因素　　B. 环境因素
C. 学习因素　　D. 物质因素
E. 心理因素

77. 知 – 信 – 行模式的目标是
A. 增加人们的健康知识
B. 改善人们的健康信念
C. 强化人们的自理能力
D. 促使健康行为的产生
E. 提高人们的生活治疗

78. 患者男，55 岁。因火灾致大面积烧伤入院，安置在隔离病房。下列护理措施中错误的是
A. 接触患者要戴手套
B. 进入病房要穿隔离衣
C. 设立专用的隔离标志
D. 限制患者的活动范围
E. 嘱咐其亲人经常探视

79. 健康传播的特点不包括
A. 传递的是健康信息
B. 具有明确的目的性
C. 具有一定的营利性
D. 传播者属于专门的技术人才
E. 以健康为中心

80. “寒极生热，热极生寒” 所体现的阴阳相互关系是

A. 对立制约　　B. 相互转化
C. 消长平衡　　D. 互根互用
E. 交合感应

81. 患者男，52 岁，工人。因肝硬化、食管静脉曲张破裂出血入院。患者 18 年来，每天有喝半斤白酒的习惯，入院后护士对其病情评估后计划将其纳入一个健康教育研究中，患者在得知自己作为被研究和观察对象时表现出异乎寻常的行为，此现象称为
A. 雷诺效应　　B. 诱因效应
C. 晕轮效应　　D. 霍桑效应
E. 示范效应

82. 某二级医院护理部制定在职护士的培养计划：①方案一：选送部分护士去三级医院学习、进修，其优点是学习效果好，缺点是只有一小部分护士有机会出去学习，路程远、费用高等。②方案二：邀请全国临床护理专家定期来医院进行临床护理知识讲座、培训，其优点是全院护士均有机会参与，缺点是专家不易联系。该二级医院护理部处于制定计划的哪个阶段
A. 确定目标阶段
B. 拟定备选方案阶段
C. 比较方案阶段
D. 选定方案阶段
E. 制定辅助计划阶段

83. 某医院妇科门诊结束诊疗后，护士用紫外线灯消毒妇产科检查室，照射时间至少应
A. 10 分钟以上　　B. 20 分钟以上
C. 30 分钟以上　　D. 45 分钟以上
E. 60 分钟以上

84. 患者男，70 岁。肠梗阻术后因全身情况差，留置深静脉管道给予肠外营养，因引流物逐渐减少，腹腔引流管已经拔除，伤口愈合尚可。术后 5 天患者出现高热，深静脉置管处发红，肿胀，血培养阳性。此时患者首先考虑
A. 腹腔感染
B. 深静脉置管感染
C. 肠瘘
D. 出血
E. 切口感染

85. 健康信念模式中对自身采取或放弃某种行为能力的自信称为
A. 克服障碍　　B. 自我效能
C. 促进行为　　D. 预期结果
E. 自觉行为

86. 邪正盛衰决定着
A. 病证的寒热　　B. 病位的表里
C. 气血的盛衰　　D. 病证的虚实
E. 疾病的类型

87. 医用物品灭菌效果监测合格率必须达到
A. 60%　　B. 70%
C. 80%　　D. 90%
E. 100%

二、以下提供若干组考题，每组考题共同在考题前列出的 A、B、C、D、E 五个备选答案。请从中选择一个与问题关系最密切的答案。每个备选答案可能被选择一次、多次或不被选择。

（88～90 共用备选答案）
A. ≤10cfu/m³　　B. ≤100cfu/m³
C. ≤200cfu/m³　　D. ≤500cfu/m³
E. ≥500cfu/m³

88. 化验室要求空气中的细菌总数为
89. 婴儿室要求空气中的细菌总数为
90. 层流洁净手术室要求空气中的细菌总数为

（91～94 共用备选答案）

A. 传染性非典型肺炎

B. 腮腺炎

C. 气性坏疽

D. 伤寒

E. 非甲非乙型肝炎

91. 属于严密隔离的疾病是

92. 属于血液、体液隔离的疾病是

93. 属于消化道隔离的疾病是

94. 属于呼吸道隔离的疾病是

（95～97 题共用备选答案）

A. 直线型组织结构

B. 分部制组织结构

C. 主导型组织结构

D. 职能型组织结构

E. 直线－参谋型组织结构

95. 实行“集中政策，分散经营”的集中领导下的分权管理属于

96. 各职能部门在分管业务范围内直接指挥下属属于

97. 设置两套系统，一套是直线指挥系统，另一套是参谋系统属于

（98～100 题共用备选答案）

A. 最重要且必须完成的目标

B. 最重要很想完成的目标

C. 较重要且必须完成的目标

D. 较重要很想完成的目标

E. 不太重要可以暂时搁置的目标

98. ABC 时间管理法中 C 级目标是

99. ABC 时间管理法中 B 级目标是

100. ABC 时间管理法中 A 级目标是

专业知识

一、以下每道考题下面有A、B、C、D、E五个备选答案。请从中选择一个最佳答案。

1. 关于妊娠期乳房变化，叙述正确的是
   A. 大量孕激素刺激乳腺腺管发育
   B. 大量雌激素刺激乳腺腺泡发育
   C. 初乳为淡黄色浓稠液体
   D. 乳头增大，乳晕变黑
   E. 妊娠晚期可有乳汁分泌

2. 最常见的卵巢良性肿瘤是
   A. 成熟畸胎瘤
   B. 浆液性囊腺瘤
   C. 卵巢上皮性肿瘤
   D. 纤维瘤
   E. 卵泡膜细胞瘤

3. 不属于重度子痫前期并发症的是
   A. 肺炎
   B. 脑出血
   C. HELLP综合征
   D. 急性肾功能衰竭
   E. 弥散性血管内凝血

4. 妇科最常见的卵巢良性肿瘤是
   A. 无性细胞瘤　　B. 卵泡膜细胞瘤
   C. 纤维瘤　　D. 浆液性囊腺瘤
   E. 黏液囊腺瘤

5. 诊断维生素D缺乏性佝偻病最可靠的是
   A. 日光照射不足及维生素D摄入不足的病史
   B. 烦躁不安、夜惊、多汗等神经精神症状
   C. 血钙、血磷、碱性磷酸酶水平异常
   D. 长骨X线检查异常及骨骼畸形
   E. 血$25-(OH)-VD_3$与$1,25(OH)_2-VD_3$水平下降

6. 患者女，40岁。人工流产术后阴道持续流血7个月，咳嗽、痰中带血1周。妇科检查：外阴阴道正常，宫颈口见少量血迹，子宫如妊娠40天，质软。胸部X线摄片双肺有散在絮状阴影。最可能的诊断是
   A. 流产感染伴双肺结核
   B. 不全流产伴双肺结核
   C. 绒毛膜癌肺转移
   D. 侵蚀性葡萄胎肺转移
   E. 子宫肉瘤伴肺转移

7. 初产妇，宫口开全1.5小时，胎头S=-1，持续性枕左横位。处理措施应是
   A. 催产素静脉滴注
   B. 等其自然回转
   C. 人工协助顺时针转动胎头90°
   D. 人工协助逆时针转动胎头90°
   E. 行会阴后斜切开术

8. 某孕妇，足月分娩一男婴，新生儿被诊断为淋菌性结膜炎，可选用的药物及正确的用法是
   A. 头孢曲松钠静脉滴注
   B. 庆大霉素静脉点滴
   C. 普鲁卡因青霉素涂眼
   D. 利福平眼药膏涂擦
   E. 红霉素眼药膏直接涂眼

9. 某产妇因完全性前置胎盘行剖宫产术，胎盘娩出后，宫腔内不断有血液溢出，应用宫缩剂后效果不好，血压90/50mmHg。紧急处理方法应为
   A. 行子宫切除术

B. 输血
C. 止血药物
D. 缩宫素静脉点滴
E. 宫腔填塞纱布

10. 关于剖宫产术的叙述，正确的是
A. 最常使用的术式是子宫下段剖宫产术
B. 紧急情况下可使用腹膜外剖宫产术
C. 子宫腔严重感染者可行子宫体剖宫产术
D. 麻醉方式一般为全麻
E. 伴胎儿宫内窘迫的产妇可取仰卧位

11. 羊水过少可发生
A. 胎肺发育不全　B. 胎儿生长受限
C. 胎儿宫内窘迫　D. 新生儿窒息
E. 以上都是

12. 某产妇足月顺产一女婴，胎盘娩出后，突然呛咳、气急，烦躁、发绀、抽搐、昏迷，血压 50/30mmHg。该产妇可能发生了
A. 胎盘残留　B. 软产道损伤
C. 前置胎盘　D. 羊水栓塞
E. 产时子痫

13. 急性羊水过多，多发生于妊娠
A. 10 ~ 14 周　B. 14 ~ 20 周
C. 20 ~ 24 周　D. 24 ~ 30 周
E. 30 ~ 34 周

14. 胎儿窘迫时可采取的护理措施不包括
A. 间断吸氧
B. 给二联药物
C. 静脉滴注缩宫素，加速产程
D. 胎心监护
E. 取左侧卧位

15. 除低位阴道灌洗外，一般情况下阴道灌洗筒距床面高度不超过
A. 40cm　B. 50cm
C. 60cm　D. 70cm
E. 80cm

16. 不能作为早产临产的诊断依据是
A. 规律宫缩
B. 宫颈管消退
C. 胎膜早破
D. 进行性宫颈口扩张
E. 胎先露下降

17. 不能说明患者有产褥感染的是
A. 产后 3 天，会阴伤口红肿，有脓性分泌物
B. 产后 5 天，持续低热，恶露增多、有臭味，下腹疼痛且有压痛感
C. 产后 7 天，宫底脐下 2 指
D. 产后 1 天，宫缩痛，哺乳时疼痛明显
E. 产后 9 天，出现弛张热，下肢持续性疼痛，伴水肿，皮肤发白

18. 胎儿宫内窘迫时，孕妇一般应采取
A. 平卧位　B. 左侧卧位
C. 右侧卧位　D. 半坐卧位
E. 膝胸卧位

19. 关于生理缩复环的叙述，正确的是
A. 正常情况下，腹部可见此环
B. 是宫颈组织学内口在妊娠终末期的名称
C. 由子宫上、下段肌壁厚薄不一致导致
D. 生理性缩复环若得不到及时纠正，可发展成为病理性缩复环
E. 通常缩复环宽度为 7 ~ 10cm

20. 重度妊娠期高血压疾病伴突发腹痛，阴道少量出血，血压下降，首先应考虑可能是
A. 前置胎盘　B. 胎盘早剥
C. 羊水过多　D. 先兆早产

E. 子宫破裂

21. 关于母乳喂养的益处，叙述正确的是
A. 可预防产妇产后出血
B. 母乳喂养期可完全达到避孕的效果
C. 可增强新生儿肢体的活动力
D. 可减轻产妇的体重
E. 可促进剖宫产产妇的伤口愈合

22. 患者女，流产两次，无早产史，足月产一次，现有一女，其生育史可简写为
A. 1-0-2-1
B. 1-2-0-1
C. 2-0-1-1
D. 1-1-0-2
E. 0-1-2-1

23. 输卵管妊娠时判断胚胎死亡的可靠依据是
A. 早孕反应减轻
B. 阴道少量出血
C. 下腹部疼痛减轻
D. 阴道不规律出血，排出蜕膜管型
E. 尿妊娠实验阴性

24. 孕妇已足月妊娠，患外阴、阴道、宫颈尖锐湿疣，最恰当的处理措施是
A. 经阴道分娩
B. 剖宫产
C. 先治疗尖锐湿疣，后经阴道分娩
D. 先治疗尖锐湿疣，后剖宫产
E. 经阴道分娩困难再剖宫产

25. 过期妊娠应立即终止妊娠的情况是
A. NST 反应型
B. 胎儿体重 3500g
C. OCT 阳性
D. 12 小时胎动 20 次
E. 胎心率 150 次/分

26. 应用水囊引产时，水囊放置的位置应是
A. 宫颈内
B. 子宫颈与子宫体之间
C. 阴道内
D. 胎膜与胎儿之间
E. 子宫壁与胎膜之间

27. 关于新生儿的特点，叙述正确的是
A. 新生儿以胸式呼吸为主
B. 新生儿出生后在其心前区闻及心脏杂音，提示有先天性心脏病存在
C. 由于新生儿从母体获得了 IgA，所以出生后具有一定的免疫力
D. 新生儿的嗅觉、听觉、痛觉较灵敏
E. 新生儿生理性黄疸可自然消退

28. 为避免早产儿发生呼吸窘迫综合征，可在分娩前使用
A. 纳洛酮　　B. 尼可刹米
C. 地塞米松　　D. 维生素 C
E. 紫杉醇

29. 月经来潮前 24 小时取子宫内膜，病理检查提示分泌不良，可能是
A. 宫外孕
B. 黄体功能不足
C. 子宫内膜不规则脱落
D. 流产
E. 无排卵

30. 患者女，40 岁。阴道不规则出血 1 个月，咳嗽、痰中带血 10 天，头痛 3 天，今晨头痛剧烈，突然昏倒。胸片示左下肺有圆球状阴影，HCG 阳性，最后一次妊娠时间为 3 年前。该患者最可能发生了
A. 葡萄胎　　B. 侵蚀性葡萄胎
C. 绒癌脑转移　　D. 肺癌脑转移
E. 脑血管意外

31. 关于会阴侧切术的叙述，正确的是
A. 术前用 0.5% 丁卡因局部麻醉
B. 切开前用左手示指和中指伸入胎头

先露和阴道侧壁之间

C. 右手持剪刀自会阴后联合向右下方剪开会阴全层

D. 剪开角度为会阴后联合向左下方与正中线成30°~40°

E. 切口长度为1~2cm

32. 患者女，30岁。妊娠36周，常规产科复查必查的项目是

A. 骨盆外测量　　B. 糖耐量筛查

C. 内诊检查　　D. 测宫底高度

E. 查AFP

33. 先兆流产与难免流产的主要鉴别点是

A. 阴道流血时间

B. 宫颈口是否已开

C. 妊娠反应轻重

D. 下腹疼痛程度

E. 妊娠试验阴性或阳性

34. 患者女，32岁。妊娠33周，产前检查宫高32cm、腹围90cm、胎位LOA，腹部皮肤发亮，胎心遥远。该患者考虑为

A. 糖尿病　　B. 单卵双胎

C. 胎儿畸形　　D. 羊水过多

E. 巨大儿

35. 患者女，24岁，未婚，诊断为慢性宫颈炎。关于宫颈棉球上药，叙述正确的是

A. 月经来潮时停止上药

B. 先在窥阴器辅助下观察病变部位

C. 再用棉球蘸药涂擦宫颈

D. 一般每天上药2次

E. 2周为一个疗程

36. 初产妇，足月临产10小时，胎心140次/分，宫口开大4cm，2小时后再次肛查宫口扩张无进展，诊断是

A. 第一产程停滞　　B. 活跃期停滞

C. 第一产程延长　　D. 活跃期延长

E. 潜伏期停滞

37. 最易发生输卵管妊娠的部位是

A. 壶腹部

B. 壶腹-峡连接部

C. 伞部

D. 间质部

E. 狭窄部位

38. 关于糖尿病对母婴的影响，叙述正确的是

A. 新生儿受产母影响，亦一直处于高血糖状态

B. 糖尿病孕妇易合并羊水过少

C. 孕妇血糖高可通过胎盘，胎儿处于高血糖状态

D. 胎儿、婴儿的发病率及病死率与高血糖无明显关系

E. 孕妇胰岛素可通过胎盘，抑制胎儿胰岛素分泌

39. 外阴鳞状细胞癌的主要症状为

A. 外阴持续性瘙痒

B. 外阴色素沉着

C. 外阴皮下的巨大肿块

D. 外阴溃疡

E. 外阴皮肤变硬

40. 患者女，28岁。妊娠42周，无临产迹象就诊。查体：宫高32cm，枕左前位，胎头已衔接，胎心率120次/分，进行缩宫素激惹试验，宫缩时重复出现晚期减速。考虑病因是

A. 羊水过少

B. 胎盘缺乏硫酸酯酶

C. 宫缩时脐带受压

D. 宫缩时胎头受压

E. 胎儿缺氧

41. 可确诊葡萄胎的是

A. 停经，阴道流血

B. 腹痛
C. 妊娠早期出现较严重的呕吐并有妊娠期高血压疾病
D. 子宫增大如妊娠 5 个月大小，尚摸不到胎体，听不到胎心
E. 阴道排出物中见到水泡状组织

42. 胎盘早剥的病因是
A. 妊娠期高血压疾病
B. 胎膜早破
C. 宫颈炎
D. 羊水过多
E. 子宫肌瘤

43. 初孕妇，25 岁，妊娠 38 周，自觉头痛头晕、视物不清，血压 178/120mmHg，尿蛋白 6g/24h。子宫大小与孕周相符，胎心 150 次/分，枕右前位。不属于该病可能并发症的是
A. 胎盘早期剥离
B. 肺水肿
C. 胎盘前置
D. DIC
E. 产后出血

44. 关于妇科腹部手术患者的术前护理措施，叙述错误的是
A. 术前应彻底清洁脐部
B. 术前常规在宫颈及阴道穹隆涂甲紫
C. 术前教会患者有效咳嗽
D. 术前 1 天进行阴道冲洗以清洁阴道
E. 术前晚应询问患者有无月经来潮

45. 胎心减速出现在宫缩开始时，宫缩后恢复正常，时间短、恢复快，则提示
A. 胎儿状况良好
B. 脐带受压，兴奋迷走神经
C. 胎头受压，脑血流量一时性减少
D. 胎儿严重缺氧
E. 胎儿受镇静剂影响

46. 临床常见的产力异常为
A. 协调性宫缩过强
B. 不协调性宫缩过强
C. 协调性宫缩乏力
D. 不协调性宫缩乏力
E. 宫缩节律性异常

47. 关于会阴擦洗操作的叙述，错误的是
A. 妇科腹部手术后保留导尿管者应擦洗
B. 会阴及阴道手术前后应擦洗
C. 擦洗第一遍顺序为由内向外、自上而下
D. 擦洗第二遍以伤口为中心
E. 正常分娩产妇每日擦洗两次，大便后也应擦洗

48. 初产妇，28 岁。孕 38^{+4}周，规律宫缩 8 小时，急诊肛查宫口已开全，马上进入产房待产，预计其正常第二产程时间不超过
A. 2 小时　　B. 3 小时
C. 4 小时　　D. 5 小时
E. 6 小时

49. 患者女，35 岁，G_3P_0。妊娠 37 周，夜间醒后发现阴道流血量多，无腹痛。妊娠 20 周后反复出血 4 次，给予保胎治疗。子宫软，压痛（－），无宫缩，胎位 LSA，臀部位于耻骨联合上方，高浮，胎心 140 次/分，耻骨联合上方闻及胎盘杂音。最可能的诊断是
A. 中央性前置胎盘
B. 部分性前置胎盘
C. 边缘性前置胎盘
D. 低置前置胎盘
E. 轻度胎盘早剥

50. 关于分娩时子宫破裂的临床表现，叙述正确的是
A. 持续大量阴道流血

B. 子宫破裂后扪不到胎体，听不到胎心
C. 先露部下降
D. 出现病理性缩复环，宫缩增强
E. 全腹压痛、反跳痛明显

51. 关于经阴道后穹隆穿刺，叙述正确的是
A. 解剖原理是子宫膀胱陷凹为盆腔最低点
B. 术前准备是充盈膀胱
C. 术中卧位取膀胱截石位
D. 术中不会出现血压下降的情况
E. 盆腔积脓者注入抗生素后再抽吸脓液

52. 某孕妇，妊娠 38 周，临产后行胎心监护出现变异减速，此时应考虑为
A. 脐带受压所致
B. 脐带脱垂
C. 胎头受压所致
D. 胎儿宫内窘迫
E. 胎盘功能不良

53. 药物避孕的机制不包括
A. 抑制排卵
B. 增加宫颈黏液黏稠度
C. 使内膜增生不良
D. 抑制精子获能
E. 阻止精子与卵子结合

54. 关于产褥期妇女的临床表现，叙述错误的是
A. 产后 2 ~ 3 天有宫缩痛
B. 产后 10 天左右，子宫降入骨盆腔内
C. 血性恶露持续 2 周左右
D. 浆液性恶露持续 10 天左右
E. 白色恶露持续 3 周

55. 关于妊娠期间孕妇循环系统的变化，叙述正确的是
A. 妊娠晚期舒张压一般偏高位
B. 心排出量自妊娠 7 周逐渐增加
C. 心脏容量至妊娠末期约增加 25%
D. 心排出量至妊娠 32 ~ 34 周达高峰
E. 妊娠晚期心率休息时每分钟增加 5 次

56. 患者女，48 岁，农妇。因疑侵蚀性葡萄胎行子宫切除术，见子宫肌壁间有水泡样物，镜下见滋养细胞增生活跃。正确的处理措施应是
A. 抗生素治疗　　B. 免疫疗法
C. 放射治疗　　D. 化学药物治疗
E. 继续随访观察

57. 某孕妇，平素月经周期规律，目前宫内妊娠 32 周，单胎。产科检查：子宫大小与妊娠月份相符，胎心率 135 ~ 160 次/分，宫缩 20 分钟 4 次，每次持续 15 ~ 20 秒。阴道检查发现有少量血性分泌物，宫口未开，胎膜未破裂。对该孕妇的首要处理措施应是
A. 人工破膜
B. 积极预防感染
C. 抑制宫缩
D. 尽快终止妊娠
E. 灌肠

58. 某新生儿出生后全身皮肤呈青紫色，呼吸表浅，心率 110 次/分，但肌张力好，对刺激有反应。对该新生儿的首选处理措施应是
A. 刺激呼吸　　B. 清理呼吸道
C. 保暖　　D. 氧气吸入
E. 人工呼吸

59. 最常见的闭经类型是
A. 子宫性闭经　　B. 下丘脑性闭经
C. 卵巢性闭经　　D. 原发性闭经
E. 垂体性闭经

60. 患者女，60 岁。阴道内有大量脓性白色豆渣样分泌物。最可能的诊断是

A. 子宫颈炎症　　B. 萎缩性阴道炎

C. 滴虫阴道炎　　D. 假丝酵母菌病

E. 细菌性阴道病

61. 患者女，30 岁。怀疑慢性盆腔炎。妇科检查发现子宫后位固定，子宫两侧可触及片状增厚。最可能的诊断是

A. 慢性子宫内膜炎

B. 盆腔结缔组织炎

C. 慢性宫颈炎

D. 慢性卵巢炎

E. 慢性输卵管炎

62. 恶性卵巢肿瘤的主要转移途径是

A. 直接侵犯和腹腔种植

B. 腹腔种植

C. 淋巴转移

D. 血行转移

E. 血行与淋巴转移为主

63. 子宫颈癌最重要的转移途径是

A. 血行转移

B. 淋巴转移和血行转移

C. 直接蔓延和淋巴转移

D. 播散种植

E. 淋巴、血行转移为主

64. 绒毛膜癌最可靠的确诊依据是

A. 阴道可见紫蓝色转移结节

B. X 线胸片可见转移阴影

C. 刮宫术后血 HCG 持续阳性不转阴

D. 卵巢黄素囊肿持续不消失

E. 子宫病理学检查仅见滋养细胞而无绒毛结构

65. 患者女，26 岁。妊娠 38 周来院就诊，体格检查：血压 95/65mmHg，心率为 100 次/分，口唇紫，杵状指，心脏听诊可闻及粗糙杂音。应建议该患者

A. 可继续妊娠

B. 立即终止妊娠

C. 出现心衰症状后方考虑终止妊娠

D. 可继续妊娠，分娩后做绝育手术

E. 此次终止妊娠，半年后可再次妊娠

66. 患者用力屏气时，子宫颈脱出阴道口外，临床诊断应是

A. 膀胱膨出

B. 子宫脱垂Ⅰ度

C. 子宫脱垂Ⅱ度轻型

D. 子宫脱垂Ⅰ度重型

E. 子宫脱垂Ⅲ度

67. 关于侵蚀性葡萄胎的叙述，正确的是

A. 侵入子宫内膜层，滋养细胞高度增生

B. 子宫肌层及子宫以外转移的切片中可见到绒毛或绒毛的褪变痕迹

C. 肉眼可见多量细小水泡组织

D. 伴有肺内及阴道转移

E. 葡萄胎清宫 6 周以后，血 HCG 逐渐降至正常水平

68. 二期梅毒的主要表现为

A. 口腔溃疡

B. 梅毒性心脏病

C. 神经系统功能障碍

D. 关节强直

E. 皮肤黏膜损伤

69. 关于阴道灌洗的叙述，错误的是

A. 滴虫阴道炎患者，用酸性溶液

B. 外阴阴道假丝酵母菌病患者，用碱性溶液

C. 非特异性阴道炎症患者，用一般消毒液

D. 人工流产术后仍有出血的患者，用酸性溶液

E. 萎缩性阴道炎患者，用酸性溶液

二、以下提供若干个案例，每个案例下设若干道考题。请根据答案所提供的信息，在每道考题下面的 A、B、C、D、E 五个备选答案中选择一个最佳答案。

（70～72 题共用题干）

患者女，50 岁。不规则阴道流血半年，全身体检和妇科检查子宫、附件均无异常。

70. 此患者最可能为
A. 围绝经期综合征
B. 无排卵型功能失调性子宫出血
C. 有排卵型功能失调性子宫出血
D. 子宫黏膜下肌瘤
E. 血液疾病

71. 对该患者的护理措施，不恰当的是
A. 按医嘱给予性激素止血
B. 刮宫止血
C. 纠正贫血
D. 促进排卵
E. 注意阴道流血

72. 向患者介绍用药知识时，叙述错误的是
A. 严格按医嘱服用，不能随意停药或增量
B. 服用大量性激素时部分病人有恶心、呕吐等不良反应
C. 部分患者可能出现肝功能损害
D. 长期用药时定期监测肝功能
E. 饭前服药可减少胃肠道反应

（73～74 题共用题干）

某产妇患有重度妊娠期高血压疾病，妊娠 39 周出现先兆子痫，剖宫产结束分娩。产后 1 小时，阴道持续流血，未见血凝块，失血达 900ml，应用子宫收缩药物无效。

73. 出血的原因最可能是
A. 软产道裂伤
B. 子宫收缩乏力
C. 胎盘残留
D. 胎盘嵌顿
E. 凝血功能障碍

74. 进一步需要做的检查是
A. 心电图
B. 血小板计数，凝血试验
C. 眼底检查
D. 宫腔镜检查
E. 妇科 B 超

（75～81 题共用题干）

患者女，26 岁，G_2P_1。妊娠 20 周，恶心呕吐、腹泻伴下腹坠痛 10 小时入院。体温 38.6℃，血压 120/76mmHg，脉博 99 次/分。右侧腰部疼痛，无反跳痛，麦氏点无压痛。有不规律宫缩，宫体部无压痛，触诊宫缩间歇期子宫软，胎心 154 次/分。

75. 该患者最不可能的诊断为
A. 妊娠合并卵巢囊肿蒂扭转
B. 妊娠合并急性阑尾炎
C. 妊娠合并输尿管结石
D. 妊娠合并子宫肌瘤红色样变
E. 胎盘早剥

76. 若想进一步明确诊断，下列哪项检查不是优先选择的
A. 妇产科 B 超检查
B. 血尿常规图
C. 血沉
D. 肝、胆、胰、脾、肾及输尿管 B 超检查
E. 多次动态血常规检查

77. 若考虑合并急性阑尾炎，则阑尾的位置应该大约在
A. 右侧髂嵴水平
B. 右侧髂嵴下 2 横指
C. 右侧髂嵴上 2 横指
D. 右侧髂嵴上 1～2 横指
E. 胆囊区水平

78. 若已高度怀疑合并急性阑尾炎，下列处

理措施中正确的是

A. 大剂量广谱抗生素及甲硝唑静脉滴注

B. 立即行剖宫产术，随后切除阑尾

C. 立即切除阑尾，然后行剖宫产术

D. 立即手术切除阑尾，术后抗感染、保胎

E. 静滴抗生素，白细胞正常后手术切除阑尾

79. 如果计划切除阑尾，最佳的麻醉方案是

A. 局麻

B. 局麻和静脉复合麻醉

C. 全静脉麻醉

D. 腰麻

E. 连续硬脊膜外麻醉

80. 术中切口位置应选择

A. 麦氏点阑尾切口

B. 高于麦氏点的右侧腹直肌旁切口

C. 胆囊切口

D. 上腹正中切口

E. 下腹正中切口

81. 关于术中引流问题，叙述正确的是

A. 尽可能不放置引流

B. 最好短时置盆腔引流

C. 最好短时置腹腔引流

D. 最好置盆腔引流

E. 最好置腹腔引流

(82～83 题共用题)

患者女，28 岁。发育正常，婚后夫妇同居，3 年未孕，诊断为原发性不孕。

82. 原发性不孕是指

A. 育龄妇女，婚后性生活正常，未避孕，同居 2 年未孕者

B. 育龄妇女，婚后性生活正常，未避孕，同居 1 年未孕者

C. 夫妇同居，性生活正常；生育过 1 次，此后未避孕，1 年未孕者

D. 夫妇同居，性生活正常，流产过 1 次，此后未避孕，1 年未孕者

E. 夫妇同居后 1 年未孕，一方有无法纠正的解剖生理缺陷者

83. 引起女性不孕的最常见原因是

A. 子宫黏膜下肌瘤

B. 输卵管因素

C. 阴道炎

D. 宫颈管狭窄

E. 子宫内膜异位症

三、以下提供若干组考题，每组考题共同在考题前列出的 A、B、C、D、E 五个备选答案。请从中选择一个与问题关系最密切的答案。每个备选答案可能被选择一次、多次或不被选择。

(84～86 题共用备选答案)

A. 溢出性尿失禁

B. 压力性尿失禁

C. 急迫性尿失禁

D. 尿瘘

E. 先天性尿失禁

84. 慢性尿潴留的患者，膀胱过度膨胀，有尿液溢出

85. 腹压增加如打喷嚏、咳嗽时有尿液溢出

86. 尿急时来不及到厕所就有尿液溢出

(87～89 题共用备选答案)

A. 前置胎盘　　B. 胎盘早剥

C. 子宫破裂　　D. 胎膜早破

E. 脐带脱垂

87. 严禁行肛门检查的是

88. 重度妊娠高血压疾病时，易发生

89. 臀位破膜后最易发生

(90～91 题共用备选答案)

A. 阴道分泌物悬滴检查

B. 子宫输卵管碘油造影

C. 宫颈刮片检查

D. 宫颈黏液检查

E. B超

90. 发现早期宫颈癌的重要方法为

91. 检查有无假丝酵母菌感染的方法为

（92～95题共用备选答案）

A. 5～15分钟 B. 1小时

C. 1～2小时 D. 6～8小时

E. 11～12小时

92. 初产妇第一产程需

93. 初产妇第二产程需

94. 经产妇第一产程需

95. 初产妇与经产妇第三产程需

（96～98题共用备选答案）

A. 停经后先出现少量阴道流血，量比月经少，伴有轻微下腹痛。妇科检查：子宫大小与停经周数相符，宫颈口未开，胎膜未破，妊娠产物未排出。HCG（+）

B. 停经后阴道流血量增多，阵发性腹痛加重。妇科检查：子宫大小与停经周数相符或略小，宫颈口已扩张，见胚胎组织或胎囊堵于宫口。HCG（+）

C. 停经后阴道出血持续不止，下腹痛渐减轻。妇科检查：子宫小于停经周数，宫颈口已扩张，见部分妊娠产物已排出于阴道内，而部分仍留在宫腔。HCG（+）

D. 停经后妊娠产物完全排出，阴道出血逐渐停止，腹痛渐消失。妇科检查：子宫接近正常大小或略大，宫颈口已关闭。HCG（－）

E. 停经后胚胎或胎儿已死亡，滞留在宫腔内尚未自然排出。妇科检查：子宫小于妊娠周数，宫颈口关闭。HCG（－）

96. 先兆流产

97. 不全流产

98. 完全流产

（99～100题共用备选答案）

A. TP方案

B. EMA－CO方案

C. PAM方案

D. BEP方案

E. MFP方案

99. 卵巢上皮性癌首选联合化疗方案是

100. 卵巢生殖细胞恶性肿瘤常用联合化疗方案是

专业实践能力

一、以下每道考题下面有 A、B、C、D、E 五个备选答案。请从中选择一个最佳答案。

1. 孕妇，妊娠 35 周。不慎被撞倒后，感腹部剧烈疼痛，并伴有少量阴道出血。检查：子宫似足月大小，腹部硬如板状，胎心、胎位不清。最可能的诊断是
A. 见红　　B. 临产
C. 前置胎盘　　D. 早产
E. 胎盘早剥

2. 护士在为患者做会阴湿热敷时，正确的是
A. 湿热敷的温度为 48 ~ 52℃
B. 热敷面积与病损面积大致等同
C. 热敷时间为 60 分钟
D. 每日热敷 2 ~ 3 次
E. 热敷后再行会阴擦洗

3. 关于胎盘剥离的征象，叙述错误的是
A. 宫底上升
B. 子宫呈葫芦形
C. 外露脐带延长
D. 阴道少量流血
E. 用手在耻骨联合上方轻压子宫下段，宫体上升而外露的脐带不再回缩

4. 关于妊娠合并心脏病妇女产褥期的健康指导，叙述正确的是
A. 心功能Ⅲ级以下可母乳喂养
B. 产后 24 小时内应绝对卧床休息
C. 产后 48 小时内应下地活动
D. 需绝育者，一般在产后 42 天左右施行输卵管结扎术
E. 母乳喂养的产妇，常规不服用抗生素

5. 剖宫产术后 24 小时，患者宜采用的体位是
A. 垫枕平卧位　　B. 半卧位
C. 侧卧位　　D. 自由体位
E. 去枕平卧位

6. 关于妊娠期母体呼吸系统的生理变化，叙述错误的是
A. 呼吸较深
B. 呼吸稍快
C. 肺通气量增加
D. 以胸式呼吸为主
E. 胸廓横径变大

7. 子宫肌瘤患者出现月经改变，与其关系最大的是
A. 子宫肌瘤的大小
B. 子宫肌瘤的数目
C. 子宫肌瘤生长的部位
D. 子宫肌瘤伴变性
E. 子宫肌瘤伴感染

8. 妇科腹部手术前严格禁饮水的时间是
A. 4 小时　　B. 6 小时
C. 8 小时　　D. 10 小时
E. 12 小时

9. 造成宫颈黏液涂片干燥后镜下见羊齿状结晶的激素是
A. 雌激素　　B. 催乳素
C. 雄激素　　D. 孕激素
E. 甲状腺素

10. 不属于高危妊娠的是
A. 孕妇曾有过 2 次自然流产
B. 孕妇身高 140cm
C. 孕妇 17 岁
D. 孕妇 34 岁

E. 臀位

11. 某孕妇产前检查测得宫底高度为12cm，腹围50cm，则估算的胎儿体重是

A. 600g B. 800g
C. 1000g D. 1200g
E. 1400g

12. 关于产后会阴护理，叙述错误的是

A. 每日消毒液擦洗会阴部2次
B. 会阴伤口有硬结者，可用95%乙醇湿热敷
C. 会阴有侧切者，应取伤口同侧卧位
D. 会阴伤口红肿可用红外线照射
E. 每次会阴护理时更换消毒会阴垫

13. 护士在为患者做会阴湿热敷时，操作正确的是

A. 湿热敷的温度为48～52℃
B. 热敷面积与病损面积大致等同
C. 热敷时间为60分钟
D. 每日热敷2～3次
E. 热敷后再行会阴擦洗

14. 妊娠合并心脏病的孕妇发生心力衰竭最危险的时期是

A. 妊娠28～30周 B. 妊娠30～32周
C. 妊娠32～34周 D. 妊娠34～36周
E. 妊娠36～38周

15. 有促进乳汁分泌作用的是

A. 吸吮动作
B. 前列腺素
C. 大剂量雌激素制剂
D. 孕激素制剂
E. 口服溴隐停

16. 患者女，G_3P_1，人流术后3个月未行经，基础体温呈双相型，无腹胀和腹痛等不适，其原因最可能是

A. 宫腔粘连
B. 宫颈粘连
C. 基底层破坏
D. 致密层破坏
E. 功能层破坏

17. 患者女，33岁，G_3P_0。最后一次妊娠距今已5年，未采取任何避孕措施。妇科检查：宫体正常大小，双侧附件区压痛明显，可触及不规则片状物。应建议患者选择的治疗是

A. 人工周期
B. 宫颈扩张
C. 全身抗感染治疗+输卵管通液术
D. 氯底酚胺
E. 体外受精与胚胎移植

18. 某孕妇，25岁，G_1P_0。早孕出现较重的呕吐。现妊娠2个月，皮肤黏膜苍白，毛发干燥无光泽，活动无力、易头晕。实验室检查：血红蛋白70g/L，红细胞比容0.15，血清铁6.0μmol/L。下列孕期健康宣教内容中错误的是

A. 重点监测胎心率变化
B. 如果服用铁剂时胃肠道反应较轻，则不需同服维生素C
C. 应列为高危妊娠，加强母儿监护
D. 重点评估胎儿宫内生长发育状况
E. 给予心理支持，减少心理应激

19. 关于纯母乳喂养的叙述，正确的是

A. 在母婴分开时，也要保持泌乳
B. 母乳也需定时
C. 两次哺乳之间可加喂糖水，避免小儿缺水
D. 哺乳后可以给孩子使用安慰奶嘴
E. 母乳也需定时定量

20. 患者行阴道镜检查前，护士应嘱患者

A. 术前3天不得性交
B. 术前1天行阴道冲洗
C. 术前1天不要接受阴道检查
D. 术前应充盈膀胱

E. 术中取膝胸卧位入

21. 分娩前的主要健康教育形式不包括

A. 孕妇课堂　B. 网络教育

C. 助产士门诊　D. 专科宣传画册

E. 避孕指导

22. 关于艾滋病患者的健康教育，叙述错误的是

A. 大力提倡禁毒

B. 防止医源性感染

C. 提倡有保护的性生活，例如服用避孕药

D. 对艾滋病患者进行心理疏导

E. 新生儿进行筛查及治疗

23. 关于妇女保健内容的叙述，正确的是

A. 育龄妇女每1～2年普查1次

B. 中老年妇女以防治子宫脱垂为重点

C. 中年妇女出现症状时，必须进行1次妇科检查

D. 老年妇女除了体检外，每3年需要进行1次妇科检查

E. 老年妇女的重点是预防骨质疏松症

24. 某产妇现宫口已开全，先露+3，此时产力的组成是

A. 子宫收缩力

B. 子宫收缩力+腹肌收缩力

C. 子宫收缩力+隔肌收缩力

D. 子宫收缩力+肌收缩力+膈肌收缩力

E. 子宫收缩力+腹肌收缩力+膈肌收缩力+肛提肌收缩力

25. 患者女，37岁。因结婚10年不孕就诊。病人平素月经规律，量多，经期8～9天。痛经15年，需服药止痛。妇科检查：子宫前位，正常大小，活动欠佳，宫骶韧带可触及痛性结节。患者血清学检查最可能出现升高的是

A. CA19－9　B. CA125

C. CEA　D. AFP

E. HCG

26. 关于艾滋病患者的护理，叙述错误的是

A. 孕妇于妊娠3个月起每个月注射一剂HIV特异免疫球蛋白

B. 婴儿出生后24个小时内注射一剂HIV特异免疫球蛋白

C. HIV感染的妊娠妇女应劝告其终止妊娠

D. 胎膜早破者积极使用抗生素

E. 产后禁止哺乳

27. 关于梅毒患者的护理措施，叙述错误的是

A. 正确对待患者

B. 治疗期间减少性生活次数

C. 坚持治疗及随诊

D. 预防间接传播，如接吻、哺乳等

E. 作好孕期筛查

28. 不属于剖宫产术前护理措施的是

A. 术前禁用呼吸抑制剂

B. 将新生儿的衣服、护肤用品带到手术室

C. 准备好新生儿急救药品

D. 嘱产妇手术当日清晨禁食

E. 密切观察并记录胎心变化

29. 新生儿出生最初几天，新生儿乳房肿大并分泌类似乳汁物质的原因是

A. 周围环境的影响

B. 免疫功能低下

C. 婴儿神经系统发育不全

D. 受母体激素的影响

E. 特殊的生理状况

30. 淋病治疗结束，取宫颈管分泌物涂片培养的时间是临床症状消失

A. 4天后　B. 5天后

C. 6 天后　　D. 7 天后
E. 8 天后

31. 患者女，35 岁。停经 2 个月，妊娠试验阳性，曾经发生过 3 次自然流产，均在妊娠 3 个月，目前无流血、腹痛。正确的护理措施是
A. 有出血情况时再处理
B. 有宫缩时卧床休息
C. 宫颈内口缝扎术
D. 绝对卧床休息
E. 预防性口服硫酸舒喘灵（沙丁胺醇）

32. 关于尖锐湿疣患者的护理措施，叙述错误的是
A. 尊重病人
B. 已污染的衣裤要及时消毒
C. 保持外阴清洁
D. 妊娠妇女可考虑剖官产
E. 尖锐湿疣治愈率高且不易复发

33. 患者女，26 岁。G_3P_0。妊娠 42 周，给予缩宫素引产，4 小时后患者诉腹痛难忍。查体：子宫下段压痛明显，腹部出现病理性缩复环。首选的护理措施应是
A. 停止使用缩宫素
B. 静脉滴注抗生素
C. 陪伴产妇
D. 配血备皮
E. 通知家属

34. 下列产褥期的临床表现与处理中错误的是
A. 产后 10 小时，体温 37.9℃——观察
B. 产后 4 小时，尿潴留——诱导排尿
C. 产后 3 天，会阴伤口化脓——拆线扩创
D. 产后 7 天，下腹痛——镇痛药止痛
E. 产后 1 天，会阴水肿——红外线照射

35. 产程中产妇子宫出现病理性缩复环提示
A. 子宫发育畸形
B. 不协调性子宫收缩
C. 先兆子宫破裂
D. 子宫破裂
E. 软产道异常

36. 关于急性盆腔炎患者的健康教育，叙述错误的是
A. 便后由前向后会阴擦洗
B. 便后从阴道到尿道擦洗
C. 每天更换内裤
D. 保持外阴清洁、干燥
E. 注意性生活卫生

37. 在正常情况下，阴道成形术后须将软模具更换成硬模具，实施的时间一般在术后
A. 3～4 天　　B. 4～5 天
C. 5～7 天　　D. 7～10 天
E. 11～12 天

38. 关于急性盆腔炎患者的饮食指导，叙述正确的是
A. 高热量、高蛋白、高维生素普通饮食
B. 高热量、高蛋白、低纤维素半流质饮食
C. 高热量、高蛋白、高维生素流质饮食
D. 高热量、高蛋白、低纤维素普通饮食
E. 高热量、高蛋白、高维生素半流质饮食

39. 关于宫颈炎患者的护理措施，叙述错误的是
A. 每天更换内裤
B. 物理治疗后分泌物减少
C. 物理治疗后每日清洗外阴 2 次
D. 物理治疗后 2 次月经干净后复查

E. 急性期患者不宜做物理治疗

40. 患者女，41 岁。近半年阴道分泌物增多，呈白色黏液状，伴腰骶部疼痛，下坠感。妇科检查：宫颈糜烂占宫颈面积的1/3，子宫及双侧附件未见异常。下一步最应该采取的检查是

A. 阴道镜　B. 宫腔镜
C. 腹腔镜　D. 宫颈刮片检查
E. 诊断性宫颈锥切

41. 外阴阴道假丝酵母菌病常复发的时期是

A. 月经期　B. 月经前
C. 月经后　D. 排卵前
E. 排卵后

42. 诊断子宫性闭经的依据是

A. 注射黄体酮有撤退性出血
B. 注射黄体酮无撤退性出血
C. 雌孕激素无撤退性出血
D. 雌孕激素有撤退性出血
E. 雌激素有撤退性出血

43. 外阴阴道假丝酵母菌病患者药物阴道灌洗时温度一般是

A. 30℃　B. 40℃
C. 50℃　D. 60℃
E. 70℃

44. 前庭大腺脓肿患者行切开引流术和造口术后，正确的护理措施应是

A. 停止引流，每日换药
B. 继续引流，每日换药
C. 继续引流，隔日换药
D. 停止引流，隔周换药
E. 继续引流，每周换药

45. 正常羊水的 pH 为

A. 5. 6　B. 6. 2
C. 7. 2　D. 8. 2
E. 8. 6

46. 关于女性生殖系统解剖的叙述，错误的是

A. 宫颈的淋巴主要汇入闭孔及髂内、髂外淋巴结
B. 卵巢动脉自髂内动脉分出
C. 输尿管在距离宫颈内口水平 2cm 处与子宫动脉交叉
D. 成人子宫体与子宫颈的比例为 2∶1
E. 外生殖器主要由阴部神经支配，内生殖器则由自主神经支配

47. 下列属于会阴热敷适应证的有

A. 会阴白斑　B. 会阴出血
C. 会阴血肿　D. 阴道炎
E. 长期卧床者

48. 患者女，25 岁，G_1P_0。妊娠 39 周，规律宫缩 6 小时，阴道流液 6 小时。查体：骨盆外测量径线正常，枕左前位，胎心率 130 次/分。肛查：宫口开大 5cm，头先露，S = 0。适宜的处理措施应是

A. 胎膜早破，需抬高床头
B. 正常的第一产程，灌肠以促进宫缩
C. 等待自然分娩
D. 剖宫产
E. 静脉滴注缩宫素引产

49. 关于重度胎盘早剥的临床表现，叙述正确的是

A. 腹部柔软
B. 触诊胎位清楚
C. 听诊胎心率正常
D. 妊娠晚期无痛性阴道流血
E. 休克程度与阴道流血量不成正比

50. 关于妊娠期母体体重增加的规律，叙述错误的是

A. 妊娠早期增加不明显
B. 妊娠晚期每周增加不超过 0. 5kg
C. 妊娠全过程体重平均增加约 12. 5kg
D. 妊娠 28 周后增加明显

E. 体重增加过多应考虑水肿或隐性水肿

51. 患者女，60 岁。因血性白带，外阴瘙痒、灼热感及尿频、尿痛、尿失禁就诊。医生诊断为老年性阴道炎。护士指导其坐浴，操作正确的是
A. 碱性温水坐浴
B. 1%乳酸温水坐浴
C. 冷水坐浴
D. 烫水坐浴
E. 盐水坐浴

52. 关于功能失调性子宫出血患者的护理，叙述错误的是
A. 急性出血期绝对卧床休息
B. 进食高蛋白、高维生素及含铁量高的食物
C. 禁止盆浴
D. 禁止性生活
E. 出现恶心、呕吐等反应立即停用雌激素

53. 某年轻女性，阴道上皮增生、角化、糖原增多，阴道酸度增强。此变化受何影响
A. 雄激素　B. 雌激素
C. 孕激素　D. HCG
E. 胎盘生乳素

54. 子宫切除时，最易损伤输尿管的步骤是
A. 处理骨盆漏斗韧带
B. 处理子宫圆韧带
C. 处理子宫血管及子宫主骶韧带
D. 缝合后腹膜
E. 缝合阴道两侧角及结扎膀胱子宫韧带

55. 新生儿特殊生理现象不包括
A. 生理性黄疸
B. 新生儿假月经
C. 生理性体重下降
D. 生理性乳腺肿大
E. 新生儿体温降低

56. 常用于普查发现早期子宫颈癌的检查方法是
A. 宫颈碘试验
B. 宫颈刮片细胞学检查
C. 阴道镜检查
D. 阴道镜下宫颈多处活检
E. 宫颈锥切活检

57. 患者女，24 岁。产后大出血，血压 80/56mmHg，脉率 130 次/分，估计失血量达
A. 400～600ml　B. 650～750ml
C. 800～1600ml　D. 1650～2000ml
E. >2000ml

58. 初产妇，25 岁。妊娠 40 周，规律宫缩 16 小时，胎膜已破，宫缩弱，宫口开大 5cm，S = -1，胎心 180 次/分，宫缩时觉肛门坠胀。正确的处理应是
A. 左侧卧位、吸氧
B. 静脉滴注缩宫素，立即行剖宫产术
C. 立即行剖宫产术
D. 肌注哌替啶 100mg
E. 继续观察 1 小时后再决定分娩方式

59. 患者女，28 岁。肥胖体型，多毛，月经周期 60 天至 180 天不等。婚后 3 年未孕，男方检查正常。该患者不孕最可能的原因是
A. 卵巢因素　B. 子宫因素
C. 垂体因素　D. 下丘脑因素
E. 宫颈因素

60. 患者女，27 岁。孕期常规检查无异常，第二产程破膜后突然出现呛咳，烦躁，呼吸困难，随即昏迷，BP 50/30mmHg。该患者发生休克的原因可能是

A. 子宫破裂　　B. 胎盘早剥
C. 产时子痫　　D. 羊水栓塞
E. 胎儿窘迫

61. 患者女，25 岁，初产妇。妊娠 50 天，行人工流产术，术中出现心率 50 次/分，BP 80/50mmHg，面色苍白，呕吐。应考虑为
A. 子宫穿孔　　B. 腹腔内出血
C. 吸宫不全　　D. 羊水栓塞
E. 人工流产综合征

62. 初产妇，26 岁。妊娠 43 周，临产后 5 小时，胎头高浮，胎心 140 次/分，宫口开大 2cm。6 小时后自然破膜，立即听胎心，减慢至 80 次/分。首先应考虑
A. 脐带脱垂
B. 胎盘功能不良
C. 宫体包裹胎体
D. 脐带缠绕胎儿颈部
E. 胎头受压，脑血流量一时性减少

63. 初孕妇，27 岁。妊娠 38 周，骨盆外测量骶耻外径 19.5cm，髂棘间径 25cm，髂嵴间径 28cm，坐骨棘间径 8cm，坐骨结节间径 6.5cm。该孕妇的骨盆应为
A. 均小骨盆
B. 漏斗型骨盆
C. 扁平骨盆
D. 类人猿型骨盆
E. 佝偻病性扁平骨盆

64. 初产妇，26 岁。胎儿娩出后无阴道流血，胎盘娩出后阴道流血不断，时多时少，1 小时内阴道流血量达 600ml，血压 70/50mmHg，脉搏 126 次/分。此时应采取的紧急措施是
A. 手入宫腔探查
B. 静注缩宫素加强宫缩
C. 为宫颈裂伤，立即缝合
D. 为阴道血肿，立即处理
E. 查凝血功能，输纤维蛋白原

65. 患者女，24 岁，已婚。1 年前第一胎行人工流产术，术后反复下腹及腰骶部疼痛，每于经期及劳累后加重，且经量较以往增多，时有低热，1 年中未避孕未再受孕。妇科检查：宫颈中度糜烂，子宫后屈，正常大，双侧附件增厚、压痛。最可能的诊断是
A. 陈旧性宫外孕
B. 子宫内膜异位症
C. 炎性疾病后遗症
D. 生殖器结核
E. 卵巢恶性肿瘤

66. 患者女，28 岁，已婚，无子女。葡萄胎行清宫术 8 周后，血 HCG 持续阳性，拟诊断为侵蚀性葡萄胎。适宜的治疗方法是
A. 保守治疗　　B. 子宫切除术
C. 化疗　　D. 放疗
E. 化疗 + 子宫切除术

67. 妊娠合并急性病毒性肝炎在妊娠晚期对母儿危害较大，是因其容易发生
A. 子痫　　B. 重症肝炎
C. 糖代谢障碍　　D. 早产
E. 宫缩乏力

68. 患者女，24 岁。妊娠 38 周，头晕眼花 1 天。体格检查：血压 160/96mmHg。产科检查：宫底位于脐与剑突之间，胎头固定，枕右前位，胎心 142 次/分，尿蛋白（++）。诊断应是
A. 高血压
B. 急性肾炎（肾病型）
C. 妊娠期高血压
D. 轻度子痫前期
E. 重度子痫前期

69. 关于经前期紧张综合征患者的护理措

施，叙述错误的是

A. 指导患者均衡饮食

B. 限制食盐摄取量，缓解水肿症状

C. 坚持有氧运动，增强体质

D. 向病人及其家属解释症状的诱发因素

E. 鼓励病人饮用含有咖啡因的饮料，有助于振奋精神、缓解焦虑

70. 患者女，妊娠36周。昨晚突然出现阴道出血，出血量约300ml，无腹痛。检查：血压98/60mmHg，宫高与孕月相符，腹软，无压痛，胎位清楚，胎心音110次/分。下列护理措施中，错误的是

A. 嘱患者卧床休息

B. 胎心监护

C. 口服硫酸亚铁

D. 按时肛查，了解先露下降

E. 监测生命体征

71. 患者女，妊娠36周，胎心音110次/分，入院待产1天后，夜间阴道突然出血300ml。护士查体：有弱宫缩，血压120/75mmHg，胎心率153次/分。最佳的处理方法是

A. 立即行剖宫产术

B. 静脉滴注缩宫素

C. 输血，继续观察

D. 应用地塞米松促胎肺成熟

E. 待产，自然分娩

72. 宫颈癌根治术后拔除尿管的时间一般为术后

A. 1~2天　　B. 3~4天

C. 6~8天　　D. 10~14天

E. 2周以后

73. 某产妇，产后第8天，乳汁良好，母乳喂养。此时新生儿吃到的是

A. 初乳　　B. 成熟乳

C. 过渡乳　　D. 前奶

E. 后奶

74. 患者女，6小时前顺产一正常女婴。对婴儿提供的护理措施中错误的是

A. 了解Apgar评分情况

B. 重度窒息者应重点护理

C. 以持续仰卧位最好

D. 密切观察呼吸和面色

E. 纯母乳喂养

75. 初产妇，28岁。足月妊娠，合并风湿性心脏病，心功能Ⅱ级。检查：枕左前位，胎心率正常，无头盆不称，决定经阴道分娩。下列产程处理中正确的是

A. 产妇取平卧位休息

B. 出现心衰征象时吸氧

C. 第二产程鼓励产妇屏气用力

D. 肩娩出后应腹部放置沙袋并且腹带包扎固定

E. 产后常规注射麦角新碱，预防产后出血

76. 新生儿肺炎早期最主要的临床特点是

A. 发热伴剧咳

B. 气急伴鼻煽

C. 肺部密布细湿啰音

D. 反应差，口吐泡沫

E. X线摄片正常

77. 初产妇，第二产程延长，行胎头吸引，胎儿体重4000g，胎盘娩出后1小时阴道出血，宫底脐上二横指，质软，测量血压为73/30mmHg，脉搏细速，出冷汗。其最可能的出血原因是

A. 胎盘残留　　B. 宫缩乏力

C. 会阴裂伤　　D. 凝血障碍

E. 胎盘早剥

78. 患者女，28岁。妊娠33周。触诊胎头在腹部右侧，胎臀在腹部左侧。胎心在脐周听到。胎先露为

A. 枕先露　　B. 肩先露
C. 面先露　　D. 足先露
E. 臀先露

79. 下列哪项不属于妊娠期生理性变化
A. 心尖区及肺动脉瓣区柔和收缩期杂音
B. 心率加速而有心悸感
C. 妊娠晚期轻度气短、气喘
D. 下肢水肿，卧床后不消退
E. 心浊音界轻微扩大

二、以下提供若干个案例，每个案例下设若干道考题。请根据答案所提供的信息，在每道考题下面的 A、B、C、D、E 五个备选答案中选择一个最佳答案。

(80～82 题共用题干)

患者女，33 岁。1 年前行人工流产术后出现月经失调，拟诊为黄体萎缩不全。

80. 为支持诊断，检查首选
A. 阴道宫颈细胞学检查
B. 宫颈活检
C. 诊断性刮宫
D. 输卵管通液术
E. 宫腔镜检查

81. 患者进行检查的时间为
A. 月经周期的任何一天
B. 月经前 3 天
C. 月经的第 1 天
D. 月经第 5～6 天
E. 月经后 10 天

82. 关于诊断性刮宫的叙述，正确的是
A. 重点取两侧子宫角部组织
B. 不要将内膜组织全部刮干净
C. 嘱患者 3 天前禁止性生活
D. 主要并发症是出血、穿孔和感染
E. 术后观察 20 分钟方可让患者离院

(83～84 题共用题干)

某经产妇，昨日顺产一正常男婴，目前主诉乳房胀痛，下腹阵发性轻微疼痛。查体：乳房肿胀，无红肿，子宫硬，宫底在腹正中，脐下 2 指，阴道出血量同月经量。

83. 关于该产妇下腹疼痛的叙述，正确的是
A. 是正常产后宫缩痛
B. 是不正常的子宫痛
C. 一般 1 周后消失
D. 需要用止痛药
E. 与使用缩宫素无关

84. 关于该下腹痛的持续时间，叙述正确的是
A. 3～4 天　　B. 5～7 天
C. 8～10 天　　D. 15～20 天
E. 42 天

(85～87 题共用题干)

患者女，38 岁。子宫下段剖宫产术后 10 年，近 4 年痛经，且逐年加剧。妇科检查：子宫活动欠佳，后穹隆可触及多个小结节。

85. 其诊断首先应考虑为
A. 慢性盆腔炎
B. 卵巢癌
C. 子宫内膜异位症
D. 子宫腺肌病
E. 多发性浆膜下肌瘤

86. 最有效的确诊方法是
A. B 超
B. 诊断性刮宫
C. 宫腔镜检查
D. 腹腔镜 + 组织病理检查
E. CA125 测定

87. 病人采用性激素疗法的主要作用是
A. 镇静、止痛、对症治疗

B. 调节月经周期
C. 减轻痛经程度
D. 促进排卵
E. 抑制内膜增生

三、以下提供若干组考题，每组考题共同在考题前列出的 A、B、C、D、E 五个备选答案。请从中选择一个与问题关系最密切的答案。每个备选答案可能被选择一次、多次或不被选择。

（88～89 题共用备选答案）

A. 宫颈刮片细胞学检查
B. 宫颈碘试验
C. 阴道镜检查
D. 子宫颈活体组织检查
E. 后穹隆涂片检查

88. 普查子宫颈癌时，最有实用价值的检查方法是

89. 确诊宫颈癌的可靠检查为

（90～91 题共用备选答案）

A. 羊水淀粉酶值测定
B. 羊水脂肪细胞出现率
C. 羊水卵磷脂/鞘磷脂
D. 羊水肌酐值测定
E. 羊水胆红素类物质含量测定

90. 判断胎儿肺成熟度的检查是

91. 判断胎儿肾成熟度的检查是

（92～93 题共用题干）

某初产妇，自临产至宫口扩大 6cm 共历经 19 小时，从此至宫口开全共历经 10 小时，经过处理后产下一男婴，其心率为 110 次/分，呼吸不规则，四肢稍屈，清理呼吸道时有咳嗽反应存在，皮肤颜色红润。

92. 针对该产妇的判断，正确的是

A. 潜伏期延长，活跃期正常时限
B. 潜伏期正常时限，活跃期延长
C. 潜伏期和活跃期均为正常时限
D. 潜伏期和活跃期均延长
E. 潜伏期和活跃期均缩短

93. 该男婴的 Apgar 评分值是

A. 8 分　　B. 7 分
C. 6 分　　D. 5 分
E. 4 分

（94～97 题共用备选答案）

A. 宫颈柱状上皮异位
B. 宫颈息肉
C. 宫颈肥大
D. 宫颈腺体囊肿
E. 宫颈癌

94. 炎症刺激使宫颈间质组织充血、水肿、腺体和纤维组织增生，形成

95. 宫颈复层鳞状上皮取代单层柱状上皮的过程中，腺管的开口被阻塞，分泌物潴留于腺腔内，在宫颈表面形成小囊肿，称为

96. 宫颈管黏膜局限性增生，形成椭圆形赘生物突向宫口，称为

97. 宫颈复层鳞状上皮脱落，被单层柱状上皮所覆盖，称为

（98～100 题共用备选答案）

A. 雌激素　　B. 孕激素
C. 雄激素　　D. LH
E. FSH

98. 维持第二性征，促进阴毛和腋毛生长的是

99. 可兴奋下丘脑体温调节中枢的是

100. 可促进阴道上皮增生和角化的是

妇产科护理学(中级)考试
全真模拟试卷与解析

主　编　渠艳芳　李晓丽
副主编　樊　莹　王金平

答案与解析

中国健康传媒集团
中国医药科技出版社

内 容 提 要

本书秉承新版护理学(中级)考试大纲，包含三套妇产科护理学（中级）考试全真模拟试卷，其所含题目数量、题型分配、难易程度比例、考核知识点、构架均紧扣真题。每套试卷后皆附有参考答案与全部试题解析。题型全面，题量丰富，涵盖了新版考试大纲知识点，每题后附有详细解析，全面分析考点、答题思路和方法，帮助考生快速理解和掌握考试重点和难点，是参加妇产科护理学（中级）（专业代码：371）考试考生考前冲刺的重要参考资料。

图书在版编目（CIP）数据

妇产科护理学（中级）考试全真模拟试卷与解析/渠艳芳，李晓丽主编. —北京 ：中国医药科技出版社，2024. 7.

ISBN 978 - 7 - 5214 - 4765 - 1

Ⅰ. R473. 71 - 44

中国国家版本馆 CIP 数据核字第 2024DA0402 号

美术编辑　陈君杞
责任编辑　樊　莹
版式设计　友全图文

出版　**中国健康传媒集团** | 中国医药科技出版社
地址　北京市海淀区文慧园北路甲 22 号
邮编　100082
电话　发行：010 - 62227427　邮购：010 - 62236938
网址　www. cmstp. com
规格　787×1092mm $^{1}/_{16}$
印张　13 $^{1}/_{2}$
字数　287 千字
版次　2024 年 7 月第 1 版
印次　2024 年 7 月第 1 次印刷
印刷　北京京华铭诚工贸有限公司
经销　全国各地新华书店
书号　ISBN 978 - 7 - 5214 - 4765 - 1
定价　35. 00 元

获取新书信息、投稿、为图书纠错，请扫码联系我们。

前　言

护理学（中级）资格考试是全国卫生专业技术资格考试中的一个类目，又分护理学、内科护理学、外科护理学、儿科护理学、妇产科护理学、社区护理学6个亚类。各亚类的考试包括四个科目:“基础知识”“相关专业知识”“专业知识”“专业实践能力”。每个科目为100分制，60分为合格线。四个科目在2年内需全部合格才可申请该级专业技术资格。

护理学（中级）又称主管护师，是护理人才中的中坚力量，在护理学科中具有承上启下的重要作用。主管护师考试属于选拔性的考试，考试难度大、通过率较低。为了帮助广大考生科学、高效的备考，我们在搜集整理了历年全国妇产科护理学专业主管护师考试真题的基础上，选取秉承考纲、考查重点、紧贴临床、难度适宜的试题，编写了这套模拟试卷。

本试卷以妇产科护理学（中级）考试大纲和应试指导为依据编写而成。旨在帮助广大考生能理论结合实践，强化对主管护师考试中重点、常考点、难点的理解，锤炼开放性、批判性的答题思维，掌握题型、题量与答题技巧，提升应试能力，以利考生自信地迎战考试。

希望本试卷能帮助各位考生取得优异成绩，在护理学职称考试通关路上我们与您一路同行！祝各位顺利通关！

为令本试卷更加立体化、鲜活化，使考前复习更加高效、便捷，随书附赠备考导学、基础精讲、冲刺专题与习题解析串讲视频课程，考试大纲与复习规划电子书，以及“医科护考”线上刷题库。详情请见图书封面，考生可扫码后获取增值服务内容。

编　者

目 录

模拟试卷（一）答案与解析

基础知识

1. D	2. A	3. A	4. C	5. D
6. E	7. C	8. B	9. B	10. A
11. C	12. A	13. C	14. B	15. D
16. A	17. B	18. D	19. B	20. E
21. D	22. A	23. E	24. B	25. D
26. A	27. A	28. D	29. B	30. C
31. E	32. B	33. C	34. E	35. E
36. C	37. A	38. B	39. D	40. B
41. E	42. E	43. A	44. A	45. B
46. C	47. A	48. E	49. B	50. A
51. C	52. B	53. E	54. A	55. B
56. A	57. A	58. D	59. D	60. E
61. A	62. C	63. D	64. A	65. E
66. C	67. E	68. D	69. B	70. B
71. A	72. C	73. D	74. B	75. D
76. B	77. A	78. D	79. E	80. E
81. A	82. D	83. D	84. B	85. E
86. E	87. B	88. C	89. B	90. C
91. A	92. E	93. D	94. E	95. A
96. B	97. C	98. A	99. B	100. C

1. 解析：小细胞肺癌因其细胞质内含神经分泌颗粒，可引起异位内分泌综合征，包括类癌综合征、Lambert – Eaton 综合征、抗利尿激素分泌不当综合征、库欣综合征等。

2. 解析：机体维持代谢性酸碱平衡的主要缓冲系统有血液缓冲系统。血液中的缓冲对共有 4 对：①碳酸氢盐 – 碳酸缓冲系统（HCO_3^-/H_2CO_3）：是体内最强大的缓冲系统。②磷酸盐缓冲系统：是红细胞和其他细胞内的主要缓冲系统，特别是在肾小管内的作用更为重要。③蛋白缓冲系统：主要存在于血浆和细胞中。④血红蛋白缓冲系统：主要存在于红细胞内。

3. 解析：急性腹膜炎患者通常采取半卧位，因盆腔位置最低，炎性积液容易积聚在此，从而形成盆腔脓肿。

4. 解析：闭合性损伤：伤后皮肤黏膜保持完整，分为挫伤、扭伤、挤压伤、爆震伤。

5. 解析：支气管哮喘是气道内以嗜酸性粒细胞浸润为主的变态反应性炎症，痰液涂片染色后镜检可见较多的嗜酸性粒细胞。

6. 解析：腹痛是急性胰腺炎的主要表现和首发症状，多在暴饮暴食及饮酒后发生。突然发作，疼痛性质不一，可为钝痛、绞痛、钻痛或刀割样痛，疼痛剧烈而持续，可有阵发性加剧。腹痛常位于中上腹，常向腰背部呈带状放射。弯腰抱膝位可减轻疼痛。

7. 解析：结核菌素试验对婴幼儿的诊断价值比成人高，因为年龄越小，自然感染率越低。如果未曾接种过卡介苗，却有结核菌素试验阳性，提示体内有活动性结核病灶。

8. 解析：妊娠 20 周末，胎儿身长约 25cm，体重约 320g，全身覆有胎脂并有毳毛。临床可听到胎心音，出生后已有心跳、呼吸、排尿及吞咽运动。自妊娠 20 周至满 28 周前娩出的胎儿称为有生机儿。

9. 解析：急性肺脓肿以厌氧菌感染占多数。吸入性肺脓肿常为单发性。血源性肺脓肿的致病菌以金黄色葡萄球菌最常见。支气管异物呼吸道阻塞是导致小儿肺脓肿的重要因素。肺脓肿有吸入性、血源性和继发性三种类型，而以吸入性肺脓肿最为常见。

10. 解析：库欣反应是指颅内压增高时导致的生命体征的改变，具体表现为血压增高，脉搏慢而有力，呼吸深而慢（二慢一高）。

11. 解析：浅感觉来自皮肤和黏膜，如痛觉、温觉和触觉。深感觉来自肌腱、肌肉、骨膜和关节，如运动觉、位置觉和振动觉。复合感觉是大脑顶叶皮质对深、浅各种感觉进行分析比较和综合而形成的，如定位觉、两点辨别觉、图形觉、实体觉、重量觉等。

12. 解析：痢疾杆菌裂解后可释放大量内毒素和少量外毒素。大量内毒素进入血循环，可致发热、内毒素血症和全身微循环障碍。

13. 解析：新生儿肺透明膜病又称新生儿呼吸窘迫综合征，多发于早产儿，是由于缺乏肺泡表面活性物质所引起。

14. 解析：选项 A、C、D、E 为颅内压增高的原因，而非形成脑疝的原因。颅内压增高时，颅腔内压力梯度明显改变，可使脑组织通过生理性孔隙由高压区向低压区移位，引起嵌顿，形成脑疝。

15. 解析：不完全骨折是指骨骼连续性

没有完全中断，依骨折形态分为青枝骨折、裂缝骨折等。

16. 解析：腹压在第二产程末期配合宫缩运用最有效，过早使用腹压容易使产妇疲劳，易造成宫颈水肿，使产程延长。

17. 解析：肌力的分级：0 级为完全瘫痪；1 级为肌肉收缩，但不能产生运动；2 级可以平移，不可对抗重力；3 级可对抗重力，不可对抗阻力；4 级可对抗较小的阻力；5 级完全正常。

18. 解析：胃肠道症状，如食欲不振、恶心、呕吐等是慢性肾衰竭最早、最突出的表现。由尿毒症毒素潴留刺激胃肠黏膜以及水、电解质、酸碱平衡失调引起。

19. 解析：阿托品为最常用的抗胆碱药，具有清除、减轻毒蕈碱样症状及对抗呼吸中枢抑制的作用。使用阿托品的原则是早期、足量、反复给药，直至阿托品化，但要严防阿托品中毒。阿托品化指标：瞳孔较前扩大，口干、皮肤干燥颜面潮红、肺啰音减少甚至消失，血红蛋白升高。因此，该患者目前经过阿托品治疗后达到了阿托品化。

20. 解析：房性期前收缩的心电图特点：①P 波提前发生，其形态与窦性 P 波不同，提前发生的 P 波 PR 间期 >0.12 秒；②提前的 P 波后继以形态正常的 QRS 波，伴室内差异性传导时 QRS 波可宽大畸形；③代偿间歇不完全。

21. 解析：一氧化碳中毒患者吸入 CO 后，CO 与血红蛋白牢固结合成碳氧血红蛋白。血液检查碳氧血红蛋白定性阳性是确诊一氧化碳中毒的主要依据。

22. 解析：室性早搏的 T 波高耸、尖锐、对称，ST 段弓背向上抬高是急性心肌梗死的最早表现。

23. 解析：急性胆囊炎的致病因素：①胆囊管梗阻，80% 由胆囊结石引起，其他原因有蛔虫或胆囊管扭曲等；②致病菌入侵，可经胆道逆行或血循环入侵；③创伤和化学刺激，如较大的手术、胰液反流入胆囊等。

24. 解析：基础代谢率% =（脉率 + 脉压）－111。正常值为 ±10%，增高至 +20% ~ +30% 为轻度甲亢，+30% ~ +60% 为中度甲亢，+60% 以上为重度甲亢。本题患者础代谢率 =（96 + 130 − 70）− 111 = 45%，故考虑该患者为中度甲亢。

25. 解析：高血压可能的发病因素有遗传因素、年龄增大、脑力活动过度紧张、环境因素、摄入钠盐较多及体重超重等。

26. 解析：病毒性心肌炎是指病毒感染引起的心肌局限或弥漫性的急性或慢性炎症病变，以非特异性心肌间质炎症为主要病变。

27. 解析：胃壁分为黏膜层、黏膜下层、肌层和浆膜层4 层。黏膜层含有丰富的腺体，主要组成细胞：①主细胞：分泌胃蛋白酶原，胃蛋白酶原在酸性环境作用下转变为有活性的胃蛋白酶。②壁细胞：分泌盐酸和内因子。盐酸可激活胃蛋白酶原，使其转变为有活性的胃蛋白酶，后者使蛋白质变性易于水解；盐酸还可杀灭随食物进入胃内的细菌；盐酸使小肠内为酸性环境，有利于铁和钙吸收。内因子有助于维生素 B_{12} 吸收。③黏液细胞：分泌碱性黏液，可中和胃酸，使胃黏膜表面呈中性或偏碱状态，使胃黏膜免受胃酸的侵蚀。

28. 解析：胃镜检查与黏膜活检是鉴别胃溃疡是良性还是恶性的主要根据。

29. 解析：肝硬化腹水一般为漏出液。

30. 解析：甲胎蛋白（AFP）测定是肝

癌早期诊断的重要方法之一。肝癌 AFP 阳性率为 70% ~90%。

31. 解析：脑、心对缺氧最敏感，故 CO 中毒时脑、心最先受损害。

32. 解析：小儿咽鼓管较宽、短、直，呈水平位，故鼻咽炎易侵及中耳导致中耳炎。

33. 解析：主韧带，又称子宫颈横韧带，横行于子宫颈两侧和骨盆侧壁之间，为一对坚韧的平滑肌与结缔组织纤维束，是固定子宫颈正常位置的重要组织。

34. 解析：胃壁细胞可分泌盐酸和内因子。内因子有助于维生素 B_{12} 的吸收。

35. 解析：支气管肺炎患者肺部可闻及较固定的中、细湿啰音，以背部、两肺下野脊柱两旁较易听到，深吸气末更为明显。支气管炎患者无肺部湿啰音。

36. 解析：急性上呼吸道感染 70% ~80% 为病毒感染所致，20% ~30% 由细菌感染所致。细菌感染可单纯发生或继发于病毒感染后发生，多见口腔定植菌溶血性链球菌。

37. 解析：食管胃底静脉曲张破裂出血是肝硬化门静脉高压症最严重的并发症之一，其会导致短时间内大量出血，易继发失血性休克，是肝硬化失代偿期患者死亡的主要原因。

38. 解析：初乳是指产后 7 日内分泌的乳汁，因富含 β－胡萝卜素而呈浑浊淡黄色液体，含有丰富的蛋白，尤其是球蛋白，有助于婴儿在出生后的一定时期具有防御感染的能力。初乳中脂肪及乳糖含量少，易于消化吸收，并有帮助排泻胎粪的作用。

39. 解析：病毒、细菌和支原体感染是本病发生及加重的重要因素。

40. 解析：小儿长骨干骺端血流丰富而缓慢。血流缓慢易使细菌滞留局部。

41. 解析：腰椎间盘突出症患者当腰 5 神经根受累时，患侧小腿前外侧和足背内侧的痛觉、触觉减退，第 1 足趾背伸力下降。

42. 解析：吸烟属于外因。

43. 解析：因为慢性阻塞性肺气肿形成的肺大疱可在有诱因的情况下突然破裂，形成自发性气胸，所以首选的检查是胸部 X 线检查。

44. 解析：约 2/3 的主动脉瓣关闭不全为风心病所致。风湿性炎性病变使瓣叶纤维化、增厚、缩短、变形，影响舒张期瓣叶边缘对合，可造成主动脉瓣关闭不全。

45. 解析：重度二尖瓣狭窄，肺静脉回流不畅，左心房压力增高，使肺静脉和肺毛细血管压力增高，血浆及血细胞进入肺泡，发生急性肺水肿，回心血量减少，出现休克症状。

46. 解析：子宫内膜分为功能层和基底层，功能层受卵巢激素的影响，发生周期性改变。

47. 解析：内生软骨瘤好发于长管状骨的干骺端，属于骨生长方向的异常和长骨干骺区的再塑错误，多见于青少年，是一种常见的良性骨肿瘤。

48. 解析：肠外营养的输注途径是周围静脉及中心静脉，故经中心静脉属于肠外静脉的供给途径。

49. 解析：机体通过血液缓冲系统、肺和肾三个途径来维持体液的酸碱平衡。

50. 解析：由于微循环内血液浓缩、黏稠度增加和酸性环境中血液成高凝状态，使红细胞易发生凝集，在血管内形成微血栓，甚至发生弥散性血管内凝血（DIC）。

51. 解析：心肺复苏后最容易出现脑水肿，继发性生理改变为脑缺氧性损伤。

52. 解析：该患者出现频繁抽搐是运动神经受累的表现；出现血压升高、心率增快是交感神经受累的表现。

53. 解析：胃肠道穿孔患者多数X线片显示膈下游离气体。

54. 解析：感觉疼痛的中枢位于大脑皮层感觉区。

55. 解析：胆石症患者，餐后1小时突发恶心、呕吐、腹痛（上腹正中，为持续性刀割样，阵发性加剧），应考虑为急性胰腺炎。患者水、电解质及酸碱平衡紊乱，可引起低钙性抽搐。

56. 解析：肠套叠患者X线检查可见到空气或钡剂在套叠处。

57. 解析：结肠癌的临床表现：①排便习惯及粪便性状的改变：是最早出现的症状，多表现为排便次数增加，腹泻、便秘、粪便中带脓血或黏液。②腹痛：常为定位不确切的持续性腹部隐痛，或仅为腹部不适或腹胀感。③腹部肿块。④肠梗阻症状：晚期症状。⑤全身症状：晚期出现恶病质和转移症状。

58. 解析：流行性乙型脑炎主要通过蚊虫叮咬而传播，故其主要传播媒介是蚊。

59. 解析：为增加泌尿系造影剂浓度，静脉肾盂造影前要禁水6～12小时。

60. 解析：肾蒂损伤易发生肾蒂血管部分或全部撕裂，可引起严重大出血，常来不及诊治即已死亡。为最严重的肾损伤。

61. 解析：研究发现在染料、橡胶塑料、油漆等工业或生活中长期接触苯胺类化学物质，容易诱发膀胱癌；吸烟也是膀胱癌重要的致癌因素；其他如膀胱白斑、腺性膀胱炎、尿石等也可能是膀胱癌的诱因。

62. 解析：母乳喂养儿粪便呈金黄色，均匀糊状，偶有细小乳凝块，不臭，有酸味，每日2～4次。

63. 解析：青枝骨折见于儿童。儿童骨骼中有机质含量多，骨折发生后骨骼不完全断裂，类似折断的树枝。

64. 解析：大部分新生儿在生后2～3日即出现黄疸，4～5日最重，2周内消退，但患儿一般情况良好，食欲正常。

65. 解析：休克是机体在各种有害因素侵袭下引起的以有效循环血容量骤减，组织灌注不足，细胞代谢紊乱、受损，微循环障碍为特点的病理过程。

66. 解析：过敏性紫癜是一种较常见的微血管变态反应性出血性疾病。

67. 解析：根据患者的临床表现，很可能是出现了局麻药毒性反应。利多卡因一般不会引起过敏反应。

68. 解析：硬膜外麻醉所用的麻醉药量较腰麻大，若全部或大部分麻醉药物注入蛛网膜下隙，即可导致全部脊神经被阻滞。一旦发生，患者可在注药数分钟内呼吸停止，血压也可下降，意识模糊，反射消失，严重者甚至发生呼吸、心跳骤停。较常见的原因是针尖刺破硬脊膜或导管插入蛛网膜下隙而未被发现。

69. 解析：慢性再生障碍性贫血骨髓象示增生降低或呈灶性增生，巨核细胞减少。

70. 解析：胰腺炎的病因：①胆石症与胆道疾病；②胰管梗阻；③大量酗酒和暴饮暴食；④急性传染病、外伤、手术、某些药物、内分泌和代谢性疾病等。

71. 解析：属于左向右分流型的心脏病是室间隔缺损。

72. 解析：胸穿抽出脓液对急性脓胸有确诊意义。

73. 解析：肾炎性水肿主要是由于肾小球滤过率下降，而肾小管的重吸收功能正常，从而导致“球－管失衡”，引起水、钠潴留，毛细血管静水压增高而出现水肿。

74. 解析：垂体分泌促卵泡素（FSH），其作用是促进卵泡周围的间质分化成为卵泡膜细胞，使颗粒细胞增生。分泌促黄体生成素（LH），作用于泡膜细胞，使之合成性激素。

75. 解析：骨盆底有三层组织：外层由会阴浅筋膜、球海绵体肌、坐骨海绵体肌及会阴浅横肌和肛门外括约肌构成；中层即泌尿生殖膈，由上、下两层坚韧的筋膜和会阴深横肌、尿道括约肌形成；内层即盆膈，为骨盆底的最内层，由肛提肌及其筋膜组成。

76. 解析：加强输卵管肌节律性收缩的振幅是雌激素的作用。

77. 解析：女性生殖器官具有丰富的淋巴管及淋巴结，均伴随相应的血管而行。淋巴液首先汇集进入沿髂动脉的各淋巴结，然后注入沿腹主动脉周围的腰淋巴结，最后汇入于第二腰椎前方的乳糜池。

78. 解析：女性内外生殖器官的血液供应主要来自卵巢动脉、子宫动脉、阴道动脉及阴部内动脉。

79. 解析：空腹及餐后2小时血糖升高是诊断糖尿病的主要依据。餐后2小时血糖≥11.1mmol/L和/或空腹血糖≥7.0mmol/L即可诊断为糖尿病。

80. 解析：孕激素的生理功能：①使子宫肌松弛，降低妊娠子宫对缩宫素的敏感性，有利于受精卵在子宫腔内生长发育。②使增殖期子宫内膜转化为分泌期内膜，抑制输卵管节律性收缩。③促进阴道上皮细胞脱落。④在已有雌激素影响的基础上，促进乳腺腺泡发育。⑤兴奋体温调节中枢，有升高体温的作用，正常妇女在排卵后基础体温可升高0.3～0.5℃。⑥促进体内水与钠的排泄。

81. 解析：预测排卵的方法包括：按月经周期史推测，基础体温测定，宫颈黏液，B超卵泡监测，实验室生化检查E_2、LH。

82. 解析：正常的阴道壁和宫颈鳞状上皮覆盖部位一般无腺体组织存在。

83. 解析：孕激素的生理功能：使增殖期子宫内膜转化为分泌期子宫内膜；抑制输卵管节律性收缩。

84. 解析：孕激素的生理功能：使增殖期子宫内膜转化为分泌期内膜；抑制输卵管节律性收缩。

85. 解析：肺动脉高压形成是肺心病发生的先决条件。

86. 解析：小儿出生时上部量长于下部量，中点在脐上，随着长骨增长，中点下移，2岁时在脐下，6岁时在脐与耻骨联合上缘之间，12岁时正好位于耻骨联合上缘，此时上部量与下部量相等。

87. 解析：早产儿由于呼吸中枢相对不成熟，呼吸表浅而不规则，常出现呼吸暂停的现象。

88. 解析：根据体重给新生儿分类，体重不足1500g者为极低出生体重儿。

89. 解析：新生儿皮下脂肪较薄，体表面积相对较大，容易散热，产热主要靠棕色脂肪的代谢。

90. 解析：新生儿肺透明膜病的患儿出生时可正常，在出生后 2 ~ 6 小时出现进行性呼吸困难，呻吟、发绀、吸气三凹症，严重者发生呼吸衰竭。

91. 解析：造成小儿中毒的原因主要是年幼无知，缺乏生活经验，不能辨别有毒或无毒，往往拿到东西就放入口中，使接触毒物的机会增多。

92. 解析：惊厥持续状态是指惊厥持续 30 分钟以上，或两次发作间歇期意识不能完全恢复。

93 ~ 95. 解析：①晚期产后出血：是指分娩 24 小时后，在产褥期内发生的子宫大量出血，以产后 1 ~ 2 周最常见。正常蜕膜多在产后 1 周内脱落并随恶露排出，若蜕膜剥离不全，长时间残留，也可影响子宫复旧，继发子宫内膜炎症，引起晚期产后出血。②产后出血：指胎儿娩出后 24 小时内，阴道分娩者失血量≥500ml，剖宫产者失血量≥1000ml。其病因主要包括子宫收缩乏力、胎盘因素（胎盘滞留等）、软产道损伤、凝血功能障碍。软产道裂伤引起产后出血表现为胎儿娩出后立即出现，色鲜红，能凝固。③受精卵在子宫体腔以外着床发育时，称为异位妊娠，其中以输卵管妊娠最常见。多数患者会在停经 6 ~ 8 周后出现不规则阴道流血。输卵管妊娠破裂时可发生大量腹腔内出血，引起腹膜刺激征，造成休克。

96 ~ 97. 解析：肝硬化时，门静脉血流量增多且门静脉阻力升高，导致门静脉压力增高。门静脉正常压力为 13 ~ 24cmH_2O，门静脉高压症时，压力大都增至 30 ~ 50cmH_2O。门静脉高压症的三大临床表现是脾大、侧支循环的建立和开放、腹水。肝硬化合并糖皮质功能下降时，肾上腺皮质激素减少，常表现为面部和其他暴露部位皮肤色素沉着。肝硬化失代偿期内分泌失调表现为雌激素增多（肝对雌激素的灭活功能减退）、雄激素减少，男性出现性欲减退、毛发脱落、不育及乳房发育；女性出现月经失调、闭经、不孕等。雌激素增多的突出体征有蜘蛛痣和肝掌。蜘蛛痣主要分布在面颈部、上胸、肩背和上肢等上腔静脉引流区域。肝掌表现为手掌大小鱼际和指端腹侧部位皮肤发红。醛固酮和抗利尿激素增多，导致腹水形成。

98 ~ 100. 解析：急性胰腺炎患者淀粉酶溢出胰腺外，迅速吸收入血，由尿排出，故血淀粉酶、尿淀粉酶大为增加，是诊断胰腺炎的重要化学检查。血清淀粉酶在发病后 1 ~ 2 小时即开始增高，至 24 小时达到最高峰，并持续 24 ~ 72 小时，2 ~ 5 日逐渐降至正常；尿淀粉酶在发病后 12 ~ 24 小时开始增高，48 小时达高峰，维持 5 ~ 7 天，下降缓慢；血清脂肪酶于发病后 24 小时开始增高，可持续 5 ~ 10 天，下降较晚。

相关专业知识

1. A	2. E	3. B	4. B	5. D
6. D	7. B	8. E	9. B	10. E
11. A	12. E	13. E	14. C	15. E
16. C	17. B	18. D	19. C	20. B
21. C	22. E	23. E	24. A	25. A
26. E	27. C	28. D	29. D	30. D
31. D	32. D	33. B	34. E	35. B
36. C	37. D	38. E	39. D	40. A
41. A	42. B	43. B	44. C	45. A
46. D	47. B	48. E	49. E	50. E
51. E	52. D	53. B	54. A	55. A
56. B	57. E	58. A	59. C	60. B
61. D	62. A	63. D	64. D	65. E
66. A	67. C	68. D	69. C	70. D
71. D	72. B	73. A	74. C	75. E
76. C	77. E	78. E	79. E	80. C
81. A	82. C	83. E	84. E	85. A
86. E	87. A	88. C	89. E	90. D
91. D	92. B	93. D	94. C	95. E
96. A	97. B	98. D	99. A	100. B

1. 解析：对铜绿假单胞菌污染的物品进行消毒灭菌时先高压蒸汽灭菌，然后再清洁，清洁后再用高压蒸汽灭菌。其余消毒灭菌法，对铜绿假单胞菌感染的患者用过的剪刀并不适用。

2. 解析：适度授权是授权最根本的准则，要求护理管理者要根据工作任务的性质和难度，兼顾下属的工作能力等条件，选择适当的任务进行授权。

3. 解析：一般把对于人体具有推动、温煦、兴奋等作用的物质和功能，统属于阳；对于人体具有凝聚、滋润、抑制等作用的物质和功能，统属于阴。

4. 解析：护理人员资源配置原则包括满足患者护理需要原则、合理结构原则、优化组合原则、经济效能原则、动态调整原则。

5. 解析：医院感染查阅的病历内容包括体温单，诊断、治疗、检查和病程记录，以及会诊、手术、护理、放射检查等资料。

6. 解析：健康教育处方是指在诊疗过程中，以医嘱的形式对患者的行为和生活方式给予指导。

7. 解析：健康信念模式最初运用于解释个体不愿意参加各种疾病预防方案的原因，之后被广泛运用于各种短、长期健康危险行为的干预上，如吸烟、不良饮食行为，以及传播性病艾滋病的高危行为干预等，并且也被成功地用于遵医行为和健康筛查等方面的健康教育工作中。健康信念模式是目前用以解释和指导干预健康相关行为的重要理论模式，在预测人的预防性健康行为及实施健康教育和健康促进中应用较多。

8. 解析：内源性感染亦称自身感染，引起这类感染的微生物为来自患者体内或体表的正常菌群和条件致病菌，亦包括已在患者身上定植的病原微生物。

9. 解析：金黄色葡萄球菌带菌状态相当普遍，15% 的正常人群长期携带。有活动性金黄色葡萄球菌感染或有大量该菌定植的患者可排出大量细菌，这是导致院内感染的主要感染源。

10. 解析：医院感染监测包括全面综合性监测和目标监测两大类。

11. 解析：总体目标的三个“W”分别指：who－对象；what－实现什么变化；when－实现变化的期限。

12. 解析：干烤法是利用专门密闭烤箱进行灭菌，所需时间、温度应根据物品种类和烤箱类型来确定。一般为箱温 150℃，时间 2.5 小时；箱温 160℃，时间 2 小时；箱温 170℃，时间 1 小时；箱温 180℃，时间 0.5 小时。

13. 解析：全面综合性监测是从多方面对医院所有住院患者和工作人员的医院感染及其有关影响因素进行监测，为制订计划和措施提供依据，是医院感染管理工作的基础。

14. 解析：首次提出科学管理理念，被称为“科学管理之父”的是泰勒。

15. 解析：常用的人际传播形式包括咨询、交谈或个别访谈、劝服及指导四种。

16. 解析：协调的原则：①目标导向：组织目标是工作关系协调的方向。任何协调措施都不能脱离既定的目标，只有围绕统一目标，把各方面力量组织起来，协调才能成为现实，否则就会分散力量，组织目标难以实现。②勤于沟通：通过经常性的各种有效的信息传递，使组织成员彼此间建立起密切的关系，有利于解决矛盾，消除误会。③利益一致：利益是工作关系协调的基础。共同的利益能使组织成员结合起来，按照组织的需要而积极行动。协调、平衡好利益关系是协调工作的重要基础。公平合理地分配，是减少矛盾和解决矛盾的重要条件。④整体优化：通过协调可使整个组织系统的运行达到整体优化状态。管理者对各种影响因素进行科学的分析，进而通过个体优化的组合，形成整体优势，取得理想的整体效益。⑤原则性与灵活性相结合：协调工作应有原则性，这是一切活动的准则。灵活性是指在不违背原则的前提下，为了实现组织目标而做出的一些让步、牺牲、妥协、折中与变通等。

17. 解析：①清洁区域：值班室、库房、配餐室。②半污染区域：办公室、走廊、化验室。③污染区域：病房、厕所、浴室。

18. 解析：杀菌作用最强的C波紫外线波段为250～270nm。消毒使用的紫外线，其波长范围是200～275nm。

19. 解析：戊二醛具有广谱、高效的杀菌作用，且具有对金属腐蚀性小，受有机物影响小的特点。

20. 解析：阿米巴性肝脓肿以非手术治疗为主要治疗方法。

21. 解析：模糊性反馈多用于需要暂时回避对方敏感问题或难以回答的问题，作出无明确态度和立场的回答。

22. 解析：卫生技术人员占医院的总编设的70%～72%。

23. 解析：组织设计的原则中，有效管理幅度的原则是指一个主管人员直接有效指挥下属人员的数量。管理幅度原则是指组织中的主管人员直接管辖的下属人数应是适当的，才能保证组织的有效运行。

24. 解析：①计算需20%过氧乙酸原液量x：$20\%x = 1000 \times 1\%$，计算得出 $x = 50$（ml）②计算需灭菌蒸馏水量：根据题意20%过氧乙酸原液量＋灭菌蒸馏水量＝1000（ml），由①得知20%过氧乙酸原液量为50ml，则灭菌蒸馏水量为950ml。

25. 解析：①胃镜、肠镜、喉镜、气管镜等各种消毒后的内镜，每季度监测，细菌数≤20cfu/件；②各种灭菌后的内镜（如腹腔镜、关节镜、胆道镜、膀胱镜、胸腔镜等）和活检钳等，每个月监测，均不得检出任何微生物。

26. 解析：通过三级空气过滤器，选用合理的气流方式，可除掉空气中0.5～5μm的尘埃，达到洁净空气的目的，故而空气消毒首选过滤除菌法。自然通风净化法、消毒液喷雾法、紫外线灯管消毒法和臭氧灭菌灯消毒法仅能起到某种程度的减菌作用，不能达到洁净空气的目的。

27. 解析：人际传播中的谈话技巧包括内容明确、重点突出、语速适中、注意反馈。

28. 解析：因为门诊、急诊患者，探访人员及患者家属通常在医院内外流动活动，病原体获得的场所界定很困难，所以医院感染的研究对象主要是住院患者和医护人员。

29. 解析：常用的非语言传播技巧包括动态语言、仪表形象、同类语言和时空语。

30. 解析：洗手指征是接触患者前后，进行无菌操作前后，进入和离开隔离病房、ICU、母婴室、新生儿病房、烧伤病房、感染性疾病病房等重点部门时，戴口罩和穿脱隔离衣前后，接触体液、血液和被污染的物品后，脱手套后。

31. 解析：健康教育与卫生宣教的区别：①健康教育不是简单的、单一方向的信息传播，而是既有调查研究又有计划、组织、评价的系统干预活动；②健康教育的目标是改善对象的健康相关行为，从而防治疾病，增进健康，而不是作为一种辅助方法为卫生工作某一时间的中心任务服务；③健康教育在融合医学科学、行为科学、传播学、管理科学等学科理论知识的基础上，已初步形成了自己的理论和方法体系。

32. 解析：自主原则其实质是对人的尊重；不伤害原则是指护士不要做有害于患者身心的事；公平原则是指平等，即护士应对患者一视同仁，平等待人；行善原则是指善待生命、善待服务对象，对服务对象实施有利的医学行为。患者在医院所接受的主要治疗，是根据病情来选择的，并非是医护人员为其做出决定，使用所有医疗资源；对昏迷、婴幼儿等无法做出主观决定的患者，护士应为其做出决定。

33. 解析：正确的是刷洗 3 遍，每遍 3 分钟。

34. 解析：器官移植手术和处于重度免疫抑制状态的患者，术前准备可用除菌皂液擦拭洗净全身皮肤以预防感染。

35. 解析：护士在进行侵入性操作前，如放置血管导管、导尿管，可选用手快速消毒剂进行洗手消毒。

36. 解析：各种诊疗性穿刺部位的皮肤消毒面积，应以穿刺或注射部位为中心，一般不小于 5cm×5cm。

37. 解析：纵向转移包括从皮肤及黏膜表层向深层转移；从肠腔向腹腔转移；经血循环或淋巴循环向远处转移。外科手术、插管等侵入性诊疗易引发纵向性菌群失调。免疫低下的病人易发生移位菌群失调。

38. 解析：麻疹属于呼吸道隔离，其余选项均为消化道隔离。

39. 解析：危害健康行为的特点包括危害性、明显性、稳定性和习得性。

40. 解析：β-内酰胺类抗生素（时间依赖性药物）静脉滴注时，一定要采用间歇性给药方案，药物应临时配制。

41. 解析：脉动真空压力蒸气灭菌器的装载量不得小于 5%，以防止“小装量效应”，残留空气影响灭菌效果。

42. 解析：主持小组讨论中的开场白包括：主持人自我介绍、宣布讨论目的和主题。开场白之后可请参会者进行自我介绍，讨论中应鼓励发言、形成气氛，讨论结束时应向参会者表示感谢。

43. 解析：紫外线多用于空气和物体表面消毒。用于空气消毒时，若每 $10m^2$ 安装 30W 紫外线灯管 1 支，则有效距离不超过 2m，照射时间为 30~60 分钟。

44. 解析：目标管理的检查评价阶段包括考评成果、奖惩兑现、总结经验。

45. 解析：问卷调查时最好是正式的随机抽样方法，使结果更具代表性。

46. 解析：学习属于人类社会行为。睡眠、摄食、躲避、性行为均属于人的本能行为。

47. 解析：行为可塑性主要是神经过程灵活性的表现，反应人根据外界事物的变化而改变自己的行为，以适应环境的难易程度，既是改变不良行为的关键，又是人类行为区别于动物行为的主要标志，受遗传、学习的主要影响，人类行为具有差异性的特点。

48. 解析：人类行为的主要适应形式包括反射、自我控制、调试、顺应、应对、应激六种。

49. 解析：《渥太华宣言》明确了健康促进的三个基本策略为倡导、赋权、协调。

50. 解析：选项 A 属于巩固发展阶段，选项 B、D 属于主动发展阶段，选项 C 属于被动发展阶段。

51. 解析：选项 A 属于自主发展阶段，选项 B、C 属于主动发展阶段，选项 D 属于巩固发展阶段。

52. 解析：确定优先项目的原则有重要性原则、有效性原则。严重的血吸虫病区受累人群比例大，且对人群健康威胁严重，因此符合重要性原则。

53. 解析：过程评价起始于健康教育计划实施之初，贯穿于计划执行的全过程。因此常用目标人群调查、现场观察的方法进行评价。形成评价、效应评价、结局评价、总结评价均不适用现场观察。

54. 解析：管理过程理论是一种以管理职能为研究对象的管理理论，这种理论认为，管理就是在组织中通过别人或同别人一起完成工作的过程，管理职能中把管理人员的工作划分为若干职能，主要包括：计划组织、用人、领导、控制，而建立良好人际关系、提高工作兴趣、加强激励措施是人本原理的理论。

55. 解析：古典管理理论中科学管理理论的基本出发点是提高劳动生产率。

56. 解析：失访是指在健康教育计划执行或评价阶段，目标人群由于各种原因而不能被干预或评价。当目标人群失访比例超过 10%，或非随机失访，会导致评价效果的偏倚。

57. 解析：现代管理的基本原理包括效益原理、人本原理、动态原理和系统原理。

58. 解析：受者普遍存在的“四求”心理包括：①求真，即追求信息的真实可信；②求新，即要求信息新颖吸引人；③求短，即要求信息短小精悍；④求近，即要求信息在生活、地域、情感等方面贴近受者。

59. 解析：“水曰润下，火曰炎上，木曰曲直，金曰从革，土爰稼穑”，是对五行特性的经典性概括。

60. 解析：如果气的推动作用减弱，则影响生长发育，甚至会出现早衰；使脏腑组织器官、经络等功能减退，如小儿囟门迟闭。

61. 解析：格林模式中把影响行为的因素分为倾向因素、促成因素和强化因素。强化因素指激励行为维持、发展或减弱的因素，社会支持就属于强化因素。

62. 解析：发现甲类及按甲类管理的乙类传染患者、疑似患者和病原携带者，应在 2 小时内通过网络直报，无网络直报条件的农村在 6 小时内以传染病报告卡方式上报。

63. 解析：计划职能是指为了实现组织目标而对未来的行动进行计划和安排，是管理的首要职能，也是最基本的职能。

64. 解析：计划为组织活动制定目标、指标、步骤和预期成果，是控制活动的标准和依据，有利于控制工作。

65. 解析：用公式表示期望理论，正确的是 $M = E \times V$。M 表示激发力量，是指调动一个人的积极性，激发人内部潜力的强度。V 表示效价，是指达到目标对于满足个人需要的价值。E 表示期望值，是人们根据过去经验判断自己达到某种目标或满足需要的可能性是大还是小，即能达到目标的主观概率。

66. 解析：控制的基本方法包括预算控制、质量控制、进度控制和目标控制。

67. 解析：目标管理的执行阶段包括咨询指导、调节平衡、反馈控制三个方面。

68. 解析：合理是各要素配置达到科学化、最优化的基本要求。

69. 解析："S－O－R"分别表示产生人类行为过程中的三个要素，即"刺激－有机体－行为反应"。

70. 解析：现代社会中，组织传播已发展成为一个独立的研究领域，即公共关系学。

71. 解析：流行病学诊断的主要任务是客观的确定目标人群的主要健康问题以及引起健康问题的行为因素和环境因素，描述人群的各种健康问题，确定健康问题的相对重要性，揭示各种因素的变化规律，以形成干预重点。因此发现干预敏感问题，预测预期效果属于流行病学诊断的内容。

72. 解析：社会行为由人的社会性决定，并非由生物性决定。

73. 解析：计划的表现形式包括目的、目标、策略、政策、规程、规则、规划、预算。

74. 解析：护理人员编设的原则：满足患者需要原则、合理结构原则、优化组合原则、经济效能原则、动态调整原则。

75. 解析：经济管理的优点是利于效益的提高，利于减少主管人员的主观主义和官僚作风。

76. 解析：使组织实际活动与计划活动相一致，保证完成组织在计划中提出的任务和目标体现的控制特征是明确的目的性。

77. 解析：行为的构成要素包括行为主体、行为客体、行为环境、行为手段和行为结果。

78. 解析：进行目标判定时可以依据的价值指标包括学术价值、经济价值和社会价值。

79. 解析：测试或观察因素包括测量者因素、测量工具因素和测量对象因素3个方面。其中，测量者因素包括暗示效应、测量者成熟性、评定错误；测量对象因素包括测量对象成熟性和霍桑效应。

80. 解析：中医学中的"四海"，一般是指脑为髓海、膻中为气海、冲脉为血海、胃为水谷之海。

81. 解析：目标管理又称成果管理，是由组织的员工共同参与制定具体的、可行的，且能够客观衡量效果的目标，在工作中进行自我控制，努力实现工作目标，并以共同制定的目标为依据来检查和评价目标达到情况的一种管理方法。

82. 解析：决策步骤包括确立问题、确立目标、拟订方案、方案评估、方案选择、追踪评价等。

83. 解析：人员管理的基本原则：①职务要求明确；②责、权、利一致，即为达到工作目标，应使人员的职责、权力和利益相一致；③公平竞争；④用人之长；⑤系统管理。

84. 解析：影响排班的因素包括医院政策、护理人员素质、护理分工方式、部门的特殊需求、工作时段的特点、排班方法。

85. 解析：耐甲氧西林金黄色葡萄球菌（MRSA）是医院及社区感染的主要病原菌

之一，具有广谱耐药性：对β－内酰胺类和头孢类抗生素均耐药；对氨基糖苷类、大环内酯类、四环素类、氟喹喏酮类、磺胺类、利福平均产生不同程度的耐药。对万古霉素敏感，主要通过污染的手导致人与人的传播。

86. 解析：压力也可以是动力，所以压力给人造成的不一定就是不利的影响，也可以化压力为动力。

87. 解析：表浅手术切口感染仅限于切口涉及的皮肤和皮下组织，感染发生于术后30天内。临床诊断具有下列两条之一即可诊断：①表浅切口有红、肿、热、痛，或有脓性分泌物。②病原学诊断：临床诊断基础上细菌培养阳性。

88. 解析：0.5%碘伏可用于术前刷手。

89. 解析：胃镜消毒需要用高水平消毒剂。戊二醛属于灭菌剂，适用于不耐热的医疗器械和精密仪器等的消毒与灭菌，如内镜等。

90. 解析：二溴海因可用于饮用水消毒、医疗卫生单位环境消毒和诊疗用品消毒、餐（茶）具、果蔬等的消毒。

91. 解析：反射为人类适应行为的形成奠定了基础。

92. 解析：人类对紧张刺激作出的非特异性反应称为应激。

93. 解析：干预组和对照组选择不均衡，可引起选择偏倚，从而影响观察结果的正确性，此现象属于选择因素。

94. 解析：回归因素是指由于偶然因素，个别被测试对象的某特征水平过高或过低，但在以后的测试中可能又恢复到原有的实际水平的现象。

95. 解析：失访是目标人群由于各种原因中断被干预或评价。

96. 解析：时间因素，又称历史因素，是指在过程中发生的重大的事件，如公共政策颁布、生活条件改变、自然、社会灾害。

97. 解析：测试或观察因素有以下几点：（1）测量者因素包括：①暗示效应；②测量者成熟性；③评定错误。（2）测量工具因素包括：问卷仪器、试剂。（3）测量对象因素包括：①测量对象成熟性；②霍桑效应。人们在得知自己正在被研究和观察而表现出的行为异乎寻常的现象称为霍桑效应。在健康教育评价中，霍桑效应也可能影响对项目效果的客观反映。

98. 解析：头脑风暴法是团体决策的方法。

99. 解析：区域管理法是时间管理的方法之一。

100. 解析：经验判断法是挑选方案的方法之一。

专业知识

1. B	2. B	3. E	4. D	5. C
6. C	7. A	8. A	9. C	10. E
11. D	12. E	13. C	14. E	15. C
16. A	17. C	18. A	19. C	20. A
21. D	22. D	23. B	24. C	25. D
26. B	27. A	28. C	29. D	30. E
31. D	32. B	33. A	34. B	35. B
36. A	37. D	38. E	39. A	40. D
41. B	42. B	43. C	44. C	45. B
46. A	47. E	48. D	49. C	50. C
51. C	52. D	53. B	54. B	55. B
56. A	57. C	58. B	59. B	60. A
61. A	62. B	63. E	64. A	65. B
66. E	67. A	68. E	69. E	70. B
71. B	72. B	73. D	74. C	75. C
76. B	77. E	78. A	79. E	80. D
81. C	82. E	83. B	84. D	85. C
86. D	87. A	88. D	89. B	90. C
91. B	92. B	93. A	94. C	95. D
96. B	97. D	98. A	99. C	100. B

1. 解析：难免流产表现为阴道流血增多，常超过月经量，腹痛加剧。宫颈口闭或开，有时见胚囊膨出或破裂，子宫与停经时间相符或略小。超声检查无胎心搏动及胎动显示。

2. 解析：一旦出现羊水栓塞的临床表现，应立即给予紧急处理。首先是纠正缺氧，解除肺动脉高压，防止心力衰竭，抗过敏，抗休克。

3. 解析：宫颈口松弛不属于影响分娩的宫颈因素。宫颈粘连和瘢痕易致宫颈性难产。宫颈坚韧，常见于高龄初产妇，宫颈成熟不良、缺乏弹性或精神过度紧张使宫颈挛缩，致宫颈不易扩张。宫颈水肿多见于扁平骨盆、持续性枕后位或滞产，宫口未开全时过早使用腹压，致使宫颈前唇长时间被压于胎头与耻骨联合之间，血液回流受阻引起水肿，影响宫颈扩张。宫颈肌瘤同样影响宫颈扩张。

4. 解析：绝经综合征患者采用雌激素替代疗法时，剂量和用药方案应个体化，以最小剂量且有效为佳。

5. 解析：根据题干中的相关信息，考虑此患者为子宫内膜异位症，故首先行药物治疗。达那唑为治疗子宫内膜异位症的常用药物。

6. 解析：从临产规律宫缩开始至活跃期起点（4～6cm）为潜伏期，初产妇超过20小时、经产妇超过14小时为潜伏期延长。根据题干中患者的表现，考虑为潜伏期延长。

7. 解析：正常分娩是指妊娠$37 \sim 41^{+6}$周的孕妇自然临产，产程进展正常，胎儿以头位自然娩出，且分娩后母儿状态良好的分娩。

8. 解析：据预产期公式推算：从末次月经第1天起，月份减3（12－3）或加9，日数加7（7＋7），该孕妇的预产期是2013年9月14日。

9. 解析：触诊时圆而硬的胎儿部分为胎头，在子宫底部触及胎头，则胎儿应为臀先露，胎方位指示点为骶骨。在母体腹部右前方触及胎儿四肢，胎儿背部与四肢相对应，位于母体腹部的左后方，即骶骨位于母体左后方，故胎方位最可能是骶左后。

10. 解析：子痫患者应控制抽搐。硫酸镁是治疗子痫及预防复发的首选药物。当患者存在硫酸镁应用禁忌或硫酸镁治疗无效时，可考虑应用地西泮、苯妥英钠或冬眠合剂控制抽搐。

11. 解析：硫酸镁有抑制呼吸、抑制心肌收缩、抑制腱反射等不良反应，最先出现的腱反射迟钝或消失。每次用药前应观察：呼吸不少于16次/分、膝腱反射存在、尿量每小时不少于17ml。

12. 解析：缩宫素小剂量即可加强宫缩，大剂量可造成强直性子宫收缩，因此需专人监护用药剂量与宫缩的情况。

13. 解析：先兆子宫破裂应首先抑制子宫收缩防止子宫破裂。

14. 解析：临产后，肛提肌向下及两侧扩展而变薄，肌束分开，肌纤维拉长，使5cm厚的会阴体变成2～4mm，以利胎儿娩出。

15. 解析：胎头围绕骨盆纵轴向前旋转，使其矢状缝与中骨盆及骨盆出口前后径相一致的动作称为内旋转。枕先露时，胎头枕部到达骨盆底最低位置，肛提肌收缩力将胎头枕部推向阻力小、部位宽的前方，枕左前位的胎头向前旋转45°。

16. 解析：胎膜破裂：宫缩时，子宫羊膜腔内压力增高，胎先露部下降，将羊水阻断为前、后两部分，在胎先露部前面的羊水量不多，约为100ml，称为前羊水，未破膜前它有助于扩张宫颈口。随着产程的进展，宫缩逐渐加强，子宫羊膜腔内压力更高，当羊膜腔内压力增加到一定程度时，胎膜自然破裂。破膜多在宫口近开全时破裂，前羊水流出。

17. 解析：产妇入院后应测体温、脉搏、血压。如体温＞37.5℃，脉搏＞100次/分，应通知医生进行治疗。血压应每4小时监测一次，若血压≥140/90mmHg，应警惕待产妇发生抽搐的可能。在第一产程，应每天2次测量生命体征。

18. 解析：初产妇宫口扩张＜4cm、经产妇＜2cm时，可行温肥皂水灌肠，既能清除粪便避免分娩时排便造成污染，又能通过反射作用刺激宫缩加速产程进展。但胎膜早破、阴道流血、胎头未衔接、胎位异常、有剖宫产史、宫缩强，估计1小时内分娩及患严重心脏病等情况时不宜灌肠。

19. 解析：双胎妊娠第一个胎儿娩出后，立即断脐，助手协助扶正第二个胎儿的胎位并固定，保持纵产式，若无异常，通常20分钟后，第二个胎儿娩出。

20. 解析：慢性羊水过多多发生于妊娠晚期，羊水可在数周内逐渐增多。孕妇子宫大于妊娠月份，腹部膨隆，腹壁皮肤发亮、变薄，检查时胎位不清，胎心遥远或听不到。

21. 解析：新生儿窒息胸外心脏按压不能恢复正常循环时，遵医嘱给予1∶100000肾上腺素0.1～0.3ml/kg，静脉或气管内注入；如心率仍＜100次/分，可根据病情酌情用纠酸、扩容剂，有休克症状者可给多巴胺或多巴酚丁胺；对其母在婴儿出生前6小时内曾用过麻醉药者，可用纳洛酮静脉注入或气管内滴注。

22. 解析：第二产程中应注意监测胎儿宫内状态，主要是对胎心率的评估，并注意羊水的性状。

23. 解析：原始心脏在胚胎发育第2周开始形成，约于第4周起有循环作用，到第8周心房和心室分隔基本完成，即形成四腔心脏。因此，心脏胚胎发育的关键时期是胚胎第2～8周，如果在这一时期心脏发育障碍，即可造成先心病。

24. 解析：宫颈棉球上药的护理要点：月经期或阴道出血者停止上药，以免引起逆行感染。患者为未婚女性，不宜用窥阴器，可用长棉签涂药。一般每天上药1次，7～10天为1个疗程。

25. 解析：先兆子痫除高血压、水肿、蛋白尿症状外，还有头痛、眼花、胃区疼痛、恶心、呕吐等症状。

26. 解析：①先兆流产：出血量少，下腹痛轻微，宫颈口未开，子宫大小与孕周相符。②难免流产：出血量多，腹痛加剧，宫颈口扩张；③不全流产：阴道出血不止，子宫小于停经周数，宫颈口已扩张，有部分妊娠物排出宫腔。④完全流产：阴道出血逐渐停止，腹痛逐渐消失，子宫接近正常大小；⑤稽留流产：宫颈口未开，胎心消失，子宫小于孕周；⑥习惯性流产：连续发生3次或3次以上自然流产。

27. 解析：单纯扁平骨盆为骨盆入口平面狭窄，胎头衔接受阻，不能入盆。中骨盆狭窄是持续性枕后位的主要原因；胎头俯屈不良和子宫收缩过弱是持续性枕后位的次要原因。

28. 解析：急性羊水过多多发生于妊娠

20～24周。病人出现呼吸困难，不能平卧，甚至出现发绀，孕妇表情痛苦，下肢及外阴部水肿、静脉曲张。根据题干所述，该患者诊断为羊水过多。考虑到辅助检查已排除胎儿畸形，且胎龄尚小，故采取腹腔穿刺放羊水进行治疗。

29. 解析：患者既往有三次早产史，且有少量阴道流血，考虑先兆早产，应尽量延长孕周，待胎肺成熟。

30. 解析：缺铁性贫血对孕妇的影响：轻度贫血影响不大，严重时，因心肌缺氧可导致贫血性心脏病；贫血使胎盘缺血、缺氧以致妊娠期高血压疾病的发生机率增加；贫血时对失血耐受性降低，易发生失血性休克；贫血使孕妇抵抗力降低，易发生产褥感染。

31. 解析：根据腹部被撞的外伤史及临床表现，考虑胎盘早剥；且胎心102次/分，考虑胎儿现在已经宫内缺氧，故应立即行剖宫产术，并做好子宫切除的准备。

32. 解析：急性感染伴发高热者，应有效控制感染和体温下降后再彻底清宫，避免因刮宫引起感染扩散和子宫穿孔。

33. 解析：前置胎盘的治疗原则：抑制宫缩、止血。纠正贫血和预防感染。

34. 解析：患者有停经史且临床表现为剧烈腹痛、阴道出血，结合后穹隆穿刺抽出2ml暗红色不凝血等情况来看，该患者符合宫外孕的临床表现和诊断标准，故应立即剖腹探查止血。

35. 解析：根据患者的经历和检查结果，初步判断其闭经的原因可能与心理应激有关，故进行心理疏导是治疗的基础。

36. 解析：产程图的横坐标为临产时间；纵坐标左侧为宫口扩张程度，右侧为先露下降程度；第一产程分为潜伏期和活跃期，后者又包括加速期、最大加速期和减速期。

37. 解析：细菌性阴道病是阴道内正常菌群失调导致的一种混合感染。阴道内因乳杆菌减少，pH升高，而其他细菌大量繁殖。临床表现为阴道分泌物增多，有鱼腥臭味，性交后加重。分泌物特点为匀质、稀薄、白色，并可查见线索细胞。治疗选用抗厌氧菌药物，主要有甲硝唑、替硝唑、克林霉素。一般不主张阴道冲洗，若阴道分泌物多，冲洗时宜选择酸性冲洗液以降低阴道pH值。

38. 解析：阴道口与阴唇系带之间有一浅窝，称为舟状窝（又称为阴道前庭窝），产妇受分娩影响后，此窝消失。

39. 解析：蒂扭转的典型症状是体位改变后突然发生一侧下腹剧痛，常伴恶心、呕吐甚至休克。双合诊检查可扪及压痛的肿块，以蒂部最明显。确诊后须立即手术。

40. 解析：黏膜下子宫肌瘤月经过多致继发性贫血，为子宫肌瘤手术适应证。

41. 解析：绒毛膜癌与侵蚀性葡萄胎的主要区别：后者只发生于葡萄胎排出后半年内，组织学检查有绒毛结构；绒癌除发生于葡萄胎排出后，也继发于流产、足月产、异位妊娠之后，组织学检查无绒毛结构。

42. 解析：黏膜下子宫肌瘤使宫腔增大，子宫内膜面积增加并影响子宫收缩，此外肌瘤可能使肿瘤附近的静脉受挤压，导致子宫内膜静脉丛充血与扩张，从而引起经量增多、经期延长。长期多量出血可造成失血性贫血。

43. 解析：葡萄胎排出后，仍有恶变的可能，故应定期随访，至少随访2年。葡萄胎清除后，每周查血或尿HCG 1次，阴性后每2周复查1次，然后每月查1次持续半年，半年后改为3个月查1次，第2年起改为每半年查1次，共随访2年。

44. 解析：产力是分娩的动力，产力中以子宫收缩力为主，子宫收缩力贯穿于分娩全过程。

45. 解析：多数子宫内膜癌生长缓慢，所以较早转移叙述不当。

46. 解析：妊娠晚期无痛性反复阴道流血是前置胎盘阴道流血的特征。前置胎盘的出血症状与阴道流血量成正比，严重时可引起休克。前置胎盘的阴道流血与外伤无关，且宫缩时阴道流血不会停止。

47. 解析：绒毛膜癌治愈，随访观察年限为5年。

48. 解析：子宫脱垂的临床分度：①Ⅰ度轻型：宫颈外口距处女膜缘<4cm，未达处女膜缘；②Ⅰ度重型：宫颈已达处女膜缘，阴道口可见宫颈；③Ⅱ度轻型：宫颈脱出阴道口，宫体仍在阴道内；④Ⅱ度重型：宫颈及部分宫体脱出阴道口；⑤Ⅲ度：宫颈与宫体全体脱出阴道口外。

49. 解析：输卵管结核是女性最常见的生殖系统结核，病变以双侧居多。输卵管增粗肥大，伞端外翻如烟斗嘴状是输卵管结核的特有表现。

50. 解析：急性乳腺炎的基本预防措施是定时哺乳，每次哺乳后排空剩余乳汁。

51. 解析：子宫内膜癌治疗后应定期随访，75%～95%复发在术后2～3年内。一般术后2～3年内每3个月随访1次，3年后每6个月1次，5年后每年1次。

52. 解析：小儿呼吸道的非特异性及特异性免疫功能均较差。婴幼儿体内的免疫球蛋白含量低，尤其以分泌型IgA（SIgA）为低，且肺泡巨噬细胞功能不足，乳铁蛋白、溶菌酶、干扰素、补体等数量和活性不足。

53. 解析：根据临床表现、体格检查及尿妊娠试验阳性，可判断该病例为典型的侵蚀性葡萄胎伴阴道转移。侵蚀性葡萄胎的转移灶常位于阴道前壁及穹隆，呈紫蓝色结节，破溃时引起不规则阴道流血，甚至大出血。

54. 解析：排卵后第6日受精卵滋养层形成时开始产生HCG，约1日后能测到外周血HCG。HCG于妊娠早期分泌量增加很快，妊娠8～10周达峰值，为50～100kU/L，以后迅速下降，至妊娠中晚期，仅为峰值的10%，持续至分娩。分娩后若无胎盘残留，于产后2周消失。

55. 解析：孕妇于妊娠18～20周时开始自觉胎动，胎动每小时3～5次。

56. 解析：妊娠早期叶酸缺乏会导致胎儿神经血管畸形；孕妇严重缺碘，婴儿可能会患呆小症，孕妇严重缺钙，会导致胎儿骨骼发育不良；婴儿患先天性心脏病和新生儿黄疸均与妊娠早期叶酸缺乏无关。

57. 解析：子宫肌瘤是女性生殖器中最常见的良性肿瘤，多见于育龄妇女。子宫肌瘤是激素依赖性肿瘤，其确切的病因尚不清楚，一般认为其发生和生长与雌激素长期刺激有关。雌激素能使子宫肌细胞增生肥大，基层变厚，子宫增大。雌激素还通过子宫肌组织内的雌激素受体起作用。

58. 解析：诊断性刮宫应于月经前或月经来潮6～12小时进行；黄体萎缩不全者应于经期第5天进行。

59. 解析：侵蚀性葡萄胎基本上继发于

良性葡萄胎，一般发生在葡萄胎清除术后6个月内。绒毛膜癌早期就可以通过血液转移到全身各组织器官，引起出血坏死，最常见的转移部位依次为肺、阴道、脑及肝。绒毛膜癌常可继发于葡萄胎、流产、足月产后。

60. 解析：新生儿窒息的血气分析：$PaCO_2$ 升高，PaO_2 降低，pH 下降。

61. 解析：人工授精是用器械将精液注入女性生殖道内取代性交使女性妊娠的技术。按精液来源不同，分为丈夫精液人工授精（AIH）和供精者精液人工授精（AID）。AIH 适用于男方患性功能障碍和女方宫颈管狭窄、宫颈黏液异常、抗精子抗体阳性等。本案患者宫颈黏液存在抗精子抗体，治疗无效，应接受的治疗方案是人工授精。

62. 解析：可能涉及肠道的手术患者，术前3天进少渣饮食，每天用肥皂水洗肠一次或20%甘露醇250ml加等量水口服；术前1天禁食，给予静脉补液，术前日晚及术日早晨行清洁灌肠。若手术不涉及肠道，仅于术前1天下午给予洗肠液洗肠。嘱患者进入手术室前排空膀胱，根据需要术中或术后留置尿管。阴道准备从术前3日开始，每日阴道冲洗或擦拭2次。术日早晨行阴道消毒，消毒时应特别注意阴道穹隆的消毒。

63. 解析：子宫肌瘤按肌瘤生长部位可分为宫体肌瘤（90%）和宫颈肌瘤（10%）。

64. 解析：异位内膜可侵犯全身任何部位，绝大多数侵犯盆腔脏器和壁腹膜，以卵巢最常见，其次为宫骶韧带。发生于卵巢者，易形成卵巢子宫内膜异位囊肿，内含暗褐色、似巧克力黏糊状陈旧血，又称为卵巢巧克力囊肿。

65. 解析：该患者妊娠已足月，贫血症状严重，红细胞 $2.5\times10^{12}/L$，血红蛋白56g/L，红细胞压积26%，考虑为重度缺铁性贫血，治疗应多次少量输红细胞悬液或全血。缺铁性贫血呈小细胞低色素性贫血，血红蛋白 $<110g/L$，血细胞比容（红细胞压积）<0.33 或红细胞计数 $<3.5\times10^{12}/L$，可诊断为妊娠期贫血。血清铁 $<6.5mmol/L$ 即可诊断缺铁性贫血。妊娠合并缺铁性贫血者，轻度贫血可调整饮食、补充铁剂，常给予硫酸亚铁或琥珀酸亚铁口服，同服维生素C以促进铁的吸收。如为重度贫血，血红蛋白 $\leq 60g/L$，在妊娠后期或因严重胃肠道反应不能口服铁剂者，可用右旋糖酐铁或山梨醇铁，深部肌内注射；接近预产期或短期内需行剖宫产者，应多次少量输红细胞悬液或全血。

66. 解析：妊娠中晚期并发病毒性肝炎需保护肝脏，积极防治肝性脑病。

67. 解析：由于产程中孕妇体力消耗大，肌肉活动增强，使储存的糖原分解消耗，同时进食量不稳定，容易引起低血糖，所以产时处理要特别注意休息，给予适当的饮食，注意产程的进展，尽量减少体力消耗，缩短产程。临产前不可一次大量皮下注射胰岛素。

68. 解析：分娩时，产妇用力屏气，腹壁肌及胎盘血流灌注不足，导致母体血氧含量不足，易导致胎儿窘迫。

69. 解析：该产妇临产后矢状缝位于骨盆左斜位上，小囟门位于骨盆左后方，大囟门位于骨盆右前方，判断胎儿胎位为枕左后位。枕右后位时，矢状缝位于骨盆右斜位上，小囟门位于骨盆右后方，大囟门位于骨盆左前方。持续性枕横位时，矢状缝与骨盆横径一致，前后囟门分别位于骨盆两侧后方。

70. 解析：铁剂应在饭后或餐中服用，以减少对胃肠道的刺激。

71. 解析：宫内节育器的放置时间宜选在月经干净后3~7天。

72. 解析：放置宫内节育器的禁忌证：急、慢性生殖道炎症，生殖器官肿瘤，月经紊乱，子宫畸形，宫颈口过松，重度陈旧性宫颈裂伤，子宫脱垂，严重全身性疾病。体温37℃不能诊断为感染。

73. 解析：放置节育器的术后指导包括休息3天，1周内避免重体力劳动，2周内禁盆浴和性生活，术后1个月、3个月、6个月及1年各复查一次，以后每年复查。

74. 解析：接近绝经期妇女仍需避孕，直到绝经后1年可取出宫内节育器。腰酸、轻度腹痛者不须取出。月经量略增加一般1年后会逐渐好转。带器妊娠是取出宫内节育器的适应证。

75. 解析：根据患者宫颈后唇菜花状肿物累及后穹隆，双侧附件未及明显异常，说明癌灶已超出宫颈，累及阴道，但未达阴道下1/3，无宫旁浸润，故正确分期应是ⅡA期，

76. 解析：宫颈浸润癌的手术治疗适用于ⅡA期前的患者，该病例为ⅡA，因此，选择根治性子官切除术及盆腔淋巴结切除术。

77. 解析：难免流产指流产不可避免，在先兆流产基础上，阴道流血量增多，阵发性下腹痛加剧。妇科检查：子宫大小与停经周数相符或略小，宫颈口已扩张，但组织尚未排出。

78. 解析：一旦确诊难免流产后，应尽早使胚胎及胎盘组织完全排除，以防止发生出血和感染。

79. 解析：护士应监测患者的体温、血象，以及阴道流血、分泌物的性质、颜色、气味等，并严格执行无菌操作规程，加强会阴部护理。指导孕妇使用消毒会阴垫，保持会阴部清洁，维持良好的卫生习惯。并按医嘱进行抗感染处理。

80. 解析：根据患者年龄、症状、体征应首先考虑的诊断为子宫肌瘤。

81. 解析：子宫肌瘤月经过多致继发贫血，需手术治疗，可行肌瘤切除术。

82. 解析：该患者术后定期随访即可。

83. 解析：根据症状及体征，考虑前置胎盘。B型超声检查是确诊前置胎盘的常用方法。

84. 解析：前置胎盘患者禁忌肛查。

85. 解析：无诱因、无痛性反复阴道流血是前置胎盘的主要症状。子宫大小与停经月份一致，胎方位清楚，胎心可正常。

86. 解析：妊娠接近足月的前置胎盘患者，应积极采取措施终止妊娠，剖宫产为主要手段。

87. 解析：停经是妊娠最早与最重要的症状。本例患者阴道内有胚胎样组织，宫体6周妊娠大小，有大量阴道流血，考虑为难免流产，故停经史是首先应补充的病史。

88. 解析：难免流产一旦确诊，应尽早使胚胎和胎盘组织完全排出，刮出物送病检。

89. 解析：患者考虑为难免流产，休克状态，此时应积极采取措施，抢救休克，同时协助手术。

90. 解析：侵蚀性葡萄胎和绒毛膜癌的组织学区别为是否能见到绒毛结构，无绒毛结构者为线毛膜癌。

91. 解析：葡萄胎排空后 1 年以上发病者一般为绒毛膜癌，半年内发病者多为侵蚀性葡萄胎。

92. 解析：胎盘早剥典型临床为突然发生的腹部持续性疼痛，其隐性剥离可形成胎盘后血肿，其阴道出血量和贫血程度不一致。

93. 解析：少量阴道流血，伴轻微下腹痛，宫颈口未开，属于先兆流产的表现。

94. 解析：妊娠晚期或临产时无痛性反复阴道出血是前置胎盘的典型表现。

95. 解析：分娩阻滞，剧烈疼痛，宫缩停止，病情恶化，是子宫破裂的征象。

96. 解析：胎头于宫缩时暴露于阴道口，当宫缩间歇时又缩回阴道内，称为胎头拨露。

97. 解析：随着产程进一步发展，在宫缩间歇时，胎头也不再回缩，此时胎头双顶径已越过骨盆出口，称为胎头着冠。

98. 解析：早期减速一般发生在第一产程后期，为宫缩时抬头受压引起，不受孕妇体位或吸氧而改变。

99. 解析：当脐带受压或脐带绕颈发生时，由于迷走神经受到刺激兴奋反射引起胎心率迅速下降且幅度大，但可以迅速恢复。胎心监护图上表现为变异减速。

100. 解析：过期妊娠后，胎盘功能逐渐减退，其表现为子宫内羊水量迅速减少。羊水过少，胎儿尚未分娩，胎儿在宫内常处于缺血、缺氧等不利环境，胎心监护图上表现为晚期减速。

专业实践能力

1. C	2. A	3. B	4. A	5. E
6. A	7. B	8. D	9. E	10. D
11. B	12. C	13. C	14. E	15. C
16. C	17. D	18. E	19. D	20. B
21. C	22. D	23. C	24. A	25. A
26. C	27. E	28. C	29. B	30. C
31. A	32. A	33. B	34. B	35. B
36. D	37. D	38. B	39. C	40. B
41. D	42. C	43. D	44. E	45. E
46. C	47. B	48. C	49. C	50. B
51. A	52. E	53. C	54. A	55. D
56. D	57. B	58. B	59. C	60. D
61. C	62. A	63. D	64. A	65. B
66. D	67. B	68. E	69. E	70. E
71. B	72. D	73. B	74. B	75. C
76. A	77. D	78. C	79. C	80. D
81. C	82. D	83. A	84. B	85. A
86. A	87. B	88. A	89. D	90. C
91. A	92. D	93. C	94. A	95. B
96. B	97. D	98. C	99. D	100. E

1. 解析：臀先露宫口开大时，为了使宫颈及阴道充分扩张，可于消毒外阴后用无菌巾“堵”阴道口，宫口已开全再堵容易引起胎儿窘迫或子宫破裂。此案例中，胎膜已破，无宫缩乏力，不需要行人工破膜和静滴缩宫素加强宫缩。臀先露在胎头尚未娩出前应禁止使用缩宫素，避免因宫颈收缩造成胎头嵌顿，引起死产。初产妇常规行会阴切开术。

2. 解析：初产妇乳房胀痛，手感有硬结郁积，乳头红肿、有皲裂，畏惧哺乳，新生儿以人工喂养为主，考虑此时最重要的护理诊断为母乳喂养无效。

3. 解析：产褥期应保持病室安静舒适，冷暖适宜，空气新鲜，保证产妇得到足够的休息，鼓励产妇适当早期下床活动及做产后保健操。加强营养，给予高蛋白、高热量、高维生素、易消化的饮食，增强抵抗力；密切观察病情，指导患者采取半卧位或者抬高床头，促进恶露引流。2 周后可从事少量家务活动，避免蹲或站立太久，提重物和重体力劳动等，以免导致子宫脱垂。

4. 解析：机械性因素，如腹部受到撞击、挤压、摔伤等都可造成胎盘早剥。

5. 解析：为预防羊水栓塞，不在宫缩时行人工破膜，故人工破膜宜在宫缩间歇期。

6. 解析：产妇于产后过早参加重体力劳动，会使其在盆底组织没有完全恢复情况下，腹压增加，易发生子宫脱垂。

7. 解析：为预防孕妇发生便秘，护士最好指导产妇养成定时排便的习惯，多食粗纤维的食物。

8. 解析：婴儿抚触一般在出生后 24 小时开始，应在沐浴后和两次哺乳之间进行，每次抚触 10 ~ 15 分钟，每天 2 ~ 3 次。抚触时室温应在 28℃以上，全裸时可使用调温的操作台，温度为 36℃左右。

9. 解析：根据病史及体征，该产妇出血不止的原因应该是存在凝血功能障碍。

10. 解析：新生儿消化道面积相对较大，有利于吸收。胃呈水平位，贲门括约肌发育较差，幽门括约肌发育较好，易发生溢乳和呕吐，但是呕吐频繁不属于生理情况。

11. 解析：双胎妊娠第一个胎儿娩出后，应协助扶正第二个胎儿的胎位，密切观察产程，及时发现脐带脱垂或胎盘早剥。

12. 解析：先兆流产表现为停经后先出现少量阴道流血，出血量比月经少，有时伴有轻微下腹痛，腰痛。妇科检查子宫大小与停经周数相符，宫颈口未开，胎膜未破，妊娠产物未排出。该患者符合先兆流产的表现。临床常见的流产类型：①不全流产：阴道出血不止，子宫小于停经周数，宫口扩张，有组织排出。②完全流产：出血逐渐停止，腹痛消失，子宫大小正常或略大。③难免流产：出血量多，腹痛加剧，宫口扩张。④复发性流产：流产连续发生 3 次或 3 次以上。

13. 解析：产后两小时内如宫底上升，宫体变软，可能是有宫腔积血，应按摩子宫以刺激子宫收缩，排出血块，预防产后出血。

14. 解析：妊娠合并病毒性肝炎的产妇不宜哺乳，回奶不用对肝有损害的雌激素。

15. 解析：妊娠合并心脏病孕产妇的护理：休息时宜左侧卧位；妊娠 16 周开始限制食盐的摄入；第二产程嘱咐产妇不宜屏气用力，以免腹压增高加重心衰；心功能Ⅲ级及以上产妇应及时回乳。

16. 解析：不宜再妊娠者，可在产后1周行绝育术。

17. 解析：由于产检结果示胎心170次/分，羊水Ⅱ度污染，为防止出现胎儿宫内窘迫和感染，应立即分娩，又因产妇宫口未开，所以应进行剖宫产手术。

18. 解析：发生羊水栓塞，应立即纠正呼吸循环衰竭、抗过敏、防感染、防止凝血功能障碍。

19. 解析：分泌期：月经周期的第15～28日，与卵巢周期中的黄体期相对应。黄体分泌的雌激素与孕激素使增殖期内膜继续增厚，腺体更增长弯曲，出现分泌现象；血管迅速增加，更加弯曲；间质疏松并水肿。

20. 解析：中央性前置胎盘不适合阴道分娩，只能行剖宫产。

21. 解析：糖尿病产妇即使接受胰岛素治疗，母乳也不会对新生儿产生不良影响。糖尿病产妇产后需重新评估胰岛素的需要量，预防产褥期感染，鼓励母乳喂养。

22. 解析：妊娠40周，LOA，因阴道流水16小时无宫缩，考虑该孕妇发生了胎膜早破。足月胎膜早破者，无剖宫产指征者破膜后12小时内应积极引产，可做阴道检查了解宫颈条件，对于宫颈成熟的孕妇，缩宫素引产是首选方法。检查血白细胞及分类，及时发现感染征象，胎膜破裂超过12小时遵医嘱应用抗生素。宫颈不成熟且无阴道分娩禁忌证者，可应用前列腺素制剂促宫颈成熟。

23. 解析：①原位癌：只局限于上皮内。②1a期：间质浸润＜3mm。③1b期：间质浸润≥3～5mm。④2A期：阴道上2/3的转移。⑤2B期：宫旁浸润，未达骨盆壁。⑥3期：阴道下1/3和（或）骨盆壁，和（或）肾，和（或）盆腔，和（或）腹主动脉淋巴结。⑦4A期：膀胱直肠转移。⑧4B期：更远转移。

24. 解析：子宫内膜增生期为月经周期的5～14天。

25. 解析：目前国际上倾向于将宫口扩张4cm作为活跃期的起点。进入扩张最大加速期，不宜活动。

26. 解析：胎儿生长受限如有临产迹象可做肛查，胎先露部已达坐骨棘平面以下3cm者，应尽快助产经阴道娩出胎儿。

27. 解析：外阴、阴道手术患者术后指导、出院指导：嘱病人避免使用增加腹压的动作，如蹲、用力大便等，以免增加切口局部的张力，影响切口的愈合；逐渐增加活动量，避免重体力劳动；保持外阴部清洁，防止感染；出院1个月后门诊检查术后恢复情况，术后3个月再次门诊复查，经医生检查确定切口完全愈合后方可恢复性生活；休息过程中，如有切口异常应及时就诊。

28. 解析：妊娠合并急性肾盂肾炎治疗周期最短2～3周，完成治疗后7～10天取尿液复查尿培养。

29. 解析：无排卵性功能失调性子宫出血是子宫内膜受单一雌激素刺激而无孕酮对抗，引起雌激素突破性出血或撤退性出血。

30. 解析：心脏病不影响患者受孕，但在心功能Ⅰ～Ⅱ级，无心力衰竭病史，而且无其他并发症的患者，在密切监护下可以妊娠，必要时给予相应的治疗。

31. 解析：如维生素缺乏，胎儿及孕妇易发生贫血和坏血病，易造成早产和流产，使胎膜形成不良，易发生胎膜早破。

32. 解析：胎膜早破孕妇未临产时，应住院待产，严密注意胎心音的变化。

33. 解析：完全性前置胎盘：子宫颈内口全部为胎盘组织所覆盖，又称中央性前置胎盘，初次出血早，在妊娠28周左右，反复出血次数频繁，量较多，有时一次大量阴道流血即可使病人陷入休克状态。

34. 解析：死产是指胎儿在分娩过程中死亡；流产是指妊娠不足28周，胎儿体重不足1000g而终止者；早产指妊娠满28周但不满37周分娩者；滞产是指生产过程延长或停顿；死胎是妊娠20周以后，胎儿在子宫内死亡。

35. 解析：分娩期孕妇一旦发现子宫先兆破裂，首先应停止一切操作，抑制宫缩。

36. 解析：应指导绒毛膜癌化疗的患者进食高蛋白、高维生素、易消化的饮食，鼓励病人多进食，以增加机体抵抗力。

37. 解析：输卵管通液术的禁忌证：①生殖器官急性炎症或慢性盆腔炎急性或亚急性发作者；②月经期或有不规则阴道流血者；③有严重的心、肺疾患者；④碘过敏者不能做输卵管造影术；⑤术前体温>37.5℃者；⑥可疑妊娠者。

38. 解析：双胎妊娠应预防贫血、妊娠期高血压疾病的发生，防止早产、羊水过多、产前出血的发生。双胎妊娠最常见的并发症是产程延长，产后出血。

39. 解析：妊娠5个月末：脐下1横指。妊娠6个月末：脐上1横指。妊娠7个月末：脐上3横指。妊娠8个月末：脐与剑突之间。妊娠9个月末：剑突下2横指。

40. 解析：发生以下情况时应立即终止妊娠：宫颈条件成熟、胎儿体重≥4000g或胎儿宫内生长受限、12小时内胎动<10次或NST呈无反应型、OCT阳性或可疑、尿持续低E/C值、羊水过少或胎粪污染、并发重度先兆子痫或子痫等。

41. 解析：根据题干信息，考虑由于子宫收缩乏力导致潜伏期延长，静脉输注缩宫素后出现病理性缩复环，是子宫破裂的先兆，故此时应该停静脉输注缩宫素，抑制子宫收缩，并立即行剖宫产术，迅速结束分娩。

42. 解析：妊娠期高血压疾病患者，尤其是重度妊娠期高血压疾病患者，往往可发生肾功能障碍、胎盘早剥、胎儿生长受限、胎儿窘迫等母儿并发症，其中胎盘早剥是妊娠期高血压疾病最常见的产科并发症。

43. 解析：广义的会阴是指封闭骨盆出口的所有软组织，前为耻骨联合下缘，后为尾骨尖；狭义的会阴是指阴道口与肛门之间的软组织；会阴包括皮肤、肌肉、脂肪等软组织，不包括骨骼；会阴组织妊娠时变软，有利于分娩；会阴体厚3~4cm，由外向内逐渐变窄呈楔状。

44. 解析：缩宫素的应用不会影响产妇产后的心理。

45. 解析：骨盆最小平面即是中骨盆平面，前方是耻骨联合下缘，两侧为坐骨棘，后方是骶骨相应部位。

46. 解析：B型超声检查是诊断早期妊娠快速、准确的方法。阴道超声较腹部超声诊断早孕可提前1周。可在增大的子宫轮廓内，见到圆形或椭圆形光环，边界清楚，其内为无回声区。妊娠5周时可以在妊娠囊内见到有节律的胎心搏动，可确诊为早期妊娠，活胎。

47. 解析：脑出血是子痫发作时最主要的病理改变之一，是导致孕妇死亡的直接原因。急性肾功能衰竭虽然也是子痫发作时最主要的病理改变，但急性肾功能衰竭不会直接引发孕妇死亡。大多数子痫孕妇无心脏病史也无肝炎表现。Ⅲ度胎盘早剥不是孕妇死亡的直接原因，需并发弥散性血管内凝血。

48. 解析：从症状及体征来看，考虑该患者为异位妊娠破裂出血。阴道后穹隆穿刺抽出不凝血是确诊异位妊娠破裂出血的直接方法。

49. 解析：紧急避孕是指在无保护性措施的性生活后或避孕失败后一定时间内采取的防止妊娠的避孕方法，不应作为常规避孕方法。常用的紧急避孕方法有激素类药物和非激素类药物，激素类紧急避孕药的主要成分是大剂量孕激素，米非司酮属非激素类药物，其使用时间是在无保护性交后 3 天内使用。

50. 解析：枕先露胎儿胎头仰伸时，胎儿双肩径沿右斜径进入骨盆入口。

51. 解析：胎心音在胎儿背侧听得最清楚。

52. 解析：卡介苗在出生后 24 小时后即可接种，乙肝疫苗第一针在出生后 24 小时内接种。

53. 解析：妊娠 16 周末宫高在脐耻之间，妊娠 20 周末宫高在脐下一横指，妊娠 24 周末宫高在脐上一横指，妊娠 28 周末宫高在脐上三横指，妊娠 32 周末宫高在脐与剑突之间。

54. 解析：为了便于理解分娩过程时胎儿通过骨产道的过程，一般将骨盆腔分为 3 个假想平面。骨盆入口平面前方为耻骨联合上缘，两侧为髂耻缘，后面为骶岬前缘。是真假骨盆的交界面，呈横椭圆形。

55. 解析：初产妇第一产程需 11 ~ 12 小时，正常胎膜临近宫口开全时自然破裂，该产妇可继续观察。

56. 解析：分娩后，腹胀、腹痛，叩诊耻骨联合上鼓音，为尿潴留的表现。

57. 解析：临产前宫颈管的长度为 2 ~ 3cm。

58. 解析：应保持新生儿脐带清洁、干燥。方法是用碘伏棉签从脐带根部以环形的方式向外涂抹，直径为 5cm 大小，然后再用 75% 乙醇棉签以同样的方式涂抹，以助其干燥。脐带不要包扎，可促进脐带干燥脱落及预防感染。一般脐带在出生后 7 天左右自然脱落。

59. 解析：产褥期表现正常，早期疼痛多为产后宫缩痛，有利于子宫复旧。

60. 解析：宫颈内口松弛者应于妊娠 14 ~ 16 周或更早些时间做子宫内口缝扎术。

61. 解析：胎头为适应骨盆纵轴而旋转，使其矢状缝与中骨盆及骨盆出口前后径相一致，称为内旋转。当俯屈下降时，枕部受肛提肌的收缩力将胎头推向前方，使枕部向前旋转 45°，即后囟转到耻骨弓下面，此时往往是在第一产程末完成内旋转动作。

62. 解析：协调性子宫收缩乏力是子宫收缩有正常节律性、极性及对称性，仅收缩力弱，间歇长，易造成产程延长。因宫腔压力小，对胎儿影响不大，可使用缩宫素加强宫缩。

63. 解析：恶性卵巢肿瘤早期常无症状，一旦出现腹胀症状或发现腹部肿块时疾病已至晚期。晚期时肿瘤广泛转移，患者可有腹痛、腰痛或下腹疼痛，末期患者出现明显消瘦、贫血、水肿、衰竭等恶病质表现。

64. 解析：胎头双顶径进入骨盆入口平面，颅骨最低点接近或达到坐骨棘水平，称为衔接。

65. 解析：发现胎膜早破应绝对卧床休息，抬高臀部，避免不必要的肛诊与阴道检查。

66. 解析：正常枕先露分娩机制的顺序：衔接、下降、俯屈、内旋转、仰伸复位、外旋转。

67. 解析：新生儿娩出后首先清理呼吸道；5 分钟内行 Apgar 评分；新生儿清洗前，印足印于新生儿病历上；娩出后半小时内早接触。

68. 解析：临床上以观察胎头下降的程度，作为判断产程进展的重要标志。

69. 解析：当阴道出血量多于月经量伴腹痛有可能是不全流产，应及时到医院就诊，以免出血过多引起休克。

70. 解析：结合题干可知患者及其丈夫对切除子宫顾虑重重，担心会影响夫妻生活，故护士应做好关于性生活机制及术后性生活注意事项的教育指导。

71. 解析：产前教育，告知分娩过程、可能产生的疼痛及原因，疼痛出现的时间及持续时间，让产妇有充分的思想准备，增加自信心。教会产妇及家人减轻分娩疼痛的方法，如呼吸训练和放松的方法，呼吸训练要教会产妇用腹式呼吸及屏气，有效的放松训练可使产妇在两次宫缩期间全身放松，甚至入睡。

72. 解析：卵巢过度刺激综合征多见于促性腺激素治疗期间，表现为恶心、呕吐、腹部不适、体重增加、卵巢增大、胸腔积液、腹水、少尿、水电解质平衡紊乱，肾衰竭、血栓形成等，严重者可危及生命。

73. 解析：绒毛膜癌化疗患者的护理：①口腔溃疡是化疗的常见副反应，应坚持餐后漱口，以预防口腔感染、溃疡。②由于白细胞下降，会引起免疫力下降，应指导病人经常擦身、更衣，保持皮肤干燥和清洁。③在自觉乏力、头晕时以卧床休息为主，尽量避免去公共场所，如非去不可，应戴口罩，加强保暖。④注意进食高营养、易消化食物，以增强机体抵抗力。⑤保持充足睡眠减少消耗。

74. 解析：分段诊断性刮宫主要适用于诊断子宫颈癌、子宫内膜癌，以及其他的子宫恶性肿瘤。一般诊断性刮宫主要适用于月经失调的判断、检查不孕症原因、异常子宫出血，需了解子宫内膜变化及其对性激素的反应。绝经后异常的子宫出血，应该进行诊断性的刮宫来明确病因。育龄期的异常子宫出血，诊刮可以达到止血之目的。

75. 解析：子痫发作时，首先应保持患者呼吸道通畅，以防窒息。

76. 解析：乙肝患者所生新生儿应隔离 4 周，预防 HBV 母婴垂直传播。

77. 解析：妊娠后期最好采用左侧卧位。妊娠早期和晚期禁止性生活，中期可以适当性生活。妊娠 18 ~ 24 周时进行超声检查。沐浴方式最好选用淋浴。孕期应做好乳房护理。

78. 解析：症状有尿频、白带异常、外阴疼痛，妇科检查表明侵袭尿道旁腺，考虑该病为淋病。

79. 解析：分泌物淋菌培养是诊断淋病的金标准，做宫颈分泌物涂片革兰染色。

80. 解析：淋病的首选药物为第三代头

孢菌素为主，故选头孢曲松钠。

81. 解析：淋病治疗结束后连续3次检查淋菌阴性方能确定为治愈。

82. 解析：髂棘间径25cm，骶耻外径20cm均属正常值，表明骨盆入口正常。坐骨结节径7.5cm，表明骨盆出口狭窄。宫口开大4cm，胎头仅为“0”，表明胎先露下降受阻。

83. 解析：产妇出现梗阻性难产，腹痛难忍，子宫下段压痛明显，宫缩过频、过强，胎心率减慢，是先兆子宫破裂的典型表现。

84. 解析：妊娠35周，为早产范围，同时第二产程已达到2小时，且宫缩减弱，有可能产程延长，综合考虑结合早产儿耐受性低等特点，需行会阴侧切术助产。

85. 解析：胎头露出阴道口时助产士即可判断头的大小，会不会造成大的会阴撕裂，故会阴侧切的时机应为胎头拨露时。

86. 解析：手术治疗适用于ⅠA～ⅡA的早期宫颈癌患者。对ⅠB～ⅡA期的癌肿采用子宫颈癌根治术及盆腔淋巴结清扫术。由于子宫颈癌较少转移至卵巢，卵巢正常者可考虑保留。

87. 解析：宫颈刮片细胞学检查常用于宫颈癌普查，也是目前发现宫颈癌前病变和早期宫颈癌的主要方法。

88. 解析：滴虫阴道炎的治疗分为局部治疗和全身治疗。局部治疗可选用甲硝唑阴道用药，置阴道穹隆部。

89. 解析：外阴阴道假丝酵母菌病的治疗原则：制霉菌素栓剂或克霉唑栓剂或咪康唑栓剂置于阴道内，每晚1粒或1片，连用7～10天。

90. 解析：尖锐湿疣以局部用药为主，也可用冷冻治疗、二氧化碳激光治疗，大的尖锐湿疣可行手术治疗。

91. 解析：B超是诊断早期妊娠快速、准确的方法。

92. 解析：基础体温测定是判断有无排卵的简单可行的方法。

93. 解析：子宫颈癌病变多发生在宫颈外口的原始鳞－柱交接部与生理性鳞－柱交接部间所形成的移行带区。所以子宫颈癌早期会出现接触性出血。

94. 解析：子宫内膜癌病变多发生在子宫底部的子宫内膜，以两侧子宫角附近多见。目前病因尚不清楚。

95. 解析：子宫内膜异位症的基本病理变化为异位子宫内膜随卵巢激素变化而发生周期性出血，从而导致周围纤维组织增生和粘连形成。

96. 解析：子宫颈癌的患病年龄分布呈双峰状。

97. 解析：由于卵巢位于盆腔内，无法直接窥视，且卵巢癌早期无明显症状，又缺乏完善的早期诊断和鉴别方法，一旦发现往往已属晚期病变。晚期病变治疗效果不佳，死亡率居妇科恶性肿瘤之首，所以卵巢癌已经成为当今妇科肿瘤中危险最大的疾病。

98. 解析：中骨盆横径也称坐骨棘间径，是两侧坐骨棘之间的距离，平均长约10cm。

99. 解析：出口后矢状径是自骶尾关节到坐骨结节间径中点间的距离，平均长约8.5cm。

100. 解析：出口前后径是耻骨联合下缘至骶尾关节间的距离，平均长11.5cm。

模拟试卷（二）答案与解析

基础知识

1. A	2. B	3. B	4. B	5. A
6. C	7. A	8. A	9. B	10. D
11. B	12. A	13. A	14. B	15. B
16. D	17. A	18. E	19. C	20. D
21. D	22. E	23. E	24. C	25. A
26. C	27. B	28. B	29. D	30. E
31. C	32. A	33. B	34. E	35. E
36. C	37. A	38. E	39. C	40. B
41. D	42. C	43. B	44. B	45. B
46. C	47. B	48. D	49. D	50. E
51. D	52. C	53. B	54. D	55. D
56. C	57. B	58. A	59. B	60. C
61. B	62. C	63. E	64. A	65. A
66. B	67. C	68. E	69. E	70. B
71. A	72. C	73. D	74. E	75. D
76. C	77. B	78. C	79. B	80. C
81. A	82. C	83. E	84. D	85. E
86. B	87. A	88. D	89. A	90. D
91. B	92. C	93. D	94. C	95. E
96. C	97. E	98. B	99. D	100. A

1. 解析：特发性血小板减少性紫癜急性型临床较少见，多见于儿童，起病前常有感染病史，起病急，可有发热，出血症状重，病程短，多数呈自限性。特发性血小板减少性紫癜慢性型临床多见，多见于青年女性，起病缓慢且不易觉察，女性患者常以月经过多为主要表现，一般出血症状较轻，贫血多为首发表现，病程长，多反复发作，迁延不愈。

2. 解析：急性肾盂肾炎泌尿系统的表现为尿频、尿急、尿痛，多伴有腰痛、肾区不适，肋脊角压痛和叩击痛阳性。可有脓尿和血尿，尿沉渣镜检白细胞 >5 个/HP，出现白细胞尿、白细胞管型提示肾盂肾炎，具有诊断意义。

3. 解析：按照蜕膜与囊胚的关系，可将蜕膜分为底蜕膜、包蜕膜及真蜕膜 3 部分。囊胚着床部位的子宫内膜为底蜕膜，会发育成胎盘的母体部分。覆盖在囊胚上面的蜕膜为包蜕膜，底蜕膜及包蜕膜以外覆盖子宫腔其他部分的蜕膜为真蜕膜。

4. 解析：子宫内膜增殖期：月经后上皮细胞开始从内膜腺体的断端增生，向上覆盖子宫黏膜的表面。约在月经周期第 5 ~ 10 天时，子宫内膜很薄，腺体散在、稀疏、腺管狭窄而直，腺腔面平整。在月经周期第 11 ~ 14 天，内膜变厚呈波浪形，腺体及间质明显增生，腺体数目增多。

5. 解析：母乳中含有较多的免疫因子。母乳，尤其是初乳中含 SIgA，能有效抵抗病原微生物的侵袭。

6. 解析：劳力性呼吸困难是左心衰竭最早出现的症状，系因运动使回心血量增加，左心房压力升高，加重了肺淤血。

7. 解析：产前诊断重点评估孕妇是否存在下列高危因素：年龄 <18 岁或 >35 岁；残疾；遗传性疾病病史；既往有无流产、异位妊娠、早产、死产、死胎、难产、畸胎史；有无妊娠并发症，如心脏病、肾脏病、肝脏病、高血压、糖尿病等；有无妊娠并发症，如妊娠期高血压疾病、前置胎盘、胎盘早剥、羊水异常、胎儿宫内发育迟缓、过期妊娠、母儿血型不符等。

8. 解析：甲状腺危象表现为原有的甲亢症状加重，并出现高热、大汗、心动过速（心率 >140 次/分）、烦躁不安、谵妄、呼吸急促、恶心、呕吐、腹泻，严重者可有心力衰竭、休克及昏迷等。

9. 解析：开放性气胸伤侧肺内压高于健侧，纵隔向健侧移位，进一步使健侧肺扩张受限。呼气、吸气时，两侧胸膜腔压力不均衡出现周期性变化，使纵隔在吸气时移向健侧，呼气时移向伤侧，称为纵隔扑动。

10. 解析：正常人排尿后膀胱内没有或有极少残余尿（5ml 以下），如果残余尿超过 50ml，则提示膀胱逼尿肌已处于失代偿状态。

11. 解析：胎动是胎儿在子宫内冲击子宫壁的活动。一般初孕妇在妊娠 18 ~ 20 周时开始自觉有胎动。

12. 解析：前列腺增生是老年人常见病，而进行性排尿困难是前列腺增生最重要的症状。

13. 解析：伤寒杆菌随病人或带菌者的粪、尿排出，通过污染的水、食物、日常生活接触，以及苍蝇、蟑螂等经消化道传播。水源污染是传播本病的重要途径，可引起暴发流行。

14. 解析：病毒性心肌炎发病后 3 周内相隔 2 周的两次血清 CVB 中和抗体滴度呈 4 倍或以上增高，或一次高达 1∶640 为可能的病因诊断指标。

15. 解析：伤寒患者的血常规：白细胞总数及中性粒细胞减少，嗜酸性粒细胞减少或消失。

16. 解析：妊娠 12 周时子宫约为非妊娠时的 3 倍，可在耻骨联合上方触及。

17. 解析：十二指肠溃疡多发生在球部，前壁比后壁多见，偶尔溃疡见于球部以下部位。

18. 解析：流行性脑脊髓膜炎的血常规：白细胞总数及中性粒细胞计数均增高。

19. 解析：足月儿是指胎龄满 37 周至未满 42 周的新生儿。正常体重儿指出生体重在 2500 ~4000g 的新生儿。适于胎龄儿指出生体重在同胎龄儿平均体重第 10 ~90 百分位者。该新生儿胎龄 38 周，为足月儿；出生体重 2700g，其出生体重在同胎龄儿平均体重的第 15 百分位，在 10 ~90 百分位的范围，为适于胎龄儿。

20. 解析：胆道疾病是急性胰腺炎最常见的病因。胰管梗阻、酒精中毒和暴饮暴食可引起急性胰腺炎，高脂血症、高钙血症等可以导致急性胰腺炎，急性流行性腮腺炎、甲型流感、柯萨奇病毒感染等可能累及胰腺。

21. 解析：妊娠期子宫体明显增大变软，妊娠晚期子宫多呈不同程度的右旋。宫腔容积由非妊娠时的 5ml 增至足月妊娠时的 5000ml。妊娠时阴道黏膜着色、增厚、皱襞增多，结缔组织变松软，伸展性增加。子宫颈管腺体分泌增多，以防止细菌侵入。

22. 解析：自身免疫性胃炎产生壁细胞抗体和内因子抗体，导致胃体黏膜萎缩，壁细胞损伤，酸分泌减少，内因子减少，从而使维生素 B_{12} 吸收不良，维生素 B_{12} 可以协助叶酸调节红细胞生成，并有利于铁的吸收，因此自身免疫性胃炎可引起恶性贫血。

23. 解析：患者饮酒后出现呕血多为酒精损伤胃黏膜而引起的急性出血。

24. 解析：细菌、病毒和寄生虫感染后均可引起急性肾小球肾炎，但多见于链球菌感染后。

25. 解析：子宫位于骨盆腔中央，呈倒置的梨形，前面扁平，后面稍凸出，是产生月经和孕育胎儿的空腔器官。

26. 解析：假性尿失禁是指膀胱功能完全失去代偿，膀胱过度充盈，压力增高，而引起尿液不断溢出，又称为充溢性尿失禁。

27. 解析：贫血是指人体外周血红细胞容量减少，低于正常范围下限不能运输足够的氧至组织而产生的综合征。我国血液病学家认为在我国海平面地区，成年男性 Hb < 120g/L，成年女性（非妊娠）Hb < 110g/L，孕妇 Hb < 100g/L 就有贫血。

28. 解析：输卵管为一对细长而弯曲的管，内侧与子宫角相连，外端游离，与卵巢靠近，全长 8 ~14cm，是精子和卵子相遇的场所。

29. 解析：糖尿病患者感染后出现极度乏力、多尿、食欲不振、恶心、呕吐、呼吸深快等呼吸性酸中毒的症状，首先考虑是糖尿病酮症酸中毒。

30. 解析：多数吉兰 – 巴雷综合征的患者发病前 1 ~4 周有上呼吸道和消化道感染症状，首发症状常为四肢对称性肌无力，呈对称性弛缓性瘫痪，自肢体远端向近端发展，伴肢体远端感觉异常和（或）手套、袜套样感觉。典型的脑脊液改变为细胞数正常，而蛋白质明显增高，称蛋白 – 细胞分离现象，通常在发病后第3周最明显。患者1周前有感冒的症状，出现四肢无力、吞咽困难。脑脊液细胞正常，蛋白明显升高，符合吉兰-巴雷综合征的诊断，属于脑神经受损。

31. 解析：支气管哮喘发作时由于广泛的小气道痉挛，表现为典型的呼气性呼吸困难。吸气性呼吸困难主要因大气道堵塞引起；进行性呼吸困难，是从病程上对呼吸困难进行的描述，是由于心肺功能进行性下降所致，如COPD等疾病；夜间阵发性呼吸困难是心力衰竭的典型表现。

32. 解析：胃壁的淋巴液最后汇入胸导管。

33. 解析：确诊膀胱破裂最可靠的方法是膀胱造影，若造影剂有外漏，则为膀胱破裂。排泄性尿路造影不能完全提示损伤部位在膀胱；膀胱镜检查可能会引起尿路的损伤；导尿试验是根据膀胱破裂后尿液会外渗或漏入腹腔而使膀胱空虚的原理，将一定量液体注入膀胱内并停留数分钟后，若抽出液体量少于注入量则提示膀胱破裂的可能性大；置尿管导出血尿对膀胱破裂的诊断没有特异性。

34. 解析：意识障碍是人对外界环境刺激缺乏反应的一种精神状态。可通过患者的语言反应、对疼痛刺激的反应、瞳孔对光反应、吞咽反应、角膜反射等来判断意识障碍的程度。深昏迷时患者对任何刺激均无反应，瞳孔对光反射、咳嗽反射、吞咽反射和角膜反射等均消失，伴有生命体征的改变。

35. 解析：肺炎链球菌肺炎是由肺炎链球菌（或称肺炎球菌）所引起的肺炎，居社区获得性肺炎的首位。起病急骤，有寒战，高热呈稽留热，伴胸痛、呼吸困难、咳嗽、咳痰。一般初期为刺激性干咳，咳少量黏液，典型者痰液可呈铁锈色。X线检查可见肺病变部呈大片均匀、致密阴影，局限于一叶或一肺段。患者突然寒战高热，胸片示右上肺大片状阴影，符合肺炎链球菌肺炎的诊断。

36. 解析：慢性子宫颈炎多由急性子宫颈炎转变而来，多见于分娩、流产或手术损伤宫颈后，病原体侵入而引起感染。也有部分患者无急性子宫颈炎的症状，直接发生慢性子宫颈炎。

37. 解析：滴虫性阴道炎患者可用0.5%醋酸或1%乳酸或1:5000高锰酸钾溶液阴道灌洗，每日1次，7~10天为1个疗程。

38. 解析：胆总管下端通畅者取石后放置“T”型管，其目的为：引流胆汁和减压；引流残余结石；支撑胆道。

39. 解析：前列腺增生所引起的临床表现，主要是由于尿道前列腺部受到增生前列腺的压迫而引起尿路梗阻所产生。排尿困难症状的出现主要决定于增生的部位、梗阻的程度、病变发展的速度，以及是否合并感染和结石，与前列腺本身的增生程度，是否癌变、钙化无关。

40. 解析：慢性支气管炎临床分型可分为单纯型和喘息型。

41. 解析：急性呼吸道感染是慢性肺源性心脏病急性发作的主要诱因，常导致肺、心功能衰竭。

42. 解析：机体缺氧、高碳酸血症和呼吸性酸中毒均可导致肺小动脉血管收缩、痉挛，肺血管阻力增高，形成肺动脉高压。

43. 解析：病原菌检测是确诊的主要依据。

44. 解析：呼吸性酸中毒失代偿时：

$PaO_2 < 60mmHg$；$PaCO_2 > 50mmHg$；动脉血氧饱和度<75%，血 pH 常降低。

45. 解析：外阴阴道假丝酵母菌病患者可用2% ~4%碳酸钠溶液阴道灌洗或坐浴，每日1次，10次为1个疗程。

46. 解析：细菌性肺炎最常见的病原菌是肺炎球菌，其次为葡萄球菌、肺炎杆菌。

47. 解析：充血性心力衰竭是慢性风湿性心瓣膜病的主要致死原因之一。

48. 解析：结核性腹膜炎由于慢性炎症导致腹膜增厚，触诊腹部有柔韧感，似揉面团的感觉，称“揉面感”。

49. 解析：颅底部硬脑膜与基底粘连较紧，容易随骨折撕破。颅底与鼻及中耳鼓室相邻近，所以颅底骨折会出现脑脊液鼻漏或耳漏。颅底骨折常因出现脑脊液漏而确诊。眼睑淤血、球结膜下出血、呕吐、严重头痛并不是颅底骨折特异性的表现。

50. 解析：龛影见于胃溃疡、结肠溃疡等病变。肠梗阻时，小肠内容物停滞，气体、液体分离，一般在梗阻4 ~6小时后，腹部X线可见多个气液平面及胀气肠袢；空肠梗阻时，空肠黏膜环状皱襞可显示鱼肋骨刺状改变。回肠扩张的肠袢多，可见阶梯状的液平面。蛔虫堵塞者可见肠腔内成团的蛔虫成虫体阴影。肠扭转时可见孤立、突出的胀大肠袢。麻痹性肠梗阻时，胃泡影增大，小肠、结肠全部胀气。当怀疑肠套叠、乙状结肠扭转或结肠肿瘤时，可行钡剂灌肠或CT检查，以明确梗阻的部位和性质。

51. 解析：多根多处肋骨骨折会出现反常呼吸运动现象：吸气时软化胸壁内陷，而不随同其余胸廓向外扩展；呼气时则反之，软化区向外鼓出。

52. 解析：急性血源性骨髓炎是指骨组织受到细菌侵袭而引起的急性炎症。最常见的致病菌是金黄色葡萄球菌，其次为乙型链球菌和白色葡萄球菌，偶有大肠埃希菌、铜绿假单胞菌、肺炎双球菌等。常发生于儿童骨生长最活跃时期，感染部位多在胫骨、股骨、肱骨及桡骨等。

53. 解析：骨软骨瘤、骨巨细胞瘤是好发于青少年的良性骨肿瘤。骨髓瘤多见于老年人，Ewing瘤多发生于儿童。骨肉瘤是最常见的骨恶性肿瘤，又称“骨癌”，多发生于10 ~20岁的青少年。

54. 解析：胃、十二指肠溃疡为慢性疾病，多为单发；溃疡直径通常小于2cm；溃疡可深达肌层；溃疡的致病因素多与胃酸分泌过多有关，而慢性胃炎胃酸分泌减少；胃、十二指肠溃疡一般较难愈合，若向深层侵蚀，多可引起出血或穿孔。

55. 解析：伤侧锁骨中线第2肋间为引流积气的部位，血胸时血液由于重力作用积聚在胸腔底部，腋后线第7 ~8肋间，故选此处穿刺抽血。

56. 解析：羊水胎粪污染可分为3度：Ⅰ度为浅绿色；Ⅱ度为黄绿色并浑浊；Ⅲ度为棕黄色，稠厚。

57. 解析：机体通过血液缓冲系统、肺和肾三个途径来维持体液的酸碱平衡。

58. 解析：DIC是某些致病因子所致的凝血功能障碍综合征。其病理特点是由于微循环内广泛性的微血栓形成，全身皮肤黏膜和内脏出血，受累器官发生栓塞与梗死。

59. 解析：右心衰竭是心源性水肿最常见的原因。

60. 解析：雌激素和孕激素为甾体激

素，在妊娠早期由妊娠黄体产生，自妊娠10周起由胎盘合成。

61. 解析：患者出现频繁抽搐属于运动神经受累，出现血压升高、心率增快是交感神经受累的表现。

62. 解析：大阴唇内因为富含血管，所以容易形成大阴唇血肿。

63. 解析：胃肠道穿孔病人多数有膈下游离气体。

64. 解析：人乳头瘤病毒感染为外阴尖锐湿疣的病因。

65. 解析：肠套叠患者行X线空气或钡剂灌肠检查，可见到空气或钡剂在套叠处。

66. 解析：母血中的免疫物质，如IgG可以通过胎盘使胎儿得到抗体，对胎儿起保护作用。

67. 解析：对已有临床症状或怀疑而又未能明确诊断食管癌的患者，应早做纤维食管镜检查。该检查可直视肿块部位、大小，以及钳取活组织做病理组织学检查。

68. 解析：急性胆囊炎的致病因素主要包括：①胆囊管梗阻，80%由胆囊结石引起，其他原因如蛔虫或胆囊管扭曲等；②致病菌入侵，可经胆道逆行或血循环入侵；③创伤和化学刺激，如较大的手术、胰液反流入胆囊等。

69. 解析：静脉瓣膜功能不全与下肢静脉曲张发病有关，和深静脉血栓无关。

70. 解析：大便潜血阳性提示存在消化道出血。消化道恶性肿瘤时，大便潜血多呈持续性阳性；消化性溃疡时，大便潜血多呈间断性阳性。大便潜血持续阳性，多考虑为胃癌。

71. 解析：心影呈靴形，肺透明度增高是法洛四联症典型的X线征象。

72. 解析：痰细胞学检查简单易行，在肺癌的普查和诊断中占有重要地位。

73. 解析：为增加泌尿系造影剂浓度，静脉肾盂造影前要禁水6～12小时。

74. 解析：依据临床表现和已有辅助检查结果，高度怀疑肾结石，为进一步检查肾功能改变和结石所致尿路形态改变，应作排泄性尿路造影检查以确诊查明局部病因。

75. 解析：若要安全静脉补钾，必须肾功能良好，故要求每小时尿量至少在40ml以上。

76. 解析：吸烟可刺激肺、气管及支气管，使气管、支气管分泌物增加，妨碍纤毛的活动和清洁功能，以致肺部感染。

77. 解析：A组β溶血性链球菌感染易导致变态反应性疾病，如风湿热、急性肾炎。

78. 解析：机体酸碱平衡通过血液缓冲系统、肺和肾三种途径调节，保持相对稳定状态。其中血液缓冲系统的调节最迅速。

79. 解析：原发性肝癌转移途径：肝癌可经血行转移、淋巴转移、种植转移造成癌细胞扩散。肝内血行转移发生最早、最常见，是肝癌切除术后早期复发的主要原因，肝癌容易侵犯门静脉而形成癌栓，脱落后在肝内引起多发性转移灶。肝外血行转移以肺最常见，因肝静脉中癌栓延至下腔静脉，经血液循环在肺内形成转移灶。尚可引起胸、肾上腺、肾及骨等部位转移灶。

80. 解析：血氧饱和度监测无创、简便，可随时进行，是呼吸监测最直接的指标。

81. 解析：子宫内膜周期性变化中的月

经期约在月经周期的第1～4日。体内雌激素水平降低，已无孕激素存在。内膜螺旋小动脉开始节段性和阵发性收缩、痉挛，血管远端的管壁及所供应的组织缺血、缺氧，继而发生缺血性局灶性坏死，于是坏死的内膜剥落，表现为月经来潮。

82. 解析：典型粟粒型肺结核的X线胸片特征是双肺见大小一致、密度一致、分布均匀的粟粒阴影。

83. 解析：从胚胎第3周起，在卵黄囊上形成许多血岛，其间的细胞分化为原始的血细胞。肝、脾、骨髓均出现在胚胎第6周后，淋巴结无造血功能。

84. 解析：流行病学研究表明，我国属幽门螺杆菌高感染率国家，估计感染率在40%～70%。幽门螺杆菌感染无例外地引起胃黏膜炎症，感染后机体难以清除而变成慢性感染。幽门螺杆菌是慢性浅表性胃炎的最主要病因。

85. 解析：产后3周，阴道黏膜皱襞复现，但产后6周时阴道壁肌张力不能完全恢复至未孕状态。产后子宫内膜约6周可全部恢复至未孕状态。外阴若为轻度水肿，2～3天可自行消退，若有轻度撕裂和切开缝合，均能在产后3～5天愈合。坚持产后健身操，盆底组织有可能很快恢复或接近未孕状态。

86. 解析：苯丙酮尿症患儿应在出生后3个月内开始饮食控制，使血浆中的苯丙氨酸浓度维持在4～10mg/dl。

87. 解析：再生障碍性贫血治疗有效时首先表现为网织红细胞上升。药物治疗有效的表现为1个月左右网织红细胞开始上升，随之血红蛋白升高，经3个月后红细胞开始上升，而血小板上升则需要较长时间。因此，治疗期间应定期复查血象，了解血红蛋白、白细胞计数及网织红细胞计数的变化。

88. 解析：引起慢性肾功能不全最常见的病因为慢性肾小球肾炎。

89. 解析：有机磷农药的毒性作用是与体内胆碱酯酶迅速结合，形成磷酸化胆碱酯酶而失去酶活性，丧失分解乙酰胆碱的能力，导致乙酰胆碱在体内大量蓄积，引起胆碱能神经先兴奋后抑制，从而产生一系列临床中毒症状。

90. 解析：心力衰竭的病情观察要点：突然出现烦躁不安、面色苍白、呼吸加快（大于60次/分）、心率增快（大于160～180次/分），出现心音低钝或奔马律、肝脏短期内迅速增大。

91～93. 解析：腹泻患儿的补液量，一般轻度脱水约90～120ml/kg，中度脱水120～150ml/kg，重度脱水150～180ml/kg。

94～95. 解析：伤寒主要的并发症有肠出血、肠穿孔，其中以肠穿孔最为严重。流行性乙型脑炎最严重的临床表现是呼吸衰竭，这也是其死亡的主要原因。

96～100. 解析：根据CVP与BP的关系判断，CVP与BP均低提示血容量严重不足；CVP低与BP正常提示血容量轻度不足；CVP正常与BP低提示心功能不全，心输出量下降；CVP高与BP低则提示心功能不全或血容量相对过多；CVP高与BP正常，往往提示容量血管过度收缩，肺循环阻力增加。

相关专业知识

1. E	2. C	3. D	4. B	5. E
6. B	7. B	8. C	9. C	10. C
11. D	12. E	13. B	14. A	15. B
16. B	17. B	18. C	19. E	20. D
21. C	22. A	23. A	24. D	25. A
26. A	27. E	28. C	29. D	30. C
31. D	32. D	33. B	34. E	35. C
36. A	37. D	38. A	39. D	40. E
41. E	42. C	43. D	44. D	45. C
46. A	47. A	48. A	49. B	50. E
51. B	52. E	53. A	54. A	55. D
56. C	57. C	58. B	59. C	60. C
61. E	62. A	63. E	64. B	65. C
66. D	67. C	68. A	69. D	70. D
71. D	72. A	73. C	74. B	75. C
76. E	77. D	78. C	79. A	80. C
81. E	82. E	83. C	84. A	85. B
86. E	87. B	88. A	89. C	90. D
91. C	92. A	93. A	94. E	95. C
96. D	97. B	98. A	99. C	100. B

1. 解析：凡传染性强、有重要流行病学意义、经接触传播但不必严密隔离的感染均需采取接触隔离，如破伤风、气性坏疽、新生儿带状疱疹、脓疱病等。中毒性菌痢应肠道隔离；暴发性肝炎应血液－体液隔离；百日咳、流行性乙型脑炎应呼吸道隔离。

2. 解析：日光曝晒法常用于书籍、床垫、被褥、毛毯及衣服等的消毒。曝晒时应经常将被晒物翻动，使物品各面都能与日光直接接触，一般在日光下曝晒6小时可达到消毒目的。

3. 解析：学习积极性属于学习动机的评估。

4. 解析：对炭疽患者产生的医疗废物进行处理，正确的做法是全部焚烧。

5. 解析：测量生活质量的主观指标包括目标人群对生活满意度程度的感受；客观指标包括目标人群生活环境的物理、经济、文化和疾病等状况。

6. 解析：医院感染发生率：6/200 = 3%。例次发生率：（6+2）/200 = 4%。依据为：医院感染发生率 = [（同一时期内）新发生医院感染例数/（同一时期内）处于危险中病人数] ×100%。医院感染例次发生率 = [（同一时期内）新发生医院感染例次数/（同一时期内）处于危险中病人数] ×100%。

7. 解析：紫外线灯管的照射强度不得低于90～100μW/cm²。使用中紫外线灯管的照射强度不低于70μW/cm²。照射强度应每半年监测1次。生物监测在必要时进行，经消毒后的物品或空气中的自然菌应减少90%以上，人工染菌杀灭率应达99%。

8. 解析：医院感染发生率的监测包括全院感染发生率的监测；医院感染各科室发生率的监测；医院感染部位发病率的监测；医院感染高危科室、高危人群的监测；医院感染危险因素的监测；漏报率的监测；医院感染暴发流行的监测；其他监测等。

9. 解析：环节质量评价常用的评价指标：①护理技术操作合格率；②基础护理合格率；③特护、一级护理合格率；④各种护理表格书写合格率；⑤一人一针一管执行率；⑥常规器械消毒灭菌合格率。

10. 解析：健康教育诊断是指在面对人群健康问题时，通过系统地调查、测量来收集各种有关事实资料，并对这些资料进行分析、归纳、推理、判断，确定或推测与此健康问题有关的行为和行为影响因素，以及获取健康教育资源的过程，从而为确定健康教育干预目标、策略和措施提供基本依据。

11. 解析：最基本的传播形式是人际传播，这也是建立人际关系的基础。非组织群体及组织以外群体的传播活动称为群体传播。

12. 解析：健康档案的形式应统一、简明、实用。应结合社区卫生服务工作开展情况，以满足实际工作需要为第一目的，尽量做到简单、通俗、实用，至少在（县）内要统一。

13. 解析：抗菌药物使用应该慎重，不可滥用，使用前要做药敏试验，针对特定敏感性菌使用，不可盲目过早使用抗生素，以免导致细菌耐药。

14. 解析：使用中的皮肤黏膜消毒液染菌量，其细菌含量必须≤10cfu/ml，不得检出致病性微生物。

15. 解析：政策是组织在决策或处理问题时，指导及沟通思想活动的方针和一般规定。

16. 解析：目标监测是在全面综合性监测的基础上，对全院的感染情况和存在问题有了基本了解后，为了将有限的人力和物力用于最需要解决的问题上而采取的某种特定监测。每次目标监测开展的期限不应少于1年。

17. 解析：实证是对人体感受外邪，或疾病过程中阴阳气血失调而以阳、热、滞、闭等为主，或体内病理产物蓄积，所形成的各种临床证候的概括，护理原则为泻实祛邪。

18. 解析：因为题干给出的为发生医院感染的患者数，但未给出各科室在2016年度的所有住院患者数，故无法计算发生率，只能计算各科室感染人数占全院感染人数的构成比，分子为各科室感染患者数，分母为医院感染总人数。呼吸内科医院感染在全院的构成比 $=40/200\times100\%=20\%$；普通外科医院感染在全院的构成比 $=100/200\times100\%=50\%$；妇产科医院感染在全院的构成比 $=50/200\times100\%=25\%$。

19. 解析：流行性出血热是一种自然疫源性疾病，主要病原体为汉坦病毒。出血热既可经鼠咬或革螨、恙螨、蚤、蚊叮咬传播，又可垂直传播，还可经感染动物的排泄物、分泌物和血污染的空气、尘埃、食物和水后再经呼吸道、消化道、伤口接触感染给人。流行性出血热的控制方法不包括灭蝇、防蝇。

20. 解析：医院感染患病率 = 同期新发生医院感染例数/观察期间具有感染危险的住院患者数。此题中，分母应为新生儿病房同期所有住院患儿，故新生儿轮状病毒感染的患病率 $=3/15\times100\%=20\%$。

21. 解析：进度控制是对生产和工作的进程在时间上进行控制，使各项生产和作业能够在时间上相互衔接，从而使工作能有节奏地进行。

22. 解析：在隔离技术中，对隔离设施的要求是：如无单独病室，同一类传染病患者可住同一房间，但床距应保持在1m以上。

23. 解析：不可预防性感染又称内源性感染。引起这类感染的微生物来自患者体内或体表的正常菌群或条件致病菌，包括虽然从其他患者或周围环境中来的，但已在该患者身上定植的微生物。

24. 解析：当地面被血迹、粪便、体液等污染时，应及时以含氯消毒剂拖洗，然后将拖洗工具先消毒、再洗净。

25. 解析：健康教育处方指在诊疗过程中，以医嘱的形式对患者的行为和生活方式给予指导。

26. 解析：持续质量改进是全面质量管理的重要组成部分，其本质是持续地、渐进地变革。①强调顾客的需要，应以诚信来长期维系主顾关系；②强调了全员参与；③强调工作指标是动态的、持续性提高的；④强调质量是制造出来的；⑤强调对员工尊重、引导、激励、授权；⑥是对质量持续、渐进地提高、改进的过程。

27. 解析：使用 H_2 受体阻断剂可导致胃内PH升高，细菌浓度增高，增加内源性感染的机会。其余四项都是预防下呼吸道感染的措施。

28. 解析：根据格林模式，健康教育诊断主要从社会、流行病学、行为、环境、教育和管理与政策六个方面进行诊断，社会诊断为第一步。

29. 解析：使用抗生素预防感染时，要严格掌握指征。此病例并不符合其使用指征。

30. 解析：细菌芽孢最显著的特性是耐

热性。

31. 解析：当手部被大量微生物或强致病微生物污染时，应用消毒液揉搓消毒2分钟后，再用肥皂和流动水洗手。

32. 解析：病房教育的内容应该较系统、深入，主要包括患者所患疾病的病因、发病机制、症状、并发症、治疗原则、生活起居、饮食等知识，以提高患者的依从性。

33. 解析：评价阶段，若干预组和对照组选择不均衡，可引起选择偏倚，从而影响观察结果的正确性。但在评价中，可以通过随机化或配对选择的方法防止或减少选择偏倚对评价结果正确性的影响。

34. 解析：医院灭菌合格率必须达到100%，不合格物品不得进入临床使用

35. 解析：组织结构是表明组织各部分排列顺序、空间位置、聚散状态、联系方式以及各要素之间相互关系的一种模式，是整个管理系统的“框架”。在组织设计中，“确定正式组织结构及组织运作程序”属于的步骤是形成组织结构。

36. 解析：标准预防的原则是无论是否确定患者有无传染性，均采取的防护措施。把血液、体液、分泌物、排泄物（不含汗液，除非被血污染）均当成具有传染性进行隔离预防，以降低医务人员和患者、患者和患者间的微生物传播的危险性。同时针对疾病的传播途径，采取空气传播防护措施或飞沫及接触传播的防护措施。

37. 解析：环境因素包括自然环境和社会环境。生态环境、医疗卫生、法律法规、意外事件等均属于影响行为的环境因素。基因性状属于遗传因素。

38. 解析：动态体语是通过无言的动作传情达意，在这里小王正是以动作来表示对患者的关心和理解。

39. 解析：炭疽杆菌的繁殖体在日光下照射12小时即死亡，或在56℃的条件下2小时即死亡，75℃的条件下1小时即死亡。

40. 解析：小组讨论的步骤：①明确讨论主题，先拟定讨论提纲后进行讨论，讨论提纲包括讨论目的、讨论的问题、内容及预期达到的目标。②选择相关的人员组成小组，人数一般以6～10人为宜。③讨论时间在1小时左右；讨论地点选择小组成员感觉舒适、方便的地方。④座位排列的好坏直接关系到小组讨论的成功与否。座位应围成圆圈式或马蹄形，以利于参与者面对面地交谈。

41. 解析：行为诊断的主要目的是确定导致目标人群疾病或健康问题发生的行为危险因素，其主要任务包括3个方面：①区别引起疾病或健康问题的行为与非行为因素；②区别重要行为与相对不重要行为；③区别高可变性行为与低可变性行为。

42. 解析：大环内酯类（红霉素、吉他霉素等）及多烯抗生素（两性霉毒B）可采用连续给药方案，避免毒性反应。使用注射用水溶液溶解后放入盐水中静脉滴注，防止水解失效。

43. 解析：凡医用器材中属于高度危险性物品的，必须选用灭菌法。

44. 解析：消毒后的肠镜，细菌菌落数应≤20cfu/件，不得检出任何微生物。

45. 解析：预防医院ICU感染的原则是提倡非介入性监护的方法，减少介入性血流动力学监护的使用频率。

46. 解析：提问有五种不同形式，即封闭式提问、开放式提问、探索式提问、偏向式提问、复合式提问。在所提问的问题中包含着提问者的观点，以暗示对方做出

提问者想要得到的答案的提问方式属于偏向式提问。封闭式提问适用于收集简明的事实性资料；开放式提问适用于了解对方真实情况；探索式提问适用于对某一问题深入了解；偏向式提问适用于对提示对方注意某事。最不适宜的方式是复合式提问，易使回答者感到困惑而不宜使用。

47. 解析：信息的特点：①来源广泛：护理信息来源广泛，这些信息往往互相交错、互相影响；②内容繁杂：来自护理系统外部和内部的信息各不相同，内容繁多；③随机性大：日常护理工作中常有突发事件，有时无规律可言，需要护理人员具备敏锐的观察、判断和分析能力；④质量要求高：许多护理信息直接关系到病人的健康和生命，对及时、准确、完整性、可靠性要求都很高，容不得一丝马虎。

48. 解析：健康传播是指通过各种渠道，运用各种传播媒介和方法，为维护和促进人类健康而收集、制作、传递、分享健康信息的过程。有以下四个主要特点：①健康传播传递的是健康信息：健康信息是一种宝贵的卫生资源，泛指一切有关人的健康的知识、概念、技术、技能和行为模式；②健康传播有明确的目的性：健康传播以健康为中心，力图达到改变个人和群体的知识、态度、行为、使之向有利于健康方向转化的目的；③健康传播的过程具有复合性：健康传播多表现为多级传播、多种途径传播及多次反馈；④健康传播对传播者有特殊素质要求：健康传播者属于专门的技术人才，有其特定的素质要求。

49. 解析：正向强化或奖赏是对个体行为的一种反应，能增加该行为将来被重复的可能性。负向强化或惩罚不一定与正向强化的作用完全相反，因为惩罚不一定总是降低特定行为被执行的可能性。

50. 解析：打破僵局常用的技巧有播放短、小录像片，提出开放性问题，个别提问、点名等。

51. 解析：效应评价的指标包括卫生知识均分、卫生知识合格率、卫生知识知晓率、信念支持率、行为流行率。

52. 解析：①倾向因素：目标人群的卫生保健知识、健康价值观、对某一健康相关行为或疾病的态度、对自身易感疾病潜在威胁的认识等。②促成因素：卫生服务或实行健康行为的资源的可及性。③强化因素：与目标人群关系密切者对健康相关行为或疾病的看法、目标人群采纳健康相关行为时获得的社会支持及采纳该行为前后自身的感受。④健康相关行为：干预前后目标人群健康行为是否发生改变、改变程度及各种变化在人群中的分布。

53. 解析：减少或避免破坏性冲突发生的措施包括对组织成员加强全局观教育、重视沟通、运用领导榜样的影响力、及时发现产生破坏性冲突的因素。

54. 解析：十二经脉的流注次序：从手太阴肺经开始，依次传至手阳明大肠经、足阳明胃经、足太阴脾经、手少阴心经、手太阳小肠经、足太阳膀胱经、足少阴肾经、手厥阴心包经、手少阳三焦经、足少阳胆经、足厥阴肝经，再回到手太阴肺经。

55. 解析：疠气的致病特点为发病急骤，病情危笃；传染性强，易于流行；一气一病，症状相似。六淫邪气共同的致病特点：①外感性：六淫致病，其侵犯途径多从肌表、口鼻而人，或两者同时受邪；②季节性：六淫致病常具有明显的季节性；③地域性：六淫致病与生活、工作的区域环境密切相关；④相兼性：六淫邪气既可单独伤人致病，又可两种以上同时侵犯人体而为病。疠气与六淫邪气的主要区别是疠气具有强烈的传染性。

56. 解析：根据影响划分冲突，可分为建设性冲突和破坏性冲突。

57. 解析：护理管理的任务是提高护理工作的效率和效果，提高护理工作质量，因此护理管理的核心就是护理质量管理。

58. 解析：模糊性反馈多用于需要暂时回避对方敏感问题或难以回答的问题，无明确态度和立场。否定性反馈指发现对方存在不正确言行或存在问题时运用先对对方值得肯定的一面给予肯定，再以建议的方式指出问题所在，使之易于接受批评和建议的反馈方式。

59. 解析：某护士在职业生涯规划中列出三年内完成护理学本科自学考试，获得本科学历，此计划属于的形式是目标。

60. 解析：控制是指为监视各项活动以保证它们按计划进行并纠正各种重要偏差的过程。管理层不可能控制所有的活动，因此，控制手段应顾及例外情况的发生。这就是有效控制特征之“强调例外”。

61. 解析：类风湿关节炎的典型表现为对称性多关节炎。主要侵犯小关节，以腕关节，以及近端指间关节、掌指关节最常见，其次为足趾、膝、踝、肘、肩等关节。远端指间关节、脊柱、腰骶关节极少受累。

62. 解析：ABC 时间管理法的核心是抓住主要问题，解决主要矛盾，保证重点工作，兼顾全面，提高工作效率。

63. 解析：沟通通道的障碍主要表现为：选择不适当的沟通渠道、沟通中的“几种媒介相互冲突”、沟通渠道过长、不合理的组织结构。

64. 解析：自我控制是指当某种行为可导致正负两方面的结果时，个体常常对自己的部分行为进行控制，以达到适应社会的目的。

65. 解析：一般认为理想的管理幅度是 8 ~ 12 人。

66. 解析：针对组织内部的具体问题，在较小范围内和较短时间内实施的计划属于战术性计划。

67. 解析：护士长根据患者数量及病情配备数量适当、优势互补的护理人员，体现了护理排班的人员结构合理原则。排班时应根据患者情况、护理人员的数量、水平等进行有效组合，做到新老搭配、优势互补，保证患者安全，防范护理纠纷。

68. 解析：领导的作用：①指挥作用；②协调作用；③激励作用。

69. 解析：情景领导理论的主要观点是领导风格应适应其下属的成熟程度。

70. 解析：目标管理是以共同制定的目标为依据来检查和评价目标完成情况。

71. 解析：病床数在 100 张以下，100 ~ 500 张，500 张以上的医院感染发病率应分别低于 7%，8%，10%。

72. 解析：因人制宜是根据患者的年龄、性别、体质等不同特点，考虑用药的治则。老年慎泻、少年慎补即属于因人制宜的范畴。

73. 解析：非正式沟通的优点是沟通方便、内容广泛、方式灵活、速度快。

74. 解析：二级医疗事故：造成患者中度残疾，器官组织损伤，导致严重功能障碍。

75. 解析：自主发展阶段：自 12 ~ 13 岁起延续至成年，此阶段人们开始通过对自己、他人、环境、社会的综合认识，调整自己的行为。

76. 解析：计划工作的原则是系统性原

则、重点原则、创新原则、弹性原则、可考核性原则。

77. 解析：探索式提问又称探究式提问。探索式提问的问题为探索究竟、追究原因的问题，如“为什么”，以了解对方某一问题、认识或行为产生的原因。适用于对某一问题的深入了解。

78. 解析：骨髓移植病房属Ⅰ类环境，只能采取层流通风进行空气消毒，才能使该类环境的空气质量达标。

79. 解析：社会诊断是“生物－心理－社会”医学模式的具体体现。社会诊断的主要目的是从分析广泛的社会问题入手，了解社会问题与健康问题的相关性，其重点内容包括社会环境和生活质量。

80. 解析：行为诊断的主要目的是：确定导致目标人群疾病或健康问题发生的行为危险因素，任务包括区别引起疾病或健康问题的行为与非行为因素，以及区别重要行为与相对不重要行为。

81. 解析：远离污染环境、积极应对各种紧张生活事件属于促进健康行为类型中的避开有害环境行为。

82. 解析：激励－保健理论简称双因素理论，由美国心理学家弗德里克·赫兹伯格提出。他提出影响人们行为的因素主要有两类：保健因素和激励因素。激励因素是指与人们的满意情绪有关的因素，是属于工作本身或工作内容方面的。这主要包括：工作再现机会和工作带来的愉快，工作上的成就感，对未来发展的期望等。

83. 解析：Ⅰ类环境包括层流洁净手术室和层流洁净病房。

84. 解析：Ⅱ类环境包括普通手术室、产房、重症监护病房、烧伤病房等。

85. 解析：Ⅲ类环境包括儿科病房、妇产科检查室、注射室等。

86. 解析：Ⅳ类环境包括传染病房、传染科检查室等。

87. 解析：败血症患者使用抗生素应在病情好转，体温正常后7～10天再停药。

88. 解析：急性感染使用抗生素应在体温恢复正常，症状消失后继续使用2～3天。

89. 解析：急性感染如患者体质好，病程不易迁延者，使用抗生素可在病情基本控制后1～3天停药。

90. 解析：严重感染（如心内膜炎、骨髓炎）抗生素的使用疗程可达4～8周。

91. 解析：激励－保健理论对护理管理者的基本启示是提供充分的激励因素，是激发积极性的有效途径；若激励因素处理得好，能够使人们产生满意情绪。

92. 解析：需要层次理论对护理管理者的基本启示包括激励是没有终点的，需要是分层次的，管理者应首先满足最迫切的需要，下属的需要不能全部满足。

93. 解析：评价健康教育质量的重点是患者教育普及率与合格率。

94. 解析：在评价健康教育效果时，常用于反映健康教育深度和广度的指标是卫生知识普及率和健康教育覆盖率。

95～97. 解析：吸烟和药物滥用分别属于危害健康行为中的日常危害健康行为和违规行为。

98～100. 解析：管理的基本特征包括管理的科学性与艺术性，普遍性与目的性。护理管理的特点是广泛性、综合性、独特性。管理的二重性指管理的自然属性和社会属性。

专业知识

1. D	2. E	3. B	4. C	5. C
6. E	7. E	8. E	9. A	10. C
11. B	12. A	13. E	14. B	15. B
16. A	17. B	18. E	19. E	20. E
21. B	22. D	23. E	24. D	25. D
26. D	27. C	28. C	29. A	30. E
31. E	32. D	33. B	34. C	35. C
36. E	37. B	38. B	39. D	40. C
41. E	42. E	43. D	44. A	45. E
46. E	47. C	48. D	49. B	50. B
51. D	52. E	53. C	54. D	55. B
56. D	57. D	58. B	59. A	60. D
61. D	62. B	63. D	64. A	65. C
66. D	67. C	68. B	69. E	70. B
71. A	72. C	73. E	74. B	75. D
76. E	77. B	78. D	79. E	80. B
81. C	82. E	83. D	84. C	85. A
86. B	87. E	88. B	89. E	90. A
91. A	92. D	93. B	94. A	95. A
96. A	97. B	98. B	99. E	100. C

1. 解析：胎盘早剥的临床特点是阴道流血、腹痛，可伴有子宫张力增高和子宫压痛，尤以胎盘剥离处最明显。阴道流血特征为陈旧不凝血，出血量与疼痛程度、胎盘剥离程度不一定相符。Ⅲ级胎盘早剥患者出现休克症状，伴或不伴弥散性血管内凝血。

2. 解析：异位妊娠的主要症状为腹痛，在未发生破裂或流产前，常表现为一侧下腹隐痛或酸胀感，发生破裂或流产时，会感到一侧下腹部撕裂样疼痛，随后疼痛遍及全腹，甚至放射至肩部；当血液积聚于直肠子宫陷凹处，可出现肛门坠胀感。多数人在停经 6～8 周后会出现不规则阴道流血，一般不超过月经量。当腹腔内有急性出血和剧烈疼痛时，轻者可出现晕厥，重者会出现失血性休克。

3. 解析：异位妊娠中，以输卵管妊娠最为常见。输卵管妊娠按发生部位可分为间质部妊娠、峡部妊娠、壶腹部妊娠和伞部妊娠，其中，以壶腹部妊娠最多见，其次为峡部妊娠。

4. 解析：胎膜早破者取头低脚高卧位。当第一胎儿娩出后，胎盘侧脐带必须立即夹紧，以防第二个胎儿失血。通常在 20 分钟左右第二个胎儿娩出。若等待 15 分钟时无宫缩，可行人工破膜加缩宫素静脉滴注，促进子宫收缩。第一胎儿头位，第二胎儿臀位时易发生胎头交锁。

5. 解析：若为骨盆临界性或相对性入口平面狭窄、胎儿不大且产力好，经充分试产可经阴道分娩。骨盆出口平面狭窄者不宜试产。臀先露是最常见的异常胎位，易导致胎膜早破、产程延长、继发性宫缩乏力和产后出血。胎位异常时，若骨盆无异常、胎儿不大，可试产；若合并骨盆异常，应剖宫产结束分娩。

6. 解析：过期妊娠的病因有雌激素、孕激素比例失调（当雌激素没有明显升高时，孕激素相对占优势，抑制前列腺素及缩宫素的作用，分娩无法启动）；子宫收缩刺激机制反射减弱（如头盆不对称、胎儿过大及胎位异常等）；胎儿畸形（如无脑儿）；遗传因素（如胎盘缺乏硫酸酯酶）。过期妊娠的病因不包括羊水过少。

7. 解析：患者行尿瘘修补术后，应取俯卧位，以使瘘孔居于高位，避免尿液对修补伤口浸泡。嘱患者多饮水，一般每天的入量不少于 3000ml，以达到冲洗膀胱的目的。一般情况下要保留尿管 10～14 天，由于留置时间长，故拔尿管前应训练膀胱功能。嘱患者出院 3 个月内禁止性生活。

8. 解析：女性用药物避孕的原理：①抑制排卵。②改变宫腔黏液性状，阻碍受精。③改变子宫内膜形态和功能，阻碍受精卵着床。④改变输卵管功能。

9. 解析：胎膜破裂在第一产程期间发生。宫口开全是指宫口开至 10cm。第二产程经产妇需几分钟至 1 小时。由于子宫上下段的肌肉厚薄不同，在两者间的子宫内面形成一环状隆起为生理缩复环；并非在平脐部位可见。第三产程从胎儿娩出到胎盘娩出。

10. 解析：不孕症患者应选择月经前期或月经来潮 12 小时内进行刮宫，以判断有无排卵。

11. 解析：不协调性子宫收缩乏力的治疗原则是恢复子宫收缩的生理性和对称性，应给予适当的镇静药，使产妇充分休息后恢复为协调性子宫收缩。

12. 解析：分娩的全过程是从规律性宫缩开始至胎儿、胎盘娩出，称为总产程。

13. 解析：病人妊娠 34 周，未足月，确诊乙型病毒性肝炎，应采取隔离措施，在保肝治疗的同时，密切监测胎儿宫内情况，如病情进展，考虑选择合理方式终止妊娠。

14. 解析：最简单的退奶方法是停止哺乳，不排空乳房，少进食汤汁。其他退奶方法有：用生麦芽 60～90g，水煎服，每天 1 剂，连服 3～5 天；将 250g 芒硝分装于 2 个布袋内，敷于两侧乳房并包扎固定，湿硬后及时进行更换，直至乳房不胀为止；口服维生素 B_6 200mg，每天 3 次，共 5～7 天。目前不推荐使用雌激素或溴隐亭退奶。

15. 解析：该患者 72 岁，出现黄水样阴道分泌物，在排除癌症的情况下应首先考虑萎缩性阴道炎。萎缩性阴道炎多表现为外阴灼热、瘙痒及阴道分泌物增多。阴道分泌物稀薄、淡黄色，严重者呈脓血性。妇科检查可见阴道黏膜充血伴散在出血点，有时可见浅表溃疡。病理性子宫颈糜烂样改变与宫颈息肉均属于慢性子宫颈炎症，有症状者表现为阴道分泌物增多，接触性出血。无排卵性异常子宫出血主要是由于下丘脑－垂体卵巢轴功能异常引起，好发于青春期和绝经过渡期。子宫黏膜下肌瘤好发于 30～50 岁的女性，表现为白带增多，经期延长。

16. 解析：胎盘早期剥离的主要病理改变是底蜕膜出血并形成血肿，使该处胎盘自附着处剥离。如剥离面小，出血冲开胎盘边缘，沿胎膜和子宫壁向子宫颈口外流出，出现阴道流血，称为显性剥离（外出血）。如出血积聚于胎盘和子宫壁之间，血液不能外流，称为隐性剥离（内出血）。当内出血过多，血液冲开胎盘边缘，向宫颈口外流出，称为混合性出血。隐性剥离时胎盘后血肿增大及压力增加，血液浸入子宫肌层，可致肌纤维分离、断裂，甚至变性。

17. 解析：产后抑郁表现为疲劳，注意力不集中，失眠、乏力，对事物缺乏兴趣、社会行为减退，自责、担心自己及婴儿受到伤害，重者可有伤害婴儿或自我伤害的行为。产后抑郁一般在产后 2 周发病，至产后 4～6 周逐渐明显，可持续数周。

18. 解析：在妊娠末期，若孕妇长时间仰卧位，由于增大的子宫压迫下腔静脉，使回心血量和心排血量骤然减少，可出现低血压的表现，所以题干所述症状主要是回心血量减少导致的。

19. 解析：妊娠合并风湿性心脏病的患者，在胎儿娩出后，产妇腹部应立即放置沙袋，持续 24 小时，以防腹压骤降诱发心力衰竭。

20. 解析：该孕妇行四步触诊发现宫底部分硬且圆，可判断胎头位于宫底部，即臀先露。腹部左侧平坦饱满，右侧高低不平，骶骨位于母体骨盆的左前方，可判断为骶左前位（LSA）。枕左前位（LOA）、枕右前位（ROA）、枕右横位（ROT）属于头先露。骶右后位（RSP）与骶左前位（LSA）同属臀先露。

21. 解析：该患者肌瘤较小、无明显症状，且患者已近绝经期，可选择定期复查。

22. 解析：子宫底部收缩力最强、最持久，向下则逐渐减弱、变短，宫缩的这种下行性梯度称为宫缩的极性。

23. 解析：患者阴道环境 pH 偏高，局部用药前用酸性溶液，如 1% 乳酸溶液冲洗阴道可提高疗效。阴道滴虫适宜在 pH 5.2～6.6 的潮湿环境中生长繁殖，因此，治疗期间应用酸性溶液冲洗阴道，恢复阴道酸性环境，可提高疗效，常用 0.5% 醋酸或 1% 乳酸溶液冲洗。

24. 解析：产后 10 日，子宫降入骨盆腔内，此时腹部检查与耻骨联合上方摸不到子宫底。

25. 解析：产后恶露呈持续性深红色的原因有组织物残留、宫腔感染、宫缩乏力等，但首先应考虑的是宫缩乏力。

26. 解析：腹腔穿刺放羊水时，应防止速度过快，量过多。一次放羊水量不超过1500ml，以防血压骤降。

27. 解析：滴虫阴道炎阴道灌洗应选用0.5%醋酸或1%乳酸或1∶5000高锰酸钾溶液。

28. 解析：患者为原发性痛经，且近一年内不考虑生育，治疗可选择避孕药。

29. 解析：葡萄胎有10%～20%的恶变可能，应严密随诊。早期发现恶变倾向，对疾病预后尤为重要。葡萄胎随访内容包括：HCG测定、月经情况、有无异常阴道流血及其转移灶症状，并做妇科检查、B超检查。

30. 解析：妊娠期母体的主要系统均发生明显变化。对于循环系统而言，由于膈肌升高，使心脏向左、向上、向前发生移位，从妊娠早期至妊娠末期，心率增加10～15次/分；心排出量与血容量均有增加，至妊娠32～34周时达到高峰，且随着临产的发动，特别是在第二产程期间，心排出量显著增加。

31. 解析：Apgar评分是根据呼吸、心率、皮肤颜色、肌张力、喉反射五项综合进行评分，每项0～2分。Apgar评分是在新生儿出生后1分钟、5分钟进行再次评分。

32. 解析：宫颈刮片细胞学检查（巴氏分级）用于宫颈癌筛查有其独特的优点。宫颈刮片有95%的阳性率，但仍有假阳性及假阴性，所以最后确诊，仍需组织病理学检查。

33. 解析：该患者妊娠36周，发生胎膜早破，应严密观察其生命体征，及时发现感染征象。胎膜破裂超过12小时应遵医嘱使用抗生素。妊娠28～35周胎膜早破且不伴感染者，应行期待疗法。胎膜早破、胎先露未衔接者，应绝对卧床休息，取左侧卧位并抬高臀部或取头低足高位，防止脐带脱垂引起胎儿缺氧或宫内窘迫。应严密观察产妇的生命体征，常规体温测量为每天4次。

34. 解析：诊断性刮宫可用于月经失调、子宫异常出血、不孕症、不全流产、过期流产、葡萄胎等导致子宫长时间出血的疾病的协助诊断。因不孕症而进行诊刮时，应选择月经来潮前或月经来潮12小时内，以便判断有无排卵。

35. 解析：不可靠的避孕方法包括：安全期避孕、体外射精、紧急避孕等。

36. 解析：胎膜早破的处理：监测胎儿情况，使用地塞米松，促胎肺成熟，若发生感染应尽快分娩。减少不必要的肛查和阴道检查，臀部抬高，防止脐带脱落。

37. 解析：新生儿Apgar评分法。

体征	0分	1分	2分
心率	0	<100次/分	≥100次/分
呼吸	0	浅、慢、不规则	规则，啼哭
肌张力	松弛	四肢稍屈曲	四肢屈曲活动好
喉反射	无反应	皱眉	哭声响亮
皮肤颜色	青紫、苍白	躯干红润，四肢青紫	全身红润

38. 解析：高危孕妇应严密观察有无阴道流血、腹痛等，加强自我监测，及时发现有无宫内缺氧。应避免剧烈运动，多卧

床休息，采取左侧卧位能够减少宫缩次数。对胎儿发育迟缓的孕妇应进食高蛋白、高能量食物，补充维生素、铁、钙及多种氨基酸。对待高危妊娠者，应指导其酌情增加检查项目和次数，但定期羊水穿刺，可能会给胎儿带来伤害和感染。

39. 解析：足月胎膜早破，无剖宫产指征者破膜后 12 小时内应积极引产，可做阴道检查了解宫颈条件。对于宫颈条件成熟的足月胎膜早破孕妇，行缩宫素静脉滴注是首选的引产方法。检查白细胞及分类，及时发现感染征象，胎膜早破超过 12 小时应遵医嘱应用抗生素。该患者妊娠已足月，胎位正常，阴道流水 16 小时，考虑发生了胎膜早破，行缩宫素静脉滴注是首选的引产方法。

40. 解析：从胎盘娩出至产妇除乳腺外全身各器官恢复至非孕期状态的一段时期称为产褥期，一般为 6 周。

41. 解析：切忌在胎盘尚未剥离时，用手按压宫底或牵拉脐带，以免引起胎盘部分剥离而出血或拉断脐带。应待胎盘娩出后，按摩子宫减少出血。

42. 解析：常用的阴道灌洗液有 1∶5000 高锰酸钾溶液、0.2% 苯扎溴铵溶液、0.5% 醋酸溶液、4% 硼酸溶液、1% 乳酸溶液、2% ~4% 碳酸氢钠溶液。

43. 解析：反映胎儿肺成熟度的指标是羊水中卵磷脂与鞘磷脂的比值（L/S）。羊水中肌酐的测定反映胎儿肾成熟度，胆红素测定反映胎儿肝成熟度。

44. 解析：催产素静脉滴注，先用 5% 葡萄糖液 500ml 静脉滴注，调节为 8 ~10 滴/分，然后加入催产素 2.5 ~5 单位，摇匀，每隔 15 分钟观察一次子宫收缩、胎心、血压、脉搏，并予以记录。如子宫收缩不强，可逐渐加快滴速，一般不宜超过 40 滴/分，以子宫收缩达到持续 40 ~60 秒，每隔 2 ~4 分钟为好。在用催产素静脉滴注时，必须专人监护，随时调节剂量、浓度和滴速，以免因子宫收缩过强（持续超过 1 分钟，间歇少于 2 分钟）而发生子宫破裂或胎儿窘迫等严重并发症。

45. 解析：子宫颈刮片细胞学检查是普查宫颈癌最常用的方法，也是目前发现宫颈癌前病变和早期宫颈癌的主要方法。

46. 解析：红外线具有消炎、消肿的作用。一般每日照射 2 次，每次照射时间为 20 ~30 分钟。

47. 解析：产妇有产褥感染导致高热，其处理原则应为控制感染。

48. 解析：35 岁以上的女性及高危人群受孕后，应做产前诊断，如绒毛取样、羊膜穿刺等。如子代有畸形时，应及早做子亲代染色体核型检查。受孕后，应保持心情愉快，情绪稳定，不服用对蛋白质有影响的药物，避免接触过量的放射性物质，预防各种细菌感染和病毒感染性疾病。

49. 解析：绝经综合征的临床表现：多数妇女经历不同类型和时期的月经改变后，进入闭经，也有少数妇女可突然闭经。绝经后妇女骨质吸收速度快于骨质生成，促使骨质丢失变为疏松，主要指骨质减少，最后可能引起骨骼压缩使体格变小，严重者导致骨折。月经紊乱是常见症状，表现为月经频发、月经稀发、不规则子宫出血等。

50. 解析：B 超显像可清楚看到子宫壁、胎头、宫颈和胎盘的位置。

51. 解析：绒毛膜癌是一种高度恶性的滋养细胞肿瘤，早期就可通过血行转移至全身各个组织器官，引起出血坏死。患者多为育龄妇女，其中 50% 继发于葡萄胎，少数发生于足月产、流产及异位妊娠后。

绒毛膜癌多发生在子宫，早期可以通过血液转移至全身。也有子宫内原发病灶已消失而只有转移灶的表现。常见的转移部位依次为肺、阴道、脑及肝等。滋养细胞发生恶变，显微镜下检查典型的病变为滋养细胞极度不规则增生，增生与分化不良的滋养细胞排列成片状，侵入子宫内膜和肌层，并伴有大量出血和坏死，绒毛结构消失。

52. 解析：黄体酮试验阳性是指既往月经规律，此次月经过期可疑妊娠的妇女，每日黄体酮 20mg 肌注，连用 3～5 天，若停药后 3～7 天内出现阴道流血，表示该妇女体内有一定的雌激素，使用孕激素使子宫内膜发生分泌期变化，停药后由于激素下降使得内膜脱落，可以除外妊娠。

53. 解析：活跃期停滞是指进入活跃期后宫口不再扩张超过 2 小时。

54. 解析：无性细胞瘤对放疗高度敏感，肿瘤可经放疗达到治愈，但此类患者多数很年轻，盆腔部位放疗将影响生理及生育功能，因而放疗在治疗上的作用受到一定的限制。近年研究表明，化疗对无性细胞瘤也有奇效，联合化疗有可能取代放疗的治疗地位。

55. 解析：该患者停经 56 天，子宫如妊娠 8 周大小，尿妊娠试验阳性，诊断为早孕。检查节育器在耻骨上方，属于带器妊娠，应尽快进行人工流产并取环。该患者尿酮体（＋＋＋），说明有酮症酸中毒发生，需立即纠正酸中毒。故处理应是立即纠正酸中毒后行人工流产术及取环术。

56. 解析：滴虫阴道炎应夫妻双方同时治疗，切断直接传播途径。

57. 解析：发热、疼痛、异常恶露为产褥感染三大主要症状。最常见的病理表现是急性子宫内膜炎。

58. 解析：新生儿易发生黏液或食物反溢吸入现象，因此每次喂食后要轻拍背，促使其胃内气体排出，然后采取右侧卧位。

59. 解析：早期做到按需哺乳有助于乳汁分泌。

60. 解析：臀红的原因是尿液、粪便长时间刺激。处理的方法是每次大小便后用温水洗净，适当暴露患部，用烤灯疗法，照射时以保持皮肤温热为适宜的距离，谨防烫伤。另外，要勤换尿布，氧化锌软膏涂抹患处。

61. 解析：患者为妊娠合并高血压，宜用硫酸镁降压，防止发生子痫。

62. 解析：人绒毛膜促性腺激素（HCG）在受精后 10 天左右即可用放射免疫法自母体血清中测出，是诊断早孕的敏感方法之一。其作用是维持妊娠，营养黄体，使子宫内膜变为蜕膜，维持受精卵生长发育。

63. 解析：会阴冲洗可使用 1：2000 苯扎溴铵溶液，1：5000 碘伏溶液和 1：5000 的高锰酸钾溶液；产后嘱产妇向会阴伤口对侧卧，可清除会阴肿胀，有利于分泌物排出，不会污染切口而致感染；会阴部有水肿者，可用 50% 硫酸镁湿热敷。

64. 解析：卵巢性激素对下丘脑 GnRH 和垂体促性腺激素的合成和分泌具有反馈作用，小剂量雌激素对下丘脑产生负反馈，抑制 GnRH 的分泌，减少垂体的促性腺激素的分泌。在卵泡期，随着卵泡发育，雌激素水平逐渐升高，负反馈作用加强，垂体释放 FSH 受到抑制，循环中 FSH 水平下降。而大剂量雌激素既可产生正反馈又可产生负反馈作用。排卵前，卵泡发育成熟，大量分泌雌激素，刺激下丘脑 GnRH 和垂体 LH、FSH 大量释放，形成排卵前 LH 峰。排卵后，血液中雌激素和孕激素水平明显升高。

65. 解析：纠正休克，及时终止妊娠是处理胎盘早剥的原则。患者入院时，情况危重、处于休克状态，应积极补充血容量，及时输入新鲜血液，尽快改善患者状况。胎盘早剥一旦确诊，必须及时终止妊娠。终止妊娠的方法根据胎次、早剥的严重程度、胎儿宫内状况及宫口开大等情况而定。

66. 解析：慢性胎儿窘迫可致胎儿生长受限，多发生在妊娠末期，往往延续至临产并加重，主要表现为胎动减少或消失、NST基线平直、胎儿发展受限、胎盘功能减退、羊水胎粪污染等。

67. 解析：葡萄胎是一种滋养细胞的良性病变，病变局限于子宫腔，不侵入肌层，也不发生远处转移，一般可分为完全性葡萄胎和部分性葡萄胎两类，完全性葡萄胎镜下可见间质内胎源性血管。

68. 解析：无排卵性异常子宫出血以青春期和绝经过渡期多见，最常见的症状是子宫不规则出血，表现为月经周期紊乱、经期长短不一、出血量时多时少，甚至大量出血，出血期一般无腹痛。黄体功能不足表现为月经周期缩短，月经频发。子宫内膜不规则脱落（黄体萎缩不全）多表现为月经周期正常，经期延长，出血量多。

69. 解析：服用短效口服避孕药希望妊娠者，须在停药后6个月再受孕。短效口服避孕药对机体代谢中某些改变是暂时性的，停药后可恢复。

70. 解析：先兆子痫：血压≥160/110mmHg，虽经休息亦不下降；尿蛋白定量>0.5g/24h；水肿明显，伴有头痛、眩晕、眼花、呕吐、上腹部不适及视物模糊等，如不及时处理，将发展为子痫。

71. 解析：颗粒细胞瘤是卵巢性索间质肿瘤里面的一种低度恶性肿瘤，常有内分泌功能，又称卵巢功能性肿瘤。根据病史、症状、体征及子宫内膜病理，结合查体和盆腔彩超发现右侧附件区囊实性包块，不难诊断为颗粒细胞瘤。

72. 解析：该病例为临床早期低度恶性肿瘤，应行全面分期手术，以达到手术病理分期的目的。

73. 解析：恶性性索间质肿瘤有晚期复发的特点。术后一般采用3~6个周期的化疗，常用方案有BEP、TP等。

74. 解析：妊娠期合并贫血的孕妇应摄入高铁、高蛋白质及富含维生素C的食物。铁剂的补充应首先口服制剂，补充铁剂的同时服用维生素C及稀盐酸可促进铁的吸收。

75. 解析：妊娠可使原有贫血病情加重，重度贫血可导致贫血性心脏病、妊娠期高血压疾病性心脏病、产后出血、失血性休克、产褥感染等并发症的发生，危及生命；可造成胎儿生长受限，胎儿宫内窘迫、早产、死胎或死产等不良后果，但不会造成胎膜早破。

76. 解析：该患者血红蛋白为60g/L，应考虑输血。

77. 解析：术后尿量至少每小时在50ml以上，如尿量过少，应检查导尿管是否堵塞、脱落、打折、被压，排除上述原因后，要考虑患者是否入量不足或有内出血休克的可能，及时通知医生及早处理。

78. 解析：在保留尿管期间患者应每天测量体温3~4次，每日冲洗会阴并更换尿袋，操作时要注意无菌，防止逆行感染。

79. 解析：集尿袋以及引流管的位置应低于耻骨联合，以防止尿道逆行感染。

80. 解析：该产妇除乳房外，其余均未见明显异常。乳房增大发红，有硬结，为乳汁淤积导致急性乳腺炎的表现。

81. 解析：按需哺乳，婴儿的吸吮可促进乳汁的排出，改善淤积情况。

82. 解析：人工流产综合反应的表现为受术者在术时或术后心动过缓、心律不齐、血压下降、面色苍白、出汗、胸闷甚至昏厥和抽搐。患者在负压吸引中出现以上表现，最可能是人工流产综合反应。

83. 解析：人工流产综合反应是由于子宫体、子宫颈受机械性刺激导致迷走神经兴奋，发生冠状动脉痉挛、心脏传导功能障碍所致。其发生主要与术者精神紧张，不能耐受子宫扩张牵拉和过高的负压有关。

84. 解析：对人工流产综合反应的处理是一旦出现心率缓慢立即遵医嘱静脉注射阿托品 0.5～1.0mg 以缓解症状。

85. 解析：为防止出现人工流产综合反应，术前应做好心理护理，扩宫时动作轻柔，从小号开始逐渐加大扩宫器号数，切记用力过猛。吸宫时注意掌握适当的负压，一般为 200～300mmHg，进出宫颈管时关闭负压，吸净宫腔后不应反复吸刮。

86～87. 解析：Ⅱ期指肿瘤超越子宫，但未达骨盆壁或未达阴道下 1/3。ⅡA 期指肿瘤侵犯阴道上 2/3，无明显宫旁浸润，ⅡB 期有明显宫旁浸润，但未达到盆壁。Ⅳ期指肿瘤超出了真骨盆范围，或侵犯膀胱和（或）直肠黏膜。ⅣA 期指肿瘤侵犯邻近的盆腔器官，ⅣB 期有远处转移。

88. 解析：宫口未开全，阴道助产娩出胎儿，因胎儿及助产手法和器械可直接导致宫颈撕裂伤。

89. 解析：脐静脉注入牛乳是利用牛乳颜色不同检查胎盘小叶是否存在缺损。

90. 解析：行产钳术时未行适度的会阴切开可导致会阴裂伤，严重时造成会阴Ⅲ度裂伤。

91. 解析：初产妇宫口开大 3cm 以下且无特殊情况，可给予 1% 肥皂水灌肠。通过反射作用刺激子宫收缩，同时清洁直肠，避免分娩时粪便溢出污染消毒区域。

92. 解析：不协调性子宫收缩乏力的治疗原则是恢复子宫收缩的生理极性和对称性，给予适当的镇静药，使产妇充分休息后恢复为协调性子宫收缩。

93. 解析：外阴出现水肿可遵医嘱使用 50% 硫酸镁湿热敷，每日 2 次，每次 20～30 分钟以促使水肿的消退。

94. 解析：子宫肌瘤剔除术后禁盆浴及性生活的时间是 1 个月。

95. 解析：卵巢囊肿剔除术、宫外孕术后禁盆浴及性生活的时间是 1 个月。

96. 解析：药物治疗无效，年轻有生育要求的子宫内膜异位症患者应行保留生育功能的手术，创造受孕机会。

97. 解析：无生育要求的 45 岁以下中、重度子宫内膜异位症患者应行保留卵巢功能的手术。

98. 解析：宫颈原位癌可行全子宫切除术，卵巢正常者可予保留卵巢。

99. 解析：患者属于宫颈癌Ⅱ期，且有慢性肾炎病史，应行放射治疗。

100. 解析：该患者属于宫颈癌ⅠA1 期，可行扩大子宫切除术。

专业实践能力

1. D	2. B	3. B	4. E	5. D
6. C	7. D	8. E	9. C	10. D
11. B	12. D	13. A	14. E	15. D
16. D	17. C	18. D	19. D	20. D
21. C	22. B	23. E	24. C	25. D
26. A	27. A	28. B	29. C	30. A
31. E	32. C	33. C	34. D	35. A
36. E	37. E	38. B	39. E	40. D
41. E	42. D	43. A	44. E	45. D
46. B	47. E	48. B	49. B	50. E
51. C	52. B	53. D	54. C	55. B
56. C	57. B	58. C	59. D	60. B
61 A	62. A	63. C	64. B	65. E
66. D	67. D	68. C	69. A	70. B
71. C	72. D	73. B	74. E	75. A
76. B	77. E	78. D	79. D	80. A
81. B	82. A	83. B	84. B	85. B
86. D	87. B	88. C	89. D	90. A
91. B	92. A	93. B	94. C	95. A
96. B	97. D	98. B	99. B	100. D

1. 解析：外阴手术术前做好阴道准备，应在术前3天开始进行阴道准备，一般行阴道冲洗或坐浴，每天2次，常用1：5000高锰酸钾、0.02%碘伏等溶液。术晨用消毒液行阴道消毒。

2. 解析：经腹输卵管结扎术前应详细询问病史，进行全面评估，按腹部手术要求准备皮肤，做普鲁卡因皮试；测生命体征，排空膀胱；做好心理护理。无需阴道冲洗。

3. 解析：正常情况下，接受诊断性刮宫的患者，术后1～2天有少量阴道流血或不流血。

4. 解析：妊娠剧吐发生于妊娠早期，以严重的恶心、呕吐为主要症状，不能进食和严重呕吐导致孕妇脱水、电解质紊乱、尿比重增加、尿酮体阳性，甚至酸中毒。妊娠合并肾衰竭表现为尿比重低，呼气有尿臭味。葡萄胎的hCG测定值明显高于正常孕周的相应值，多数患者子宫大于停经月份，题干中，患者宫体大小与孕周相符。妊娠合并肝炎检查有血清ALT增高。

5. 解析：破膜超过12小时可考虑应用抗生素预防感染治疗，超过24小时尚未临产，应按医嘱给予引产。

6. 解析：绒毛膜癌患者化疗不需要绝对卧床休息。

7. 解析：无应激试验（NST）是指在无宫缩、无外界负荷刺激下，对胎儿进行胎心率宫缩图的观察和记录，以了解胎儿储备能力。试验结果根据胎心率基线、胎动时胎心率变化（变异、减速和加速）分为有反应型NST、可疑型NST和无反应型NST。

8. 解析：胎儿窘迫时会出现酸中毒的症状，采集胎儿头皮血进行血气分析，pH正常值为7.25～7.35，所以7.26属于pH值的正常范围。

9. 解析：患者术后返回病室，全麻者取去枕平卧位，头偏向一侧，清醒前要有护士专人看护。

10. 解析：依据产妇有心脏病史，产后轻微活动即出现胸闷、气短，可判断产妇有心力衰竭的征兆，应严密观察生命体征，吸氧，限制输液滴速，及时回乳，可给予低盐清淡饮食。

11. 解析：不协调性子宫收缩乏力表现为宫缩时宫底部不强，而是中段或下段强，宫缩间歇期子宫壁不能完全松弛。产妇自觉宫缩强，持续腹痛，拒按，精神紧张，烦躁不安，体力消耗，产程延长或停滞。由于胎儿－胎盘循环障碍，可出现胎儿宫内窘迫。患者腹痛难忍，大喊大叫，烦躁不安，宫缩高峰时强度不够，间歇时宫壁仍不能放松，观察3小时产程无进展，考虑不协调性宫缩乏力。

12. 解析：妇科检查前应解小便，必要时导尿排空膀胱。

13. 解析：重症肝炎妊娠末期，经过积极治疗24小时后，以剖宫产结束妊娠，分娩期应备新鲜血液，缩短第二产程，并注意防止母婴传播及产后出血，产褥期应用对肝脏损害较小的广谱抗生素，预防产褥感染。

14. 解析：垂体催乳素是泌乳的基础，但乳汁分泌在很大程度上取决于哺乳时的吸吮刺激。

15. 解析：卵巢过度刺激综合征为辅助生殖的主要并发症之一。多见于促性腺激素（HMG/HMG＋HCG等）治疗期间，表现为恶心、呕吐、腹部不适、体重增加、卵巢增大、胸腹腔积液、少尿、水电解质平衡紊乱、肾衰、血栓形成等，严重者可危及生命。

16. 解析：为防止术后感染，妇科腹部手术后病人的引流瓶应每日更换并要严格无菌操作。

17. 解析：由于子宫收缩时脐带受压兴奋迷走神经，导致胎心率变异形态不规则，与子宫收缩几乎同时开始，减速最低点在宫缩的高峰，下降幅度小于50bpm，持续时间短，恢复快，一般认为是第一产程后期，宫缩时胎头受压引起。

18. 解析：妊娠13周前孕妇体重无明显变化，以后平均每周增加350g，直至妊娠足月时体重平均增加12.5kg，包括胎儿、胎盘、羊水、子宫、乳房、血液、组织间液及脂肪沉积等。

19. 解析：具有恶变倾向的葡萄胎患者：年龄大于40岁，葡萄胎排出前HCG值异常升高，子宫明显大于停经月份，卵巢黄素化囊肿大于6cm，无条件随访者。

20. 解析：了解末次月经的日期以推算预产期。计算方法为：末次月经第1天起，月份减3或加9，日期加7；如为阴历，月份仍减3或加9，但日期加15。实际分娩日期与推算的预产期可以相差1～2周。如孕妇记不清末次月经的日期，则可根据早孕反应出现时间、胎动开始时间以及子宫高度等加以估计。

21. 解析：绝经是指月经完全停止1年以上。

22. 解析：会阴部手术患者阴道准备从术前3日开始，每日冲洗阴道，必要时每日坐浴1～2次。术前1日冲洗阴道后不涂龙胆紫。

23. 解析：产褥期有组织完整性受损，但不与循环改变有关。

24. 解析：因避孕药中雌激素可抑制乳汁分泌，影响乳汁质量，故哺乳期妇女不采用药物避孕。

25. 解析：只有母亲妊娠合并糖尿病的新生儿，为了防止低血糖，才会喂25%的葡萄糖水。

26. 解析：待产时排空膀胱是为了防止影响产程，与预防产褥期泌尿系感染无关。

27. 解析：胎儿可通过吞饮羊水入消化道，保持羊水量的动态平衡，故羊水是不断更新的。常足月妊娠羊水量约为1000ml。足月妊娠时，羊水呈中性或弱碱性。羊水的吸收约50%由胎膜完成。妊娠中期后，胎儿尿液是羊水的重要来源。

28. 解析：导致生殖器官损伤性疾病的最主要原因是产伤，多因难产处理不当引起。

29. 解析：产褥早期血液低凝状态，白细胞总数较低，血小板减少均不利于产后的子宫收缩与胎盘部位的止血，不利于机体应激状态下的反应，显然不合逻辑。产褥期内，机体除乳腺外逐渐恢复到孕前状态，包括红细胞沉降率、红细胞计数及血红蛋白。

30. 解析：葡萄胎患者行第一次清宫前，为防止清宫时大出血，术前应建立静脉通路并配血，准备好抢救措施。术中严密观察患者的一般情况，及时测量血压、脉搏，防止出血性休克的发生。

31. 解析：放置宫内节育器术后可有少量阴道出血及下腹不适，如出现腹痛、发热、出血大于月经量，持续时间大于7天应随时就诊。

32. 解析：穿宽大棉质内裤可避免外阴

局部潮湿，预防外阴瘙痒。

33. 解析：妊娠合并心脏病的孕妇，胎儿娩出后，腹部放置沙袋，减少回心血量。

34. 解析：产前检查从确诊早孕开始，妊娠28周前每4周检查1次，妊娠28周后每2周检查1次，妊娠36周起每周检查1次。

35. 解析：妊娠期肝炎的处理原则与非孕期肝炎相同，应增加营养，积极保肝治疗，预防感染。

36. 解析：产后哺乳月经延迟复潮，甚至不来潮，但应该于产后42天后同房开始就要采取避孕措施。

37. 解析：滴虫阴道炎局部治疗：先用0.5%醋酸或1%乳酸进行阴道冲洗或1∶5000高锰酸钾溶液阴道灌洗，每日1次，7～10天为一个疗程。然后阴道用药，如甲硝唑等，置阴道穹隆部，10天为1个疗程。

38. 解析：宫内节育器放置后出血表现为月经量多、经期延长或点滴出血。

39. 解析：子宫肌瘤患者一般在手术当天早上给予导尿。

40. 解析：妇科腹部手术后，应鼓励、帮助患者早期活动，以促进肠蠕动恢复，防止肠粘连。

41. 解析：基础体温测定是指每日清晨醒来后（夜班工作者于休息6～8小时后），尚未进行起床、进食、谈话等任何活动之前，测量口腔体温5分钟所得。因为孕激素可以使体温升高0.3～0.5℃，所以常用来测定孕激素的分泌情况。

42. 解析：在输注对血管刺激性强的化疗药物时，应保护血管，防止外渗。出现外渗现象时，应马上处理：立即停止用药，局部封闭治疗，一方面局限药物，以免其对周围组织继续损害，另一方面减轻患者的疼痛。给予冰袋局部冷敷，并嘱患者局部24小时内不可接触热物。

43. 解析：化疗药物大多是按体重计算用药量的，故应准确测量体重，以使用最佳的药量。测量方法：核对磅秤，宜在清晨，病人应空腹、排空大小便后，只穿贴身衣裤，不穿鞋，由护士测量，必要时需两人核对。

44. 解析：功能失调性子宫出血病人多伴有贫血，应补充铁剂、维生素C和蛋白质，严重者给予输血（切忌大量快速输血）。流血时间长者应给予抗生素预防感染，给予止血药减少出血。保证休息，避免过度劳累。

45. 解析：孕妇于妊娠18～20周时开始自觉胎动，结合子宫底高度为23cm，考虑为妊娠23～25周比较符合实际。

46. 解析：产妇取半卧位有利于产褥感染的恶露引流和炎症局限。

47. 解析：根据手测子宫底高度或尺测子宫长度，可以估计妊娠周数。妊娠40周，子宫底应在脐与剑突之间或略高；尺测子宫长度应为33cm左右。

48. 解析：24小时硫酸镁总量控制子痫为25～30g，预防子痫不超过25g。

49. 解析：宫底可触及圆而硬的胎头，可以判断胎先露指示点为骶骨，腹右侧可触及胎背，脐上右侧可闻及胎心，可以判断胎儿为骶右前位或骶右后位。

50. 解析：妊娠合并急性肾盂肾炎患者一般采取侧卧位卧床休息，以减少子宫对输尿管的压迫。

51. 解析：患有心脏病的产妇不宜再妊娠者在产后1周做绝育术，未做绝育术者应严格避孕。

52. 解析：术后强烈疼痛可使患者血压升高，心跳加快，呼吸急促，肌紧张，恶心、呕吐等，是一种伤害性刺激，严重影响患者手术后的恢复，增加术后并发症的发生率。

53. 解析：胎儿头先露，胎背在左后方，而胎头未下降，表明胎儿的枕骨也应该在左后方。

54. 解析：由于黏膜下肌瘤向宫腔方向生长并突出宫腔内，使子宫黏膜层面积增大而致月经过多，长期月经过多可引起继发性贫血，严重者出现贫血面容，全身乏力、心慌气急等症状。

55. 解析：阴道后穹隆穿刺不出暗红色血性液体，不能排除输卵管妊娠的可能。怀疑患者腹腔内大量出血者，应立即边抗休克治疗边剖腹手术。阴道出血量与腹腔内出血量不一定成正比。患者月经过期，还要询问既往月经史，再判断是否停经。血压下降、腹痛加剧、肛门坠胀感明显是病情进展的指征。

56. 解析：过期妊娠应注意休息、适当运动，鼓励营养摄入。

57. 解析：不协调性子宫收缩乏力的患者，可通过适当的镇静，使产妇充分休息，恢复为协调性子宫收缩，在适时选择结束分娩的方式和时间。

58. 解析：此时胎儿已通过坐骨棘水平且有缺氧症状，应产钳助产，经阴道分娩。

59. 解析：临床上以观察胎头下降的程度作为判断产程进展的重要标志。胎头下降程度可通过肛门检查或阴道检查判断先露部颅骨最低点与坐骨棘的关系来确定。

60. 解析：小骨盆的大小是决定胎儿能否阴道分娩的重要因素之一；入口平面是真假骨盆交界平面；大骨盆与产道无直接关系；测量小骨盆的径线可以真实反映产道情形。

61 解析：患儿是由于喂乳引起呛咳，因此可竖着抱起拍背，防止溢乳后再引起呛咳。

62. 解析：第三产程应注意胎儿娩出的方式、速度、时间、有无会阴切开、撕裂及阴道助产术、阴道流血及宫缩等情况。最重要的评估是产妇的宫缩情况、阴道流血的量和颜色。

63. 解析：高锰酸钾溶液坐浴的最佳时间是产后 7 ~ 10 天开始，因为此时宫颈口已闭。

64. 解析：新生儿与母亲早接触、早吸吮有利于母体产后的恢复。

65. 解析：自然分娩的产妇在产后 2 小时内观察的内容主要包括血压、脉搏、子宫收缩情况、阴道流血量、膀胱充盈情况等。

66. 解析：因为新生儿中枢调节功能不全，呼吸肌发育不完善，呼吸主要依靠膈肌运动，以腹式呼吸为主，所以新生儿呼吸表浅，效能较低，频率较快，每分钟 30 ~ 40 次，有时节律不规则。

67. 解析：妇科检查的体位：除尿瘘患者有时需取膝胸卧位外，均取膀胱截石位。

68. 解析：行胎头吸引术时，应调节负压吸引器使负压在 200 ~ 300mmHg。

69. 解析：滴虫阴道炎治疗后应在每次月经干净后复查 1 次，连续 3 个月经周期均是阴性为治愈。

70. 解析：每日使用流动的清水进行外阴冲洗，禁止使用酸性或碱性等刺激性药物。阴式子宫全切术后，禁盆浴3个月，术后当日禁饮食，术后休息3个月，不能从事重体力劳动。

71. 解析：灌肠应该在第一产程进行。

72. 解析：胎盘早剥由于出血形态不一致，导致孕妇贫血程度与阴道出血量可能不成比例，尤其是内出血患者。胎盘早剥一般是在机械性因素或血管病变等情况下发生的，首先表现为腹部持续性疼痛，伴有或不伴有阴道出血为特点，是妊娠晚期的严重并发症之一。重型胎盘早剥孕妇的子宫硬如板状，有压痛，确诊后应迅速终止妊娠。

73. 解析：应鼓励滋养细胞疾病患者进食高蛋白、高维生素、易消化的食物，以增加机体抵抗力。高脂肪食物不宜消化，不适于滋养细胞疾病患者。

74. 解析：无菌持物钳不可夹取棉球进行外阴消毒。

75. 解析：因子宫收缩乏力引起的产后出血，首选的止血措施为按摩子宫。

76. 解析：重度妊娠期高血压疾病尿蛋白>5g/24h。

77. 解析：患者哺乳期，有右侧乳房炎，症见畏寒发热，乳房肿胀疼痛，表面皮肤发热及有触痛的硬块，可采取非手术治疗，排空乳汁，促进恢复，暂不需切开引流。一般局部波动感明显，说明脓肿形成，可行切开引流。

78. 解析：分娩期是孕妇血流动学变化最显著的阶段，加之机体能量及氧的消耗增加，是心脏负担最重的时期。

79. 解析：妊娠合并心脏病患者在分娩期应严密观察产程进展，防止心力衰竭的发生。给予左侧卧位，上半身抬高。观察子宫收缩，胎头下降及胎儿宫内情况，正确识别早期心力衰竭的症状及体征，持续监护给予吸氧。

80. 解析：产褥期的前3天，子宫收缩和缩复使大量血液进入体循环，且产妇体内组织间隙内潴留的液体也回流至体循环，体循环血仍有一定程度增加，而妊娠期心血管系统的变化不能立即恢复至孕期状态，加之产妇伤口和宫缩疼痛，分娩疲劳，新生儿哺乳等负担，仍需预防心衰的发生。

81. 解析：已婚妇女停经应查妊娠试验。

82. 解析：该病例有停经，且阴道少量出血而宫口未开，符合先兆流产的临床表现。

83. 解析：该患者血压170/108mmHg，下肢水肿，在先兆子痫的基础上出现抽搐，符合子痫的临床表现。

84. 解析：治疗子痫的首选药物为解痉药硫酸镁。

85. 解析：重度妊娠期高血压疾病时，眼底小动脉痉挛易出现视网膜水肿、脱落或一时性失明等现象。

86. 解析：重度妊娠高血压疾病时，要避免任何可以诱发抽搐的因素，应安置患者在单人暗室，戴眼罩，免声光刺激，治疗和护理操作都要相对集中。

87. 解析：新生儿在胎儿期红细胞携氧能力差，故数目多，出生以后过多的红细胞被破坏，产生大量的胆红素，而新生儿肝脏功能不健全，无法在短时间内将大量的胆红素代谢，因此，在出生后48～72小时出现黄疸，称为生理性黄疸。

88. 解析：血栓性静脉炎多发生于产后1～2周，临床表现随静脉血栓形成的部位不同而有所不同。髂总静脉或股静脉栓塞时影响下肢静脉回流，出现下肢水肿、皮肤发白和疼痛（称股白肿）。

89. 解析：产褥期中暑是产褥期内高温环境使产妇体内余热不能及时散发引起中枢神经调节功能障碍而导致的急性热病，可见高热、水电解质紊乱、循环衰竭和神经系统功能损害。可表现为口渴、多汗、心悸、恶心、胸闷、四肢无力、体温上升等，甚至谵妄、昏迷、死亡。

90. 解析：葡萄胎的诊断一经确定，立即行清宫术，子宫小于妊娠 12 周可以一次刮净，子宫大于妊娠 12 周，可于 1 周后行第二次刮宫。

91. 解析：滋养细胞肿瘤的治疗原则是以化疗为主，手术为辅。手术在控制出血、感染等并发症及切除残存病灶或耐药方面起重要作用。

92. 解析：会阴侧切术出血较多，不易缝合。

93. 解析：会阴正中切开术的优点是出血少，易缝合，但分娩过程中容易造成肛门括约肌撕裂。

94. 解析：早期减速是与子宫收缩几乎同时开始发生，子宫收缩后即恢复正常，正常减速幅度 <50 次/分，这是宫缩时胎头受压，脑血流量一时性减少的表现。

95. 解析：加速，即在子宫收缩后胎心率基线逐渐上升，增加的范围约为 15 ~ 20 次/分，很少超过 35 ~ 40 次/分，这可能是因为胎儿躯干局部或脐静脉暂时受压的缘故。

96. 解析：晚期减速指子宫收缩开始后一段时间（一般在高峰后）出现胎心率减慢，但下降缓慢，下降幅度 <50 次/分，持续时间长，恢复也缓慢，可能是子宫胎盘功能不良、胎儿缺氧的表现。

97. 解析：胎心监护发现胎心率减速与宫缩关系不恒定，持续时间、出现时间长短不一，出现时下降迅速，幅度大于 70bpm，恢复也迅速，一般认为是宫缩时脐带受压所致。

98. 解析：棕黄色羊水表示羊水中混有胎粪，可能导致胎儿窒息，使胎儿缺氧加重，胎儿监护时可能出现胎心率晚期减速。

99. 解析：减速是指随宫缩出现的短暂胎心率减慢，晚期减速多在宫缩高峰后开始出现，下降缓慢，下降幅度小于 50bpm，持续时间长，恢复亦缓慢，一般认为是胎盘功能不良，胎儿缺氧的表现。

100. 解析：正常情况下，20 分钟内至少有 3 次以上胎动伴胎心率加速 >15 次/分称无应激试验有反应。

模拟试卷（三）答案与解析

基础知识

1. E	2. B	3. A	4. E	5. C
6. A	7. D	8. C	9. D	10. C
11. A	12. E	13. E	14. D	15. D
16. E	17. D	18. D	19. C	20. D
21. B	22. C	23. A	24. D	25. B
26. C	27. C	28. E	29. B	30. D
31. A	32. A	33. A	34. A	35. B
36. A	37. D	38. B	39. E	40. E
41. C	42. C	43. D	44. C	45. D
46. A	47. A	48. E	49. A	50. A
51. D	52. E	53. A	54. C	55. A
56. D	57. E	58. B	59. A	60. D
61. C	62. C	63. B	64. D	65. D
66. E	67. E	68. B	69. B	70. A
71. C	72. B	73. B	74. B	75. C
76. A	77. C	78. C	79. B	80. D
81. D	82. E	83. A	84. C	85. B
86. C	87. A	88. A	89. B	90. B
91. C	92. D	93. A	94. B	95. A
96. B	97. A	98. D	99. C	100. B

1. 解析：注射时，严格遵守无菌操作原则。注射前操作者洗手，戴口罩并衣帽整洁。注射部位皮肤用消毒溶液涂擦，以注射点为中心向外呈螺旋形涂擦，直径在5cm以上，待消毒液干后方可注射。注射药物应临时抽取，药液现配现用。选择合适的注射部位，防止损伤神经和血管。静脉注射必须见回血后方可注入药液，而皮下、肌内注射，抽吸无回血，才可注入药液。

2. 解析：急性心肌梗死发病24～48小时后，白细胞总数增高，中性粒细胞增多，嗜酸性粒细胞减少；红细胞沉降率增快；C反应蛋白增高；血心肌坏死标志物，包括肌红蛋白、肌钙蛋白、肌酸激酶同工酶CK－MB等增高。

3. 解析：氯喹属于抗疟药，口服后主要积聚于皮肤，具有抗光敏和控制SLE皮疹的作用，主要治疗红斑狼疮的皮肤损害。若氯喹在体内蓄积，可影响视网膜，需要定期作眼底检查。

4. 解析：应用现代免疫学技术，测定患者的自身抗体，对风湿性疾病患者具有高度特异性。

5. 解析：患者为育龄期女性，双手、足有皮损，四肢关节对称性，游走性疼痛，考虑SLE可能。而抗核抗体对SLE的诊断具有高敏感性，高特异性的特点，是目前最佳的筛选试验。

6. 解析：肾前性肾功能衰竭的病因主要为有效循环血容量减少，肾脏灌注减少，肾缺血。

7. 解析：在颅骨的弯窿部，内骨膜与颅骨板结合不紧密，故而颅顶部骨折易形成硬脑膜外血肿。

8. 解析：由于心、肺和膈肌的运动有去纤维蛋白的作用，故胸膜腔内的积血不易凝固，但若短期内大量积血，去纤维蛋白的作用不完善，即可凝固成血块，故当胸腔内血液的量超过心、肺、膈肌活动所起的去纤维蛋白作用时胸腔穿刺抽出凝固血。

9. 解析：脑膜炎球菌的主要致病因素是细菌释放的内毒素，它使全身小血管痉挛，内皮细胞损伤，致使内脏广泛出血和有效循环血容量减少，引起感染性休克，继而引起的DIC和继发性纤溶亢进进一步加重微循环障碍、出血和休克，最终造成多器官功能衰竭。鞭毛是使脑膜炎球菌附着于上皮细胞表面的因素；荚膜可抵抗巨噬细胞吞噬；外毒素、透明质酸酶都不是脑膜炎球菌的侵袭力。

10. 解析：妊娠合并急性肾盂肾炎患者应保持泌尿道通畅：鼓励多饮水，入量不足时可输液，保持每日尿量在2000ml以上，达到对尿路冲洗和引流的作用。

11. 解析：由消化性溃疡引起的上消化道出血约为50%，在各类原因中所占比例最高。

12. 解析：腰椎病变所致的椎旁脓肿穿破骨膜后，积聚在腰大肌鞘内，形成腰大肌脓肿。浅层腰大肌脓肿可以穿越腰筋膜到腰三角，成为腰三角脓肿。腰三角是一个潜在的间隙，它的边缘是髂嵴后缘、骶棘肌的外缘与腹内斜肌的后缘。腰大肌脓肿还可沿腰大肌流窜至股骨小转子处，成为腹股沟处深部脓肿。

13. 解析：阿托品化的临床表现：瞳孔较前扩大，意识清楚或模糊，心率≤120次/分，快而有力，颜面潮红，皮肤干燥，体温正常或稍高。阿托品解除有机磷农药中毒导致的呼吸中枢抑制，肺部湿啰音逐渐消失。

14. 解析：风湿热病变过程可分为渗出期、增生期和硬化期。基本病理特点为形成特征性风湿小体。

15. 解析：休克分代偿期和失代偿期。当休克严重时，患者可出现弥漫性血管内凝血，皮肤出现多处瘀点、瘀斑。

16. 解析：吉兰－巴雷综合征发病第2周后，大多数患者脑脊液内蛋白增高而细胞数正常或接近正常。脑脊液蛋白质升高的机制普遍认为：①神经根脱髓鞘后，蛋白溢入脑脊液；②由于神经根的炎症，使脑脊液中蛋白回吸收障碍，而水分吸收相对较好，使蛋白浓缩；③机体的迟发性自身免疫反应中的球蛋白进入蛛网膜下腔。因免疫反应发生在周围神经的髓鞘，不在中枢神经内，故脑脊液细胞数不增加，称为蛋白－细胞分离现象，此现象为本病的特征。

17. 解析：动脉粥样硬化是脑血栓形成最常见的原因。由于动脉粥样硬化斑块破裂或形成溃疡，血小板、血液中其他有形成分及纤维素黏附于受损动脉的粗糙内膜上，形成附壁血栓；在血压下降、血流缓慢等情况下，血栓逐渐增大，最后导致动脉管腔完全闭塞。

18. 解析：女性内生殖器包括阴道、子宫、输卵管及卵巢等。子宫呈梨形，子宫颈内腔呈梭形，子宫腔表面内膜称为功能层，非孕期子宫容积为5ml，输卵管全长约8～14cm，卵巢为性腺器官。

19. 解析：根据题干所给信息，可初步诊断为吉兰－巴雷综合征。主要依据有：①患者有前驱感染史；②有该病的症状和体征。最有助于诊断的辅助检查是脑脊液检查，看是否有蛋白细胞分离的现象。

20. 解析：患者有8年肝硬化病史，且甲胎蛋白增高，结合临床症状，考虑肝癌。突然剧痛，有急腹症表现，考虑肝表面的癌结节破裂所致。

21. 解析：大多数食管癌患者因不同程度吞咽困难而出现营养不良、水电解质失衡，使机体对手术的耐受力下降，故术前应保证患者的营养摄入。能口服者，指导患者合理进食高热量、高蛋白、含丰富维生素的流质或半流质饮食。

22. 解析：急性胰腺炎约50%是由胆道结石、炎症或胆道蛔虫引起，其中胆道结石最为常见。

23. 解析：颅底骨折以线性骨折为主，易撕裂硬脑膜，产生脑脊液外漏或颅内积气，为开放性骨折。根据骨折部位分为颅前窝骨折、颅中窝骨折和颅后窝骨折。

24. 解析：慢性失血是缺铁性贫血的主要原因，反复多次小量失血可使体内贮存铁逐渐耗竭。

25. 解析：该患者有与苯接触史，全血细胞减少、网织红细胞减少、骨髓增生低下，均提示患者患有再生障碍性贫血。

26. 解析：生长激素缺乏症又称垂体性侏儒症，是由于腺垂体分泌的生长激素不足所引起的生长发育障碍。

27. 解析：皮肤菲薄是由于机体蛋白质分解代谢增强，呈负氮平衡。

28. 解析：高血压与皮质增加儿茶酚胺收缩血管作用及去氧皮质酮水钠潴留有关。

29. 解析：因血糖升高，大量葡萄糖从肾排出致尿渗透压增高，阻碍了肾小管对水的重吸收，大量水分子随糖排出形成多尿。

30. 解析：巨大儿为出生体重>4000g者。

31. 解析：新生儿窒息即婴儿出生时无呼吸或呼吸抑制。

32. 解析：一氧化碳经呼吸道进入血液，与红细胞内血红蛋白结合形成稳定的碳氧血红蛋白。由于CO与血红蛋白的亲和力比O_2与血红蛋白的亲和力大240倍，而碳氧血红蛋白的解离较氧合血红蛋白的解离速度慢3600倍，故易造成碳氧血红蛋白在体内的蓄积。COHb不能携氧，而且还影响氧合血红蛋白正常解离，即氧不易释放到组织，从而导致组织和细胞的缺氧。此外，CO还可抑制细胞色素氧化酶，直接抑制组织细胞内呼吸。这些因素更加重组织、细胞缺氧。

33. 解析：血液碳氧血红蛋白测定：轻度中毒时血液碳氧血红蛋白浓度为10%～20%，中度中毒时血液碳氧血红蛋白浓度为30%～40%，重度中毒时血液碳氧血红蛋白浓度为50%以上。

34. 解析：儿童糖尿病绝大多数为1型，即胰岛素依赖型，病情较成人重。

35. 解析：阴蒂位于两侧小阴唇顶端的联合处、阴道前庭前方。阴蒂是与男性阴茎相似的海绵状组织，有勃起功能。阴蒂分为3部分：前为阴蒂头，暴露于外阴，富含神经末梢，对性刺激敏感；中为阴蒂体；后为两阴蒂脚，附着于两侧耻骨支上。

36. 解析：吸入性肺脓肿是指病原体经口、鼻、咽腔吸入所引起的肺脓肿，临床上较为常见。

37. 解析：蹲踞时下肢屈曲，使静脉回心血量减少，减轻右心室负荷，同时，下肢动脉受压，循环阻力增加，使右向左分流减少，使缺氧症状暂时得以缓解。

38. 解析：正常人24小时尿量平均1500ml，24小时尿量少于100ml为无尿。

39. 解析：胚胎发育第2周开始形成原始心脏，第8周形成具有四腔的心脏。因此心脏形成的关键时期是胚胎发育的第2～8周。

40. 解析：二尖瓣狭窄患者由于左心房压力增高，肺静脉压增高，支气管黏膜血管扩张破裂，会出现痰中带血丝。

41. 解析：根据题干所述考虑肺癌。纤维支气管镜检查可直接观察并配合活检等手段诊断肺癌。

42. 解析：约1/3心脏瓣膜患者发生晕厥主要是由于主动脉瓣膜狭窄，脑缺血引起。

43. 解析：心脏电复律的禁忌证：病史长、心脏明显扩大，同时伴二度Ⅱ型或三度房室传导阻滞的心房颤动和心房扑动患者；洋地黄中毒或低血钾患者。

44. 解析：血源性肺脓肿的致病菌多为金黄色葡萄球菌、表皮葡萄球菌及链球菌。

45. 解析：约1/3主动脉瓣关闭不全，主动脉返流，使收缩压升高，舒张压降低，脉压增大，出现周围血管征。

46. 解析：风湿性炎性病变使瓣叶僵硬、变性、瓣缘卷缩、连接处融合及腱索融合缩短。

47. 解析：慢性阻塞性肺气肿是由于在慢性支气管炎症和肺气肿的病理基础上，出现气道阻塞，气体排出受阻。

48. 解析：正常情况下，胰液中的胰蛋白酶原在十二指肠内被胆汁和肠液中的肠激酶激活变成有活性的胰蛋白酶。发生急性胰腺炎时，各种胰酶在胰内被激活，同时进行自身消化，使胰腺泡破裂，胰液外溢进入腹腔，经腹膜吸收入血液，使血清淀粉酶和脂肪酶升高。血清淀粉酶在发病后1~2小时即开始增高。

49. 解析：胰腺癌患者的肿瘤组织常致胰管或胆管梗阻，造成胆汁排泄不畅，胆汁逆流入血导致血清胆红素明显升高；而胰腺癌患者肝脏的胆汁分泌与合成功能正常，血中胆红素的升高主要由胆汁引流不畅导致，以直接胆红素升高为主。

50. 解析：门静脉高压分流术是通过手术将肝门静脉系和腔静脉系的主要血管进行手术吻合，使压力较高的肝门静脉血分流入压力较低的腔静脉，从而降低肝门静脉系的压力，制止出血。分流术不能消除门静脉高压腹水产生的原因，同时分流术因未行脾切除不能消除脾亢，分流术会使门静脉向肝的灌注量减少而加重肝脏损害；部分或全部肝门静脉血未经肝处理而进入体循环，易致肝性脑病。

51. 解析：肛裂是指肛管皮肤全层裂伤后形成的慢性溃疡，常发生在肛管后正中线。裂口上端的肛瓣和肛乳头水肿形成肥大乳头，下端皮肤因水肿形成袋状皮垂，称为前哨痔。肛裂、肥大乳头和前哨痔三者同时存在称为肛裂“三联征”。

52. 解析：急性肠梗阻因大量呕吐导致消化液急性丧失。消化液为等渗液体，水、钠成比例丢失，故易造成等渗性脱水。

53. 解析：根据血红蛋白降低的程度，临床上将贫血分为四度：①轻度贫血：Hb＜参考值底限；②中度贫血：Hb＜90g/L；③重度贫血：Hb＜60g/L；④极重度贫血：Hb＜30g/L。

54. 解析：直肠癌大多发生在直肠的中下段，75%以上的直肠癌可于肛门指检时触及，因此据临床验证，直肠指检是诊断直肠癌最重要且简便易行的方法。

55. 解析：甲状腺功能亢进患者基础代谢率高于正常，为了避免患者在基础代谢率高的情况下进行手术的危险，手术治疗前必须进行充分而完善的术前准备。根据临床研究，甲状腺功能亢进手术前药物准备2~3周后，甲状腺功能亢进症状得到基本控制（患者情绪稳定，睡眠良好，体重增加，脉率每分钟90次以下，脉压恢复正常，基础代谢率在+20%以下）便可进行手术，否则手术后12~36小时患者可因甲状腺素过量释放引起暴发性肾上腺素兴奋现象而发生甲状腺危象。

56. 解析：糖尿病对胎儿的影响：巨大儿发生率高，胎儿畸形、早产和胎儿生长受限发生率明显增高。

57. 解析：硬脑膜外血肿典型的意识障碍是伤后有“中间清醒期”，即伤后原发性脑损伤的意识障碍清醒后，在一段时间内颅内血肿形成，因颅内压增高导致患者再度出现昏迷。

58. 解析：高血压病发病的可能相关因素包括：①体重超重、肥胖或腹式肥胖；②饮酒；③饮食：高盐低钾高蛋白质、高饱和脂肪酸、缺乏叶酸等；④年龄与性别；⑤遗传：基因显性遗传和多基因关联遗传两种方式；⑥职业；⑦其他：精神应激（情绪紧张）、吸烟、饮酒、药物（口服避孕药、糖皮质激素、非甾体抗炎药）、长期的噪声等。

59. 解析：乳腺癌术后24小时内活动手指和腕部，患侧肩部制动；术后1~3日进行上肢肌肉等长收缩，开始肘关节伸屈活动；术后4~7日做肩关节小范围活动，并做以患侧手触摸对侧肩部及同侧耳朵的锻炼；术后1~2周做肩关节活动，以肩部为中心前后摆臂，直到举手高过头。

60. 解析：小儿幼儿期生长发育速度较

前稍减慢，而智力发育迅速，活动范围渐广，接触社会事物渐多，但对危险的识别和自我保护能力有限，意外伤害发生率非常高。

61. 解析：脉率和脉压可以用来计算基础代谢率，从而判断甲亢患者的病情严重程度和治疗效果。

62. 解析：大型石膏综合征的预防方法为包扎石膏时适当留有余地，上腹开窗等。

63. 解析：营养性巨幼细胞贫血的病因是缺乏维生素 B_{12}、叶酸。

64. 解析：白细胞和中性粒细胞增加常提示感染。

65. 解析：不同原因所致的红细胞持续进入尿中称为血尿。如新鲜尿沉渣每高倍视野红细胞超过 3 个或 1 小时尿红细胞计数超过 10 万，或 12 小时计数超过 50 万，可诊断为镜下血尿。

66. 解析：留置 T 管的目的主要是支撑胆道、引流胆汁和残余结石。若患者黄疸消退，无腹痛、发热，大便颜色正常，血象、血清黄疸指数正常；胆汁引流量逐渐减少至 200ml，且颜色为透明金黄色，无脓液、结石，无沉渣及絮状物，提示可以拔管，但拔管前必须 T 管造影无残余结石，夹管试验无异常变化。

67. 解析：多数慢性肾炎患者肾功能呈慢性渐进性损害，病理类型为决定肾功能进展快慢的重要因素（如系膜毛细血管性肾小球肾炎进展较快，膜性肾病进展常较慢）。

68. 解析：血清中存在多种自身抗体是系统性红斑狼疮的重要特征，也是诊断系统性红斑狼疮的主要依据，还可指示疾病活动性及可能累及的脏器。常见的自身抗体为抗核抗体、抗磷脂抗体和抗组织细胞抗体，其中，抗核抗体阳性可见于几乎所有的系统性红斑狼疮患者，故而抗核抗体测定是系统性红斑狼疮首选的筛选检查。

69. 解析：风湿性瓣膜病患者术后应注意体内电解质的变化，以免电解质紊乱造成恶性心律失常，特别注意血钾浓度，因患者尿中排钾量高，容易造成低钾血症。

70. 解析：麻醉前使用异丙嗪的目的是抗组胺，解除平滑肌和血管痉挛。

71. 解析：嵌顿性斜疝多发生在强体力劳动或排便等腹压骤增时，表现为肿块忽然增大，伴有明显疼痛。平卧或用手推送不能使肿块回纳。肿块紧张发硬，明显触痛。

72. 解析：新生儿出生后红细胞数和血红蛋白含量逐渐降低，至 2～3 个月时红细胞数降至 $3.0\times10^{12}/L$，血红蛋白量降至 110g/L 左右，出现轻度贫血，称为“生理性贫血”，为自限性。

73. 解析：富含铁的食物有瘦肉、家禽、动物肝脏及绿叶蔬菜等。

74. 解析：新生儿出生 2 周后每日给予维生素 D 400U～800U。处于生长发育期的幼儿应给予预防量的维生素 D 和钙剂，同时应加强户外活动，以预防佝偻病。

75. 解析：ORS 溶液即口服补液盐，由氯化钠 3.5g、碳酸氢钠 2.5g、氯化钾 1.5g、葡萄糖 20g 加水至 1000ml 配制而成。不含氯化钙。

76. 解析：应激状态时糖类代谢改变主要表现为：内源性葡萄糖异生作用明显增加；组织、器官葡萄糖的氧化作用下降，以及外周组织对胰岛素抵抗，从而造成高血糖。

77. 解析：宫颈扩张期是指从宫颈扩张3cm至宫口全开。

78. 解析：妊娠末期，孕妇仰卧位时，子宫压迫下腔大静脉而出现低血压，侧卧位可使血压恢复正常。

79. 解析：圆韧带维持子宫前倾位；主韧带固定子宫颈正常位置；宫骶韧带间接保持子宫前倾位。阔韧带是维持子宫在盆腔正中位置的韧带。

80. 解析：早期倾倒综合征多发生在餐后10～30分钟内，因胃容积减少及失去对胃排空的控制，多量高渗食物快速进入十二指肠或空肠，大量细胞外液转移至肠腔，循环血量骤然减少，临床表现有：上腹饱胀不适，恶心呕吐，肠鸣频繁，可有绞痛、腹泻；全身无力、头晕、晕厥、面色潮红或苍白、大汗淋漓、心悸、心动过速等。症状持续60～90分钟后自行缓解。多数患者经少食多餐，避免过甜、过咸、过浓流质饮食，进食低糖类、高蛋白饮食，进餐后平卧10～20分钟，症状可减轻或消失。多数患者在术后半年到1年内能逐渐自愈。

81. 解析：十二指肠溃疡的疼痛常在餐后3～4小时，持续不缓解，至下餐进食或服制酸药物方可缓解，称为空腹痛；部分患者可发生半夜疼痛，称为夜间痛。

82. 解析：过敏性紫癜有消化道症状时临床上称“腹型”；有关节疼痛及肿胀等临床表现时称“关节型”；有肾脏症状时临床上称“肾型”。以上症状可单独出现，也可几种同时存在，同时存在几种临床表现时称“混合型”。

83. 解析：格拉斯哥昏迷评分法：最高分为15分，表示意识清楚；12～14分为轻度意识障碍；9～11分为中度意识障得；8分以下为昏迷；分数越低则意识障碍越重。

84. 解析：中毒性细菌性痢疾与中枢神经系统感染性疾病均有神经系统的病变表现，临床上不易区别。从发病缓急上看，进展最急、最快的是中毒性细菌性痢疾。从粪便标本中培养出痢疾杆菌是最直接的证据。中毒性痢疾的临床表现：①休克型，以周围循环衰竭为主要表现。②脑型，因脑缺氧、水肿、颅内压增高而发生惊厥，昏迷和呼吸衰竭。③肺型，以肺微循环障碍为主，病情危重，病死率高。④混合型。

85. 解析：先天性无阴道患者第二性征、外阴发育均正常，但无阴道口，或仅在前庭后部见一浅凹，偶见短浅阴道盲端。多伴子宫发育不良，45%～50%的患者伴泌尿道异常，10%的患者伴脊椎异常。

86. 解析：正常分娩后，每日用1∶5000稀释络合碘溶液冲洗外阴2次。每次冲洗前应先排空小便，掌握由上至下的冲洗原则，动作要轻柔，勿使冲洗水进入阴道，以免引起感染。冲洗后用干纱球擦干外阴，垫消毒会阴垫，平时应保持会阴部清洁干燥。

87. 解析：糖化血红蛋白测定可反映取血前2～3个月的血糖水平。

88. 解析：前囟早闭或过小见于小头畸形，晚闭或过大见于佝偻病。

89. 解析：正常情况下囟门是平软的，如果囟门有隆起、紧绷，伴有发烧、呕吐，甚至出现抽搐，说明颅内压增高，可能有颅内感染（患脑膜炎、脑炎等疾病）。

90. 解析：血尿是膀胱肿瘤最常见和最早出现的症状，且多数为全程无痛肉眼血尿。

91. 解析：输尿管结石血尿为疼痛后血尿。

92. 解析：膀胱结核患者因病变引起溃

疡造成尿频加重，并同时伴有尿急、尿痛，同时出现终末血尿。

93. 解析：胃、十二指肠穿孔时胃内容物漏入腹腔，故腹腔穿刺液为黄色、浑浊、无臭味，可有食物残渣。

94. 解析：实质性脏器破裂时主要表现为内出血，血液流入腹腔，因腹膜的脱纤维作用而不凝固，故腹腔穿刺液为不凝血液。

95. 解析：膀胱刺激征常见于尿路感染、结石等。

96. 解析：血尿常为肾小球肾炎患者的常见症状和就诊的原因。

97. 解析：高位肠梗阻的特点是呕吐发生早而频繁，腹胀不明显，呕吐物一般是肠内容物，有时会是胆汁。

98. 解析：低位肠梗阻的特点是腹胀明显，呕吐出现晚而次数少，并呕吐粪样物。

99. 解析：麻痹性肠梗阻的突出表现是全腹明显腹胀，常伴有呕吐胃内容物，呕吐物中无粪味。

100. 解析：绞窄性肠梗阻呕吐出现早、剧烈而频繁。根据梗阻位置，早期呕吐物可为胃内容物、胆汁或粪样物，晚期则呕吐血性液体。

相关专业知识

1. B	2. A	3. C	4. D	5. D
6. D	7. C	8. E	9. E	10. D
11. C	12. A	13. A	14. C	15. A
16. C	17. A	18. A	19. D	20. E
21. B	22. B	23. D	24. B	25. C
26. A	27. B	28. D	29. C	30. A
31. A	32. D	33. D	34. D	35. D
36. A	37. E	38. E	39. B	40. B
41. B	42. C	43. B	44. E	45. D
46. B	47. B	48. B	49. A	50. B
51. E	52. E	53. A	54. C	55. C
56. A	57. B	58. D	59. A	60. E
61. E	62. A	63. E	64. A	65. A
66. B	67. E	68. D	69. D	70. C
71. A	72. B	73. C	74. C	75. E
76. B	77. D	78. E	79. C	80. B
81. D	82. C	83. C	84. B	85. B
86. D	87. E	88. D	89. C	90. A
91. A	92. E	93. D	94. B	95. A
96. D	97. E	98. E	99. D	100. A

1. 解析：目标管理又称成果管理。作为管理方法，目标管理是指组织中管理者与被管理者共同参与目标制订，在工作中自我控制，努力实现工作目标的一种管理方法。

2. 解析：破伤风清除毒素来源：彻底清除坏死组织和异物，用3%过氧化氢溶液冲洗，避开伤口，并充分引流。

3. 解析：高水平消毒剂是过氧化氢；中水平消毒剂是聚维酮碘、乙醇；低水平消剂是苯扎溴铵、氯己定。

4. 解析：使用抗生素治疗过程中，尽可能避免使用广谱抗生素，以防止菌群失调。氨基糖苷类抗生素不宜与β-内酰胺类药物同瓶滴注。应该有针对性地选择一种抗生素治疗感染，要避免无指征的联合用药。将红霉素用注射用水溶解后放入500ml盐水中静脉滴注，可避免毒性反应，并防止水解失效。急性感染，体温恢复正常，症状消失后抗生素继续用2～3天，即可停药。

5. 解析：有效训导的方法：①以平等、客观、严肃的态度面对下属；②具体指明问题所在；③批评对事不对人，不要损害下属的尊严和人格；④允许下属表达自己对问题的看法和理解；⑤控制讨论；⑥对今后如何防范错误提出建议，达成共识；⑦对于反复发生的错误，逐步加重处罚。

6. 解析：痢疾是消化道传播疾病，应实行消化道隔离，粪便和尿液需要消毒处理，最后入下水道，接触患者的粪便后不能直接用流动水洗手。

7. 解析：强化理论对护理管理者的基本启示是针对不同对象的需要进行强化，分阶段设立目标，及时给予强化，正强化和负强化都有激励作用。

8. 解析：医院感染监测是用流行病学的方法从宏观或群体的角度来分析和研究医院感染的分布特点、影响因素，探讨病源和流行原因及其发生、发展的规律，最终达到控制感染和减少医院感染的目的。

9. 解析：Ⅲ类环境包括儿科病房、妇产科检查室、注射室、换药室、治疗室、供应室清洁区、急诊室、化验室、各类普通病室和房间，这类环境要求空气中的细菌总数≤500cfu/m^3。

10. 解析：医院感染罹患率是指用来统计处于危险人群中新发生医院感染的频率。医院感染发生率是指在一定时间和一定人群（通常为住院患者）中新发生的医院感染的频率。

11. 解析：制定计划的步骤依次为评估形势、确定目标、考虑制定计划的前提条件、发展可选方案、比较各种方案、选定方案、制定辅助计划、编制预算。

12. 解析：医院感染监测病例查阅的内容包括体温单、诊断、治疗、检查和病程记录，以及会诊、手术、护理、放射检查等资料。

13. 解析：医疗事故分级：①一级医疗事故：造成患者死亡或重度残疾的；②二级医疗事故：造成患者中度残疾、器官组织损伤导致严重功能障碍的；③三级医疗事故：造成患者轻度残疾、器官组织损伤导致一般功能障碍的；④四级医疗事故：造成患者明显人身损害的其他后果的。

14. 解析：戊二醛对碳钢制品有腐蚀性，使用前应先加入0.5%亚硝酸钠防锈。

15. 解析：小组护理的优点：①便于小组成员协调合作，相互沟通，工作气氛好；②护理工作有计划、有评价，患者得到较全面的护理；③充分发挥本组各成员的能力、经验与才智，工作满意度较高。

16. 解析：潜伏期是从病原体入侵人体起，至开始出现临床症状的时期。潜伏期是确定传染病检疫期的重要依据，对一些传染病的诊断也有一定参考意义。

17. 解析：行政组织理论属于古典管理理论。群体力学理论、人际关系学说、人性理论属于行为科学管理理论。

18. 解析：健康教育“知－信－行”模式中知晓健康信息是健康传播效果中的最低层次。

19. 解析：人类行为“目的性”是开展健康教育的前提。

20. 解析：苯扎溴铵是低水平消毒剂，只可杀菌，不能杀病毒。

21. 解析：有效沟通的方法是创造良好的沟通环境，有效沟通的要求是信息传递应尽量减少中间环节，有效沟通的原则是合理应用非正式沟通。

22. 解析：人类一般通过 4 种学习方式来发展行为：①操作技能培训；②人们往往通过无意模仿获得日常生活行为；③人们通过有意模仿获得自己崇拜、羡慕的行为，如演员的举止等；④人们通过强迫模仿获得规定行为，如队列训练等。

23. 解析：人类最基本的行为是本能行为。

24. 解析：细菌具有黏附力是指细菌只有牢固地黏附在机体的黏膜上皮细胞上，才不会被分泌物、宿主的运动或其器官的蠕动所冲击。黏附力是细菌能够在人体定植的关键。

25. 解析：相对危险度是指暴露组与非暴露组医院感染概率之比。它是用来表示暴露组的住院病人中发生医院感染的危险性的倍数。

26. 解析：预防下呼吸道感染，特别是做好呼吸机相关性肺炎的预防与护理最重要。使用声门下分泌物引流（SSD）可能是预防 VAP 有效且简单的方法。

27. 解析：病人满意度属于无形标准。

28. 解析：选项 A 属于开放式提问的特点，选项 B 属于偏向式提问的特点，选项 C、E 属于复合式提问的特点。

29. 解析：标准的特征：明确的目的性，严格的科学性，特定的对象和领域。

30. 解析：望诊是指运用视觉，对患者全身和局部的病情，如色、神、形、态、头颈、五官、躯体、四肢、皮肤、络脉及排泄物、舌苔等有目的地进行观察，以推断体内的变化，作为辨证施护的依据。

31. 解析：无明确潜伏期的感染，规定入院 48 小时后发生的感染为医院感染。

32. 解析：短期计划是针对未来较短时间内所做的工作安排，时间一般不超过 1 年，多由基层管理者制定。

33. 解析：健康信息具有以下特点：①符号通用、易懂；②科学性；③针对性；④指导性。

34. 解析：弹性原则是指制定计划时必须要有一定弹性，留有一定调节余地，以预防及减少不确定因素对计划实施可能产生的冲击及影响，以确保计划目标的实现。

35. 解析：喹诺酮和其他抗菌药物作用点不同，它以细菌的脱氧核糖核酸（DNA）为靶，使 DNA 形成超螺旋的酶，称 DNA 螺旋酶，喹诺酮妨碍此种酶，进一步造成细菌的 DNA 不可逆损害，而使细菌细胞不再分裂。

36. 解析：护理人员帮助吸烟者计算每天的吸烟支数，这种分析方法属于频度分析。

37. 解析：医务人员应参加预防、控制医院感染相关知识的继续教育课程和学术交流活动。医院感染管理专职人员每年不少于15学时，其他管理与医务人员每年不少于6学时。

38. 解析：深部手术切口感染是指无植入物手术后30天内，有植入物手术后1年内发生的与手术有关，并涉及切口深部软组织的感染。该病例符合深部手术切口感染的指征。

39. 解析：回归因素是指由于偶然因素，个别被测试对象的某特征水平过高或过低，但在以后测试中可能恢复到原有的实际水平的现象。在测试中，可采用重复测量方法，以减少回归因素对评价测量正确性的影响。

40. 解析：人际传播是指信息在个人与个人之间的传播，其主要形式是面对面的传播，沟通过程中应注意提问技巧、交谈技巧、沉默技巧、非语言沟通。

41. 解析：离体后的HIV抵抗力很弱，几乎所有消毒剂在短时间内均可将其灭活。

42. 解析：授权由六个步骤组成：①分析、确定什么工作需要授权；②选择授权对象；③明确授权的内容；④为被授权者排除工作障碍；⑤形成上下沟通渠道；⑥评价授权效果。

43. 解析：含氯消毒剂属高效消毒剂，具有广谱、速效、低毒或无毒、粉剂稳定等优点。含氯消毒剂对金属有腐蚀性、对织物有漂白作用、受有机物影响大、有水剂不稳定等不足。

44. 解析：护士在医院感染管理中心应履行的职责：①严格执行无菌技术操作规程等医院感染管理的各项规章制度，掌握自我防护知识，正确进行各项技术操作；②掌握抗感染药物临床合理应用原则；③掌握医院感染诊断标准；④发现医院感染以及传染病及时上报处理。

45. 解析：标准化的指导语是指对测验的解释和说明。

46. 解析：水痘以发热及皮肤和黏膜成批出现周身性红色斑丘疹、疱疹、痂疹为特征，皮疹呈向心性分布，主要发生在胸、腹，四肢很少。

47. 解析：排班方式：①集权式排班：排班者为护理部或科护士长，主要由护理管理者决定排班方案。优点为管理者掌握全部护理人力，可依各部门工作需要，灵活调配合适人员；缺点是对护理人员的个别需要照顾少，会降低工作满意度。②分权式排班：排班者为病区护士长。优点是管理者能根据本部门的人力需求状况进行有效安排，并能照顾护士的个别需要；缺点是无法调派其他病区的人力，且排班花费的时间较多。③自我排班：由病区护理人员自己排班，可激励护理人员的自主性，提高工作满意度。优点是提高护理人员的积极性；促进团体凝聚力的提高；护士长与护理人员关系融洽；护士长节省排班时间。缺点与分权式排班类似。

48. 解析：涉及谈话技巧的内容包括：做好谈话计划、善于启发下属的谈话欲望、善于启发下属讲真情实话、掌握发问技巧，善于抓住重要问题、创造良好的沟通环境，学会有效的聆听等。在谈话过程中，领导应该以平等、客观、严肃的态度对待下属，具体指明问题所在，控制发问。

49. 解析：人们应该将各阶段目标分为ABC三个等级，A级为最重要且必须完成的目标，B级为较重要很想完成的目标，C级为不太重要可以暂时搁置的目标。ABC时间管理的步骤：①列出目标：每天工作前列出“日工作清单”；②目标分类：对“日工作清单”分类；③排列顺序：根据工作的重要性、紧急程度确定ABC顺序；④分配时间：按ABC级别顺序定出工作日程表及时间分配情况；⑤实施：集中精力先完成A类工作，效果满意，再转向B类工作。对于C类工作，在时间精力充沛的情况下，可自己完成；⑥记录每一事件消耗的时间，工作结束时评价时间应用情况，以不断提高自己有效利用时间的技能。

50. 解析：医学是保护人的生命，增进人类健康的科学，其任务是揭示人类生命运动的规律及其本质，揭示疾病发生、发展的客观过程，探索战胜疾病，增进人类健康的途径和方法，这就要求医务人员辛勤劳动，不辞风险，不图名利，团结合作，积极进行科学研究，以促进医学科学的发展。

51. 解析：组织文化是指一个组织在长期发展过程中所形成的价值观、群体意识、道德规范、行为准则、特色、管理风格以及传统习惯的总和，属于管理的软件范围。组织文化不是组织表面的经营活动和文化活动，而是隐藏在背后的价值因素和精神源泉。特点：①文化性，是组织文化区别于组织其他内容的根本点；②综合性；③整合性；④自觉性，是组织文化具有管理功能的前提条件；⑤实践性。

52. 解析：（1）激励是激发鼓励的意思，作为心理学的术语，激励是指通过外部刺激达到激发人的行为动机的一个持续的心理过程；（2）激励的作用：哈佛大学威廉詹姆士提出以下公式：工作绩效＝能力×激励，这一公式表明，在能力不变的条件下，工作绩效大小取决于激励程度的高低。激励程度不断提高，工作绩效就愈来愈大，激励程度低，工作绩效也会随之下降；（3）激励的过程：①洞察需要：激励机制的源头；②明确动机：激励机制的前提；③满足需要：激励机制的核心；④激励与反馈、约束相互补充。

53. 解析：在倾听的过程中，要专心，不要轻易转移自己的注意力，做到“倾心细听”，主要表现为集中精力、及时反馈。

54. 解析：制定目标时，应注意：①目标数目不宜太多，但应包括主要的工作特征；②目标应数量化或具体化以便考核；③目标应具有挑战性，显示优先性，促进个人和职业上的成长。

55. 解析：体重为各器官、组织和体液的总重量，是小儿营养状况的重要指标（最易取得的敏感指标，也是临床计算给药量、输液量的依据）。

56. 解析：护理质量管理标准化的表现形式：统一化、规格化、系列化、规范化。

57. 解析：执行阶段是管理循环的第五个步骤。它是按照拟定的质量目标、计划、措施具体组织实施和执行。

58. 解析：PDCA管理循环就是按照计划（Plan）、执行（Do）、检查（Check）、处理（Action）四个阶段来进行质量管理，并循环不止进行下去的一种管理工作程序。

59. 解析：（1）概念：组织是指按照一定目的程序和规则组成的一种多层次、多岗位以及具有相应人员隶属关系的权责角色结构，它是职、责、权、利四位一体的机构。组织的基本要素包括组织目标、组织任务、职权与责任、技术力量和适应与发展；（2）分类：分为正式组织和非正式组织两种类型；（3）基本类型：①直线型组织结构：特点是组织系统职权从组织上层“流向”组织基层。上下级关系是直线关系，即命令与服从的关系。组织内部不设参谋部门。②职能型组织结构：特点是采用按职能分工实行专业化的管理办法来代替直线型的全能管理者，各职能部门在分管业务范围内直接指挥下属；③直线－参谋型组织结构：特点是吸收了上述两种结构的优点，设置两套系统，一套是直线指挥系统，另一套是参谋系统。

60. 解析：人员管理也称人力资源管理，是对各种人员进行恰当而有效的选聘、培训和考评。人员管理的意义：人是最重要的财富和资源，任何组织发展都离不开对人的管理。人员管理不仅可以发现、选聘、使用和培养最优秀的人才，还可充分调动人的积极性，达到人尽其才、才尽其用、提高工作效率和实现组织目标的目的，同时为组织的发展提供人力资源储备。医院要生存和发展，必须重视对人的管理。

61. 解析：健康促进的三个基本策略，即倡导、赋权与协调。协调个人、社区、卫生机构、社会经济部门、政府和非政府组织等在健康促进中的利益和行动，组成强大的联盟与社会支持体系，共同努力实现健康目标。

62. 解析：系统是由若干相互作用、相互联系的要素组成的，具有特定功能的统一整体。从管理学的角度，系统有两个含义，一指系统是一个实体，二指系统是一种方法或手段，二者既有区别，又有联系。

63. 解析：健康教育是通过信息传播和行为干预，帮助个人和群体掌握卫生保健知识，树立健康观念，目的是消除或减轻影响健康的危险。

64. 解析：梅奥首先提出了以人为本的管理思想。人本原理的前提是：人不是单纯的“经济人”，而是具有多种需要的复杂的“社会人”，管理者要注意满足其自我实现的需求。

65. 解析：视能授权是授权最根本的一条准则，一切以被授权者的才能大小和知识水平的高低为依据。

66. 解析：危害健康行为的类型包括日常危害健康行为和致病性行为模式。致病性行为模式是指可导致特异性疾病发生的行为模式。A 型行为模式与冠心病的发生密切相关，表现为遇事不能冷静处理，好大发雷霆，易激动、敌意。

67. 解析：解决问题时，管理者必须深入到问题的内部，找出产生问题的根源，对症下药，这样才能从根本上解决矛盾，使问题一个个减少，而不是将问题大事化小。

68. 解析：药物滥用、违反法律法规属于违规行为，讳疾忌医、不遵医嘱属于不良疾病行为。

69. 解析：同类语言即通过适度的语言、语调、节奏变化和鼻音、喉音等辅助性发音引起对方的注意或调节气氛。

70. 解析：健康教育的最终目的是提高目标人群的生活质量。结局评价正是着眼于健康教育项目实施后所导致目标人群健康状况及生活质量的变化。

71. 解析：个体决定是否采取某种行为，以适应目前或长远的需要称为应对。

72. 解析：消化性溃疡健康教育的知识宣教：向病人讲解消化性溃疡的病因和诱发因素，告诉病人碱性食物和抑酸剂可缓解药物十二指肠溃疡引起的空腹痛，停用非甾体类抗炎药。宣传消化性溃疡的预防保健知识，以及规律生活与充分休息对溃疡愈合的重要性；如何进行长期饮食调节；药物的正确使用方法及其不良反应；消化性溃疡的并发症及其表现，应如何观察；定期复查的重要意义。

73. 解析：接触患者床单位及周围环境、物品后必须洗手。

74. 解析：青霉素皮试阴性，护士遵照医嘱给予青霉素静脉滴注后发生的过敏性休克，应判定为意外事件。

75. 解析：使用文字进行健康教育是护士通过教育手册或参考书指导患者获得知识和巩固知识的方法，所以学习者必须有阅读能力。

76. 解析：自然环境和社会环境是人类行为发展的外在大环境。生态环境、人文地理、医疗卫生、风俗信仰、教育环境、制度与法规、经济基础、事物发展的规律及意外事件等是人类行为发展的外在大环境，对人类行为的影响可以是间接的或潜在的，这些因素受到人类行为的反作用也是相对不明显的。

77. 解析：知－信－行模式：知识是基础，信念是动力，行为的产生和改变是目标。

78. 解析：对采取保护性隔离的烧伤患者，应限制其家属探视，防止感染。

79. 解析：健康传播有四个特点：①传递的是健康信息；②具有明确的目的性；③传播者属于专门的技术人才；④健康传播的过程具有复合性。具有一定的营利性不是健康教育的特点。

80. 解析：阴阳转化是指在一定的条件下，阴或阳可以各自向其相反方向转化的质变形式，即由阴转阳、由阳转阴。阴阳相互转化的条件，一般表现在事物变化的“物极”阶段，如寒极生热、热极生寒等。

81. 解析：人们在得知自己正在被研究和观察而表现出的行为异乎寻常的现象称为霍桑效应。

82. 解析：计划之比较各种方案阶段：先考察可选方案的优缺点，再按照前提和目标来权衡，以此对各个方案进行评价。论证评价方案可以运用成本效益分析法，即用所选方案的成本与所得收益进行比较。

83. 解析：紫外线适用于室内空气和物体表面的消毒，照射时间≥30min。

84. 解析：术后5天患者出现高热、深静脉置管处发红、肿胀，血培养阳性，应考虑发生深静脉置管感染。

85. 解析：自我效能即对自己的行为能力有正确的评价和判断，相信自己一定能通过努力，克服障碍，完成这种行动，到达预期结果。

86. 解析：决定病证虚实变化的主要病机是正邪的盛衰。实是指邪气亢盛，以邪气盛为矛盾主要方面的病理变化。虚指正气不足，以正气虚损为矛盾主要方面的病理变化。《素问·通评虚实论》曰：“邪气盛则实，精气夺则虚。”

87. 解析：医用物品灭菌合格率必须达到100%，不合格物品不得进入临床使用部门。

88. 解析：Ⅲ类区域环境包括：儿科病房、妇产科检查室、注射室、换药室、治疗室、供应室清洁区、急诊室、医技科室、普通病房等。细菌菌落正常范围≤500cfu/m^3。

89. 解析：Ⅱ类区域环境包括：普通手术室、婴儿室、产房、普通隔离室、供应室无菌区、重症监护室等。细菌菌落正常范围≤200cfu/m^3。

90. 解析：Ⅰ类区域环境包括：层流洁净手术室和层流洁净病房。细菌菌落正常范围≤10cfu/m^3。

91. 解析：凡传染性强、死亡率高的传染病均需采取严密隔离，如霍乱、鼠疫、传染性非典型肺炎、禽流感等。

92. 解析：血液、体液隔离主要用于预防因直接或间接接触传染性血液或体液而传播的传染性疾病，如艾滋病、乙型肝炎（含表面抗原携带者）、非甲非乙型肝炎等。

93. 解析：消化道隔离主要用于预防经粪－口传播的传染性疾病，如霍乱、伤寒、甲型肝炎、脊髓灰质炎、感染性腹泻等。

94. 解析：呼吸道隔离主要用于预防经由飞沫传播（短距离传播）的传染性疾病，如麻疹、腮腺炎、百日咳、流行性脑脊髓膜炎等。

95. 解析：直线型组织结构：又称单线型组织结构，是最古老、最简单的一种组织结构类型。其特点是组织系统职权从组织上层“流向”组织基层。上下级关系是直线关系，即命令与服从的关系。组织内部不设参谋部门。

96. 解析：职能型组织结构：又称多线型组织结构，其特点是采用按职能分工实行专业化的管理办法来代替直线型的全能管理者，各职能部门在分管业务范围内直接指挥下属。

97. 解析：直线－参谋型组织结构：又称直线－职能型组织结构。其特点是吸收了上述两种结构的优点，设置两套系统，一套是直线指挥系统，另一套是参谋系统。

98～100. 解析：ABC 时间管理法由美国管理学家莱金（Lakein）提出，他建议为了提高时间的利用率，人们应该将其各阶段目标分为 ABC 三个等级，A 级为最重要且必须完成的目标，B 级为较重要很想完成的目标，C 级为不太重要可以暂时搁置的目标。

专业知识

1. D	2. A	3. A	4. D	5. E
6. C	7. D	8. A	9. E	10. A
11. E	12. D	13. C	14. C	15. D
16. C	17. D	18. B	19. C	20. B
21. A	22. A	23. D	24. B	25. C
26. E	27. E	28. C	29. B	30. C
31. B	32. D	33. B	34. D	35. A
36. B	37. A	38. C	39. A	40. E
41. E	42. A	43. C	44. B	45. C
46. C	47. C	48. B	49. A	50. E
51. C	52. A	53. E	54. C	55. D
56. D	57. C	58. B	59. B	60. D
61. B	62. A	63. C	64. E	65. B
66. C	67. B	68. E	69. D	70. B
71. D	72. E	73. E	74. B	75. E
76. C	77. A	78. D	79. E	80. B
81. A	82. A	83. B	84. A	85. B
86. C	87. A	88. B	89. E	90. C
91. A	92. E	93. C	94. D	95. A
96. A	97. C	98. D	99. A	100. D

1. 解析：乳房在妊娠早期开始增大，充血明显。孕妇自觉乳房发胀，乳头增大变黑，易勃起。乳晕变黑，乳晕上的皮脂腺肥大形成散在的结节状小隆起，称蒙氏结节。垂体催乳素、胎盘催乳素等多种激素，参与乳腺发育完善，为泌乳做准备，妊娠末期，尤其在接近分娩期挤压乳房时，可有数滴稀薄黄色液体溢出，称初乳。正式分泌乳汁需在分娩后。

2. 解析：成熟畸胎瘤又称为皮样囊肿，是最常见的卵巢良性肿瘤。

3. 解析：重度子痫前期可引发急性肾功能衰竭、脑出血、弥散性血管内凝血、HELLP 综合征。通常不发生肺炎。

4. 解析：卵巢肿瘤种类繁多，包括上皮性肿瘤、生殖细胞肿瘤、性索－间质肿瘤。其中，上皮性肿瘤中浆液性囊腺瘤最常见，约占卵巢良性肿瘤的25%。

5. 解析：维生素 D 是一种脂溶性维生素，有 D_2 和 D_3 两种。它们在体内需要经过一系列代谢过程才能转变为活性维生素 D，经肝脏 25－羟化酶作用形成 25－(OH)－VD_3，再经肾脏 1－羟化酶作用形成活性 1,25－$(OH)_2$－VD_3；当维生素 D 摄入不足或日照不足，患各种慢性消化道、肝、肾疾病等均可影响维生素 D 的吸收与代谢，致形成活性 1，25－$(OH)_2$－VD_3 缺乏，出现系列临床症状。

6. 解析：确诊绒毛膜癌、侵蚀性葡萄胎的主要依据是病理检查。前次妊娠性质为流产（包括人工流产、宫外孕、稽留流产等）或足月产（包括早产）的，基本均可诊断为绒毛膜癌。如前次妊娠为葡萄胎，则可能是侵蚀性葡萄胎，或是绒癌，需根据葡萄胎排出时间再进行区分，凡葡萄胎排出已超过 1 年者诊断为绒癌。根据题干资料，判断为典型的绒毛膜癌合并肺转移。

7. 解析：宫口开全 1.5 小时且胎头 S = −1，表明不存在产力问题。检查中发现持续性枕左横位，胎儿指示点为枕骨，此时处于骨盆出口“3 点”位，因此需要向“12 点”位进行旋转，所以需选择逆时针转动胎头 90°。

8. 解析：新生儿淋菌性结膜炎应住院隔离治疗，可用头孢曲松钠 25 ~ 50mg/kg 静脉滴注或肌注，总剂量不超过 125mg。若分离的淋菌对青霉素敏感，可用水剂青霉素静脉滴注或肌注，或用等渗盐水冲洗后 0.5% 红霉素滴眼或眼膏涂抹。

9. 解析：子宫收缩是从宫底角部开始，到下段减弱。子宫下段是由部分宫颈组织拉长而形成，没有良好的收缩力，当附着于子宫下段的（完全性前置）胎盘剥离后，下段不能很好地收缩，开放的血窦不能闭合，使用宫缩剂效果不佳，切除子宫可以止血，但会给产妇带来心理和生理的不适，要慎重，此时，压迫止血是紧急处理最有效而无害的措施。

10. 解析：剖宫产术的术式可分子宫下段剖宫产术、子宫体剖宫产术和腹膜外剖宫产术三种。子宫下段剖宫产术为最常用的术式，子宫体剖宫产术可用于不能在子宫下段进行手术者，腹膜外剖宫产术多用于子宫腔严重感染者。常用麻醉方法为持续性膜外麻醉。术中产妇的体位一般为仰卧位，对有血压下降或胎儿宫内窘迫者可取侧卧位。

11. 解析：羊水过少者可发生肺发育不全，胎儿生长受限等。同时，羊水过少容易发生胎儿宫内窘迫与新生儿窒息，围生儿死亡率较高。

12. 解析：羊水栓塞常有烦躁不安、恶心、呕吐、气急等先兆症状，随之出现呛咳、呼吸困难、发绀，迅速出现休克或昏迷，严重者可在数分钟内迅速死亡。该产妇胎盘娩出后，突然呛咳、气急、烦躁、发绀、抽搐、昏迷，血压50/30mmHg，考虑发生了羊水栓塞。前置胎盘的典型症状为妊娠晚期或临产时发生无诱因、无痛性反复阴道出血。产时子痫的表现为抽搐发作、眼球固定、睡孔放大、头歪向一侧、牙关紧闭、全身肌肉强直。

13. 解析：急性羊水过多多发生于妊娠20～24周，由于羊水量急剧增多，在数日内子宫急剧增大，横膈上抬，患者出现呼吸困难，不能平卧，甚至出现发绀，孕妇表情痛苦，下肢及外阴部水肿，静脉曲张。

14. 解析：缩宫素可兴奋子宫，加强宫缩，但对胎儿宫内窒息者会加重胎儿宫内窘迫。

15. 解析：低位阴道灌洗时灌洗筒距床的高度一般不超过30cm；其他阴道灌洗时，灌洗筒与床沿的距离不超过70cm。

16. 解析：早产最初为不规则宫缩，伴有少许阴道血性分泌物或流血，可发生胎膜早破，继之可发展为规律宫缩，以后进展与足月临产相似。诊断为早产临产的依据是妊娠晚期子宫收缩规律（20分钟≥4次），伴以宫颈管消退≥75%以及进行性宫口扩张2cm以上。

17. 解析：孕妇分娩后，由于子宫的缩复作用，小腹呈阵阵作痛，于产后1～2日出现，持续2～3日自然消失，称“产后宫缩痛”，哺乳时会引起子宫收缩，疼痛明显，属生理现象。

18. 解析：胎儿发生宫内窘迫时孕妇应采用左侧卧位，减少子宫对下腔静脉、腹主动脉和盆腔血管的压迫，改善子宫和胎盘的血液供应。

19. 解析：由于子宫上、下段肌壁厚薄不同，在两者间的子宫内面有一环状隆起，称生理性缩复环。正常情况下，生理性缩复环不易自腹部见到，生理性缩复环与病理性缩复环之间没有直接因果关系。

20. 解析：妊娠期高血压疾病时子宫血管发生痉挛，子宫蜕膜和子宫肌层血管发生急性动脉粥样硬化，管腔变窄，导致子宫螺旋小动脉、远端毛细血管缺血缺氧而发生梗死。在痉挛暂时松弛时，毛细血管又骤然充血导致底蜕膜出血，形成胎盘后血肿，引起胎盘早剥发生。

21. 解析：母乳喂养可预防产后出血；有利于排卵延迟，但不能达到完全避孕的目的。

22. 解析：生育史包括足月产、早产及流产次数以及现存子女数，以4个阿拉伯数字顺序表示。

23. 解析：输卵管妊娠时胚胎死亡后阴道常有不规律流血，色暗红或深褐，一般不超过月经量。

24. 解析：尖锐湿疣的治疗以局部用药为主，也可用冷冻治疗、激光治疗或手术切除。对妊娠期尖锐湿疣可坚持局部治疗或手术，但已足月者，为避免软产道裂伤、出血，应行剖宫产手术结束分娩。

25. 解析：过期妊娠发生以下情况时应立即终止妊娠：宫颈条件成熟、胎儿体重≥4000g或胎儿宫内生长受限、12小时内胎动<10次或NST呈无反应型、OCT阳性或可疑、尿持续低E/C值、羊水过少或胎粪污染、并发重度先兆子痫或子痫等。

26. 解析：水囊引产是将消毒水囊放置在子宫壁和胎膜之间，囊内注入一定量的

0.9%氯化钠溶液，以增加宫腔压力，刺激宫颈管，诱发子宫收缩，促使胎儿和胎盘排出。

27. 解析：新生儿以腹式呼吸为主；新生儿心脏杂音有可能是生理性的；新生儿出生后具有一定免疫力是由于从母体获得了IgG；新生儿的中枢神经系统尚未发育完善，感觉不灵敏；新生儿出生后2~3天出现的生理性黄疸可自然消退。

28. 解析：地塞米松可以促进胎肺成熟，避免早产儿发生呼吸窘迫综合征。

29. 解析：受卵巢雌、孕激素的影响，子宫内膜会发生周期性变化，在月经来潮前24小时应呈分泌期分化，此时若分泌不良，说明产生孕激素的黄体功能不足。

30. 解析：患者HCG阳性，发病与妊娠有关。考虑为妊娠滋养细胞疾病，葡萄胎排空后6个月内发病者临床诊断为侵蚀性葡萄胎，在6个月以后，超过1年发病者为绒癌。故此患者可诊断为绒癌。患者突然出现颅压升高的表现，提示有脑转移，并且同时肺部有转移病灶也支持诊断，因绒癌脑转移者一般同时伴有肺转移。

31. 解析：会阴侧切术术前用0.5%普鲁卡因局部麻醉，切开前用左手示指和中指伸入胎头先露和阴道侧壁之间，右手持剪刀自会阴后联合向左下方与正中线成45°~60°，在宫缩时剪开会阴全层，切口长为3~5cm。

32. 解析：36周常规产检内容包括体重、血压、腹围、宫高、胎心。

33. 解析：宫颈口是否已开是先兆流产与难免流产的主要鉴别点。

34. 解析：慢性羊水过多多发生于妊娠晚期，孕妇子宫大于妊娠月份，腹部膨隆、腹壁皮肤发亮变薄，检查时胎位不清、胎心遥远或听不到。

35. 解析：宫颈上药的护理要点包括月经期或阴道出血者停止上药，以免引起逆行感染。患者为未婚女性，不宜用窥阴器，可用长棉签涂药。一般每天上药1次，7~10天为一疗程。

36. 解析：宫口开大3cm至宫口开全为活跃期，进入活跃期后宫口不再扩张达2小时以上称活跃期停滞。

37. 解析：异位妊娠根据受精卵种植部位的不同，可分为输卵管妊娠、卵巢妊娠、腹腔妊娠、阔韧带妊娠及宫颈妊娠，其中，以输卵管妊娠最常见。输卵管妊娠又可分为间质部妊娠、峡部妊娠、壶腹部妊娠和伞部妊娠，其中，以壶腹部妊娠多见，约占78%，其次为峡部。

38. 解析：孕妇的血糖依赖、浓度梯度通过胎盘屏障，使胎儿长期处于高血糖状态。高血糖刺激胎儿胰岛素分泌增加，形成高胰岛素血症，新生儿脱离母体高血糖环境后，高胰岛素血症仍存在，若不及时补充糖，容易发生新生儿低血糖。由于高肤岛素血症的存在，胎儿需氧量增加，供氧量减少，导致胎儿缺氧，严重者可引起死胎。羊水过多的发生率较非糖尿病孕妇多10倍，可能与胎儿高血糖、高渗性利尿导致胎尿产生增多有关。

39. 解析：外阴瘙痒是外阴鳞状细胞癌最常见的症状，常为持续性。此外可有结节肿物、有时伴有溃疡或少量出血，癌肿向深部浸润可使基底皮肤变硬。

40. 解析：缩宫素激惹实验，宫缩时重复出现晚期减速提示胎儿缺氧。

41. 解析：所有选项均为葡萄胎的临床表现，但前四项亦可为妊娠滋养细胞肿瘤的临床表现，只有阴道排出物中见到水泡状组织可作为确诊葡萄胎的特异表现。

42. 解析：胎盘早剥的病因有高血压与血管病、脐带过短、宫腔压力骤减、子宫静脉压突然升高。

43. 解析：重度妊娠期高血压患者可发生心脏病、胎盘早剥、肺水肿、DIC、脑出血、急性肾衰竭、产后出血、HELLP 综合征等并发症。

44. 解析：腹部手术术前护理：进行心理指导和手术指导；指导患者学会有效咳嗽、床上使用便器、收缩和放松四肢肌肉的运动等；安排术前合理饮食；术前 1 天应进行皮肤准备，进行阴道冲洗和脐部清洁护理，进行肠道准备，询问患者有无月经来潮。只有在子宫全切时需要在宫颈和阴道穹隆处涂甲紫来显示位置。

45. 解析：从题干分析为早期减速。脐带受压，兴奋迷走神经一般是变异减速；胎儿严重缺氧一般表现为晚期减速。从胎心变化与宫缩密切相关可判断为胎头受宫底压迫，脑血流量一时减少导致的胎心减速。

46. 解析：产力异常分为子宫收缩乏力和子宫收缩过强两类，每类又分为协调性子宫收缩和不协调性子宫收缩，其中协调性宫缩乏力最常见。

47. 解析：会阴擦洗顺序：第一遍自上而下，由外向内，初步清除会阴部的分泌物和血迹；第二遍顺序为以伤口为中心，由内向外，自上而下。

48. 解析：第二产程指从宫口开全至胎儿娩出。第二产程时间，未实施硬膜外麻醉者，初产妇不超过 3 小时，经产妇不应超过 2 小时；实施硬膜外麻醉者，可在此基础上延长 1 小时，即初产妇不超过 4 小时，经产妇不超过 3 小时。

49. 解析：前置胎盘最主要的临床表现是妊娠晚期或临产时，发生无诱因的无痛性反复阴道流血，中央性前置胎盘发生出血的时间早、出血量多，不及时诊断和处理，危险性较大；腹部检查见子宫大小与停经周数相符，因子宫下段有胎盘占据，影响胎先露部入盆，故先露部高浮，约有 15% 并发胎位异常，尤其为臀先露。临产时检查宫缩为阵发性，间歇期子宫完全放松。有时可在耻骨联合上方听到胎盘杂音。

50. 解析：子宫破裂时常有全腹压痛和反跳痛，在腹壁可扪及胎体，胎动、胎心消失；阴道检查发现宫颈口较前缩小，先露部上升；阴道可能有鲜血流出，量可多可少。先兆子宫破裂时出现病理缩复环。

51. 解析：经阴道后穹隆穿刺术是用穿刺针经阴道后穹隆刺入直肠子宫陷凹处，抽取积血、积液、积脓进行肉眼观察及生物化学、微生物学和病理检查的方法。术前准备：膀胱应空虚，术中卧位取膀胱截石位，术中有可能出现血压的下降情况，盆腔积脓者在抽取脓液以后注入抗生素。

53. 解析：目前所用的甾体避孕药的作用是多环节的，主要表现在两个方面：一是中枢性抑制排卵作用，二是通过对生殖器官的直接作用防止妊娠或着床，应用避孕药后可使宫颈黏液量少且高度黏稠，为精子穿透的物屏障，不利于精子穿透而进入宫腔。避孕药中的孕激素对抗雌激素抑制子宫内膜增生，此外避孕药可改变受精卵在输卵管内的正常运行速度及同步性变化，从而干扰着床以及影响精子获能和精子游走。

54. 解析：产后宫缩痛一般持续 2 ~ 3 日后会自行消失。产后 10 日子宫降入骨盆腔内。血性恶露持续3~4天；浆液性恶露持续10天左右；白色恶露持续3周。

55. 解析：妊娠晚期舒张压一般偏低，心排出量自妊娠10周逐渐增加至妊娠32~34周达高峰。心脏容量至妊娠末期约增加10%；妊娠晚期心率休息时每分钟增加10~15次。

56. 解析：患者已发现子宫肌壁间有水泡样物，说明滋养细胞疾病已发生转移，即为滋养细胞肿瘤，治疗原则应是以化疗为主，手术为辅。

57. 解析：该孕妇现妊娠32周，未足月，但已有宫缩，且伴有少量阴道血性分泌物，可判断为早产。此时宫口未开，胎膜未破，属于先兆早产。先兆早产的主要治疗措施是抑制宫缩。

58. 解析：根据Apgar评分，该新生儿评估结果为8分，属于正常新生儿。故无需吸氧等特殊处理，只进行呼吸道清理，用吸耳球或新生儿吸痰管轻轻吸出新生儿口、鼻腔黏液和羊水，刺激足底使婴儿啼哭，咳出羊水等，确保呼吸道畅，以免发生吸入性肺炎。

59. 解析：继发性闭经的发病率至少较原发性闭经高10倍，而继发性闭经中下丘脑性闭经最常见。

60. 解析：外阴阴道假丝酵母菌病的典型阴道分泌物呈白色稠厚凝乳状或豆渣样。该患者阴道内有大量脓性白色豆渣样分泌物，考虑为外阴阴道假丝酵母菌病。滴虫阴道炎多表现为大量稀薄泡沫状阴道分泌物。子宫颈炎症有症状者表现为阴道分泌物增多、接触性出血。细菌性阴道病有症状者多表现为阴道分泌物增多，伴鱼腥臭味，性交后加重。萎缩性阴道炎多表现为外阴灼热、瘙痒以及阴道分泌物增多、稀薄，呈淡黄色，严重呈脓血性。

61. 解析：盆腔结缔组织病变时，纤维组织增生，逐渐使结缔组织变为较为坚硬的瘢痕组织，与盆壁相连，子宫呈后倾后屈固定不能活动，形成冰冻骨盆。子宫一侧或两侧有片状增厚、压痛，宫骶韧带常增粗、变硬，有触痛。输卵管病变者可在子宫一侧或两侧触到呈索条状增粗的输卵管，并有轻压痛。该患者妇科检查发现子宫后位固定，子宫两侧可触及片状增厚，最可能的诊断是盆腔结缔组织炎。

62. 解析：恶性卵巢肿瘤的主要转移途径为直接侵犯和腹腔种植。

63. 解析：子宫颈癌的转移途径主要是直接蔓延和淋巴转移，晚期可经血行转移。

64. 解析：绒癌多发生在子宫，表现为子宫不规则增大，柔软，形成单个或多个宫壁肿瘤，表面呈紫蓝色，而切面为暗红色，直径2~10cm。镜检可见滋养细胞成堆地侵入子宫肌层、血管或其他组织，组织出血坏死，但找不到绒毛结构。可有肺转移、阴道转移、脑转移、肝转移。

65. 解析：发绀型先天性心脏病患者，宜立即终止妊娠。

66. 解析：子宫脱垂的分度：①Ⅰ度：子宫颈下垂距处女膜<4cm，但未脱出阴道口外。轻型：宫颈外口距处女膜缘<4cm，未达处女膜缘；重型：宫颈已达处女膜缘，阴道口可见子宫颈。②Ⅱ度：子宫颈与部分子宫体已脱出阴道口外。轻型：宫颈脱出阴道口，宫体仍在阴道内；重型：部分宫体脱出阴道口。③Ⅲ度：子宫颈与子宫体全部脱出阴道口外。

67. 解析：根据病史及临床表现，结合HCG连续测定，葡萄胎清除后8周以上，HCG持续阳性，或已降至正常又升高，结合临床表现，可诊断为侵蚀性葡萄胎。组织学诊断在子宫肌层或转移灶的切片中，有绒毛或绒毛褪变的痕迹，可确诊为侵蚀性葡萄胎。

68. 解析：二期梅毒发生于一期梅毒自然愈合后1～3个月，出现皮肤黏膜的广泛病变，即梅毒疹及全身多处病灶。虽然二期梅毒也可引起心脏、神经、骨骼症状，但其主要表现为皮肤黏膜损害。

69. 解析：人工流产术后，子宫颈口未闭或有阴道出血者，不宜行阴道灌洗/冲洗。

70. 解析：本例患者为围绝经期妇女，不规则阴道流血半年，但无雌激素减少所致的症状，故除外围绝经期综合征。妇科检查子宫及附件无异常，不支持子宫黏膜下肌瘤。全身检查无异常排除血液疾病。不规则阴道流血可为功能失调性子宫出血的表现，从该患者年龄、临床表现和妇科检查排除生殖器官器质性疾病分析，最可能为无排卵性功能失调性子宫出血。排卵性功能失调性子宫出血多见于生育期妇女。

71. 解析：绝经过渡期无排卵性功能失调性子宫出血的治疗以止血、调整周期、减少经量、防止子宫内膜病变为主，可行刮宫术止血，且刮出物送检可明确诊断以排除器质性疾病。该患者已至绝经期不需促排卵治疗。

72. 解析：性激素治疗是无排卵性功能失调性子宫出血患者的主要治疗方法，应向患者说明服用时应注意严格按医嘱，不能随意停药或增量。并告诉患者治疗可能的不良反应，包括恶心、呕吐等消化道反应，肝功能损害及男性化等不良反应，故长期用药者，需注意肝功能监测。为减少不良反应，宜在睡前服药。

73. 解析：重度妊娠高血压疾病，可导致凝血功能障碍。

74. 解析：根据临床表现及血小板计数、纤维蛋白原、凝血酶原时间等凝血功能检测可做出诊断。

75. 解析：胎盘早剥常由机械外力或者血管病变，以及宫腔内外的压力突然改变引起的，以内出血为主，中孕期不多见，主要症状为突然发生的持续性腹痛和（或）腰酸、腰痛，可出现恶心、呕吐，血压下降等休克征象。

76. 解析：综合题干所述症状，患者无行血沉检查的指征。

77. 解析：随妊娠子宫的增大，阑尾会逐渐向上、外、后移位，妊娠3个月末，在髂嵴下2横指；妊娠5个月末，在髂嵴水平；妊娠8个月末，在髂嵴上2横指；妊娠足月可达胆囊区。

78. 解析：怀孕中期（妊娠4～6个月）患急性阑尾炎，应在应用广谱抗生素的同时，为防止炎症扩散尽快手术治疗。高度可疑患急性阑尾炎，是剖腹探查的指征，其目的是避免病情迅速发展，一旦并发阑尾穿孔和弥漫性腹膜炎，对母婴均会引起严重后果。

79. 解析：应选用硬脊膜外连续阻滞麻醉，术中吸氧和输液，防止孕妇缺氧及低血压。

80. 解析：妊娠早期取右下腹斜切口（麦氏切口）。妊娠中期以后，应取高于麦氏点的右侧腹直肌旁切口（相当于宫体1/3处），手术时孕妇体位稍向左侧倾斜，使妊娠子宫向左移，便于寻找阑尾。

81. 解析：阑尾切除后，最好不放腹腔引流，以减少对子宫的刺激。

82. 解析：凡婚后未避孕，有正常性生活，同居2年而未受孕者，称为不孕症。婚后未避孕而从未妊娠者称为原发性不孕；曾有过妊娠而后未避孕，连续2年不孕者称为继发性不孕。

83. 解析：输卵管因素占女性不孕因素的1/3，是最常见的病因。

84. 解析：溢出性尿失禁是指膀胱过度充盈时，可发生溢出性滴流，即从尿道溢出数滴尿液。

85. 解析：压力性尿失禁是在腹压突然增加时出现的尿液不自主流出，正常状态下无遗尿，与逼尿肌收缩压或膀胱壁对尿液的张力压无关，应注意与急迫性尿失禁和溢出性尿失禁鉴别。压力性尿失禁的机制不完全清楚，但与以下因素有关：①尿道阻力降低；②尿道膀胱的压力平衡改变；③尿道膀胱的解剖关系改变。

86. 解析：严重的尿频、尿急而膀胱不受意识控制而发生排空，通常继发于膀胱的严重感染。正常人虽然有尿意时，仍然可以控制不排尿一段时间，但是有尿失禁的患者会突然有极强烈的尿意无法忍住而使尿很快就流出来的情况，是因膀胱紧张过度和尿道括约肌的功能不全所引起。

87. 解析：前置胎盘时，肛查或阴道检查有扩大胎盘剥离面而引起或加重大出血的危险。

88. 解析：重度妊娠期高血压疾病时胎盘底蜕膜出血，引起胎盘早剥。

89. 解析：臀位破膜后最易发生脐带脱垂。

90. 解析：宫颈刮片检查是早期发现宫颈癌的重要方法。

91. 解析：诊断有无感染的方法是阴道分泌物检查，用悬滴法在显微镜下找到芽孢和假菌丝即可诊断假丝酵母菌感染。

92. 解析：初产妇第一产程需11～12小时。

93. 解析：初产妇第二产程需1～2小时。

94. 解析：经产妇第一产程需6～8小时。

95. 解析：初产妇与经产妇第三产程需5～15分钟。

96. 解析：先兆流产：出血量少，下腹痛轻微，宫口关闭，子宫大小与孕周相符。

97. 解析：不全流产：阴道出血不止，腹痛逐渐减轻，子宫小于停经周数，宫口扩张，有组织排出。

98. 解析：完全流产：出血逐渐停止，腹痛消失，子宫大小正常或略大，宫口关闭。

99. 解析：卵巢上皮性癌常用联合化疗的铂类联合紫杉醇类方案，即TP方案。

100. 解析：卵巢生殖细胞恶性肿瘤以BEP方案（顺铂＋博来霉素＋依托泊苷）为首选。

专业实践能力

1. E	2. D	3. B	4. B	5. B
6. B	7. C	8. A	9. A	10. D
11. B	12. C	13. D	14. C	15. A
16. C	17. C	18. B	19. A	20. C
21. E	22. C	23. A	24. E	25. B
26. B	27. B	28. B	29. D	30. D
31. D	32. E	33. A	34. D	35. C
36. B	37. D	38. E	39. B	40. D
41. B	42. C	43. B	44. B	45. C
46. B	47. C	48. C	49. E	50. D
51. B	52. E	53. B	54. C	55. E
56. B	57. C	58. C	59. A	60. D
61. E	62. A	63. B	64. B	65. C
66. C	67. B	68. E	69. E	70. D
71. D	72. D	73. C	74. C	75. D
76. D	77. B	78. B	79. D	80. C
81. D	82. D	83. A	84. A	85. C
86. D	87. E	88. A	89. D	90. C
91. D	92. B	93. A	94. C	95. D
96. B	97. A	98. C	99. B	100. A

1. 解析：该孕妇被撞倒后感腹部剧烈疼痛，腹部硬如板状，少量阴道出血，考虑发生了胎盘早剥。

2. 解析：湿热敷的温度一般为41～48℃，每次热敷时间15～30分钟，每日2～3次，按会阴擦洗方法，清洁会阴后擦干，热敷完毕，更换会阴垫。热敷面积大于病损面积。

3. 解析：胎盘剥离征象：子宫体变硬呈球形；阴道少量流血；外露的一段脐带自行延长；用手掌尺侧在产妇耻骨联合上方轻压子宫下段，子宫体上升而外露的脐带不再回缩。

4. 解析：妊娠合并心脏病妇女产后24小时内应绝对卧床休息；产后心功能Ⅰ～Ⅱ级者，鼓励并指导母乳喂养；产后72小时内严密观察生命体征，根据心功能情况制定休息和活动计划；宜在产后1周行绝育手术；按医嘱应用抗生素。

5. 解析：剖宫产术后24小时的患者宜采取半卧位，以利于恶露排出。

6. 解析：妊娠早期孕妇的胸廓横径加宽；妊娠中期肺通气量增加大于耗氧量，孕妇有过度通气现象；妊娠后期子宫增大，膈肌活动幅度减少，以胸式呼吸为主，气体交换保持不减。呼吸次数在妊娠期变化不大，但呼吸较深。呼吸道黏膜充血、水肿，易发生感染。

7. 解析：子宫肌瘤生长的部位不同，月经改变不同。较大的肌壁间肌瘤会导致月经周期缩短、经期延长、经量增多等。黏膜下肌瘤常表现为月经过多，随肌瘤增多而经期延长。

8. 解析：妇科腹部手术前4小时严格禁水，以减少手术中因牵拉内脏引起恶心、呕吐反应。

9. 解析：在雌激素、孕激素的作用下，宫颈腺细胞分泌黏液的量及性状均发生周期性变化。月经期雌激素浓度降低，宫颈管分泌的黏液量很少。进入增生期后激素浓度不断增多，宫颈黏液分泌量不断增加，至排卵期变得稀薄、透明，拉丝度可达10cm以上。若将黏液行涂片检查，干燥后镜下可见羊齿植物叶状结晶。这种结晶在月经周期第6～7天开始出现，到排卵期最典型。排卵期后，受孕激素影响，黏液分泌逐渐减少，羊齿状结晶消失。

10. 解析：具有下列情况之一者属高危妊娠：年龄<18岁或>35岁；有异常孕产史者，如流产、早产、死胎、死产、各种难产及手术产、新生儿死亡、新生儿溶血性黄疸、先天缺陷或遗传性疾病；孕期出血，如前置胎盘、胎盘早剥；妊娠高血压综合征；妊娠合并内科疾病，如心脏病、肾炎、病毒性肝炎、重度贫血、病毒感染（巨细胞病毒、疱疹病毒、风疹病毒）等；妊娠期接触有害物质，如放射线、核素、农药、化学毒物、CO中毒及服用对胎儿有害的药物；母儿血型不合、早产或过期妊娠、胎盘及脐带异常、胎位异常、产道异常（包括骨产道及软产道）、多胎妊娠、羊水过多或过少、多年不育经治疗受孕者、曾患或现有生殖器官肿瘤者等。

11. 解析：估算胎儿体重的方法：胎儿体重（g）＝宫底高度×腹围＋200，其中宫高和腹围均是以厘米为单位测得的数值，据此估算出的胎儿体重是800g。

12. 解析：会阴有侧切伤口的产妇，宜取健侧卧位。患侧卧位不利于侧切伤口愈合。

13. 解析：会阴湿热敷的温度一般为41～48℃，热敷面积一般为病损面积的2倍，热敷时间为15～30分种，每日热敷

2～3 次，应先行会阴擦洗再行湿热敷。

14. 解析：妊娠期孕妇总循环血量于 32～34 周达高峰，易使心脏病孕妇发生心力衰竭。

15. 解析：当婴儿吸吮乳头时，由乳头传来的感觉信号经传入纤维抵达下丘脑，通过抑制下丘脑多巴胺及其他催乳激素抑制因子，使垂体泌乳激素呈脉冲式释放，促进乳汁分泌。

16. 解析：子宫内膜基底层破坏，即使有排卵，也不会有月经。

17. 解析：从临床表现分析考虑患者为输卵管所致的不孕，所以可选择全身抗炎基础上行输卵管通液术。

18. 解析：通过题干可知此患者是贫血孕妇。对贫血孕妇的健康宣教要注意指导她们摄取高铁、高蛋白质及高维生素 C 的食物；补充铁剂的同时须服用维生素 C 及稀盐酸以促进铁的吸收，并指导患者于饭后服用，以减轻对胃肠道的刺激。

19. 解析：纯母乳喂养是指婴儿出生至产后 4～6 个月，除母乳外不给婴儿其他食品及饮料，包括水（除药品、维生素、矿物质滴剂外），即使在母婴分开时，也要保持泌乳。

20. 解析：阴道镜检查前 24 小时内不应有性交、阴道检查和阴道冲洗等操作。

21. 解析：不同地区的各级医院可以结合其医疗资源状况，通过孕妇学校（面授或在线）、助产士门诊等方式对孕妇进行健康教育。

22. 解析：艾滋病患者的健康教育：为教育对象讲解艾滋病的传播途径及危害性，大力提倡禁毒，防止医源性感染；提倡有保护的性生活，避孕套有预防艾滋病传播的作用；进行心理疏导，鼓励患者治疗及随访，防止播散；孕产妇患者要教育其积极做孕期检查及治疗，新生儿进行筛查及治疗。

23. 解析：健全妇女保健网络，定期对育龄妇女进行妇女常见病及良性、恶性肿瘤的普查、普治工作。

24. 解析：足月分娩时宫缩能使宫颈管缩短直至消失、子宫颈口扩张、胎先露下降及胎盘娩出。腹肌和膈肌收缩力是第二产程时娩出胎儿的主要辅助力量。第二产程中，宫缩时肛提肌的收缩可协助胎先露在骨盆腔内完成内旋转及仰伸等作用，有利于胎儿娩出，并且在第三产程时可协助胎盘娩出。

25. 解析：根据患者的症状、体征可初步推测为子宫内膜异位症。子宫内膜异位症患者的血清 CA125 浓度多出现升高，可用于监测异位内膜病变活动情况。

26. 解析：艾滋病患者的护理措施：①预防 HIV 的母婴传播：孕妇于妊娠 3 个月起每个月注射一剂 HIV 特异免疫球蛋白，婴儿出生后 12 个小时内注射一剂 HIV 特异免疫球蛋白。②由于 HIV 感染对胎儿、新生儿的高度危害性，对 HIV 感染的妊娠妇女，应讲清危害劝告其终止妊娠。③对胎膜早破者积极使用抗生素。感染孕妇可出现血小板减少，因此，应预防产妇出血。④虽然 HIV 经母乳传播的风险不完全清楚，为降低风险率产后禁止哺乳。

27. 解析：梅毒患者的护理措施：①心理护理：正确对待病人，尊重病人，帮助其建立治愈的信心和生活的勇气。②治疗期间应禁止性生活，坚持治疗及随访。③预防间接传播，如接吻、哺乳、输血，以及接触被污染衣裤、被褥、浴具等。④作好孕期筛查、孕期保健。

28. 解析：剖宫产术前准备包括：①告知剖宫产术的目的，耐心解答有关疑问，缓解焦虑。②术前禁用呼吸抑制剂，以防发生新生儿窒息。③术日早晨禁食、禁水，留置尿管。④观察并记录胎心变化，做好新生儿保暖和抢救工作，如氧气、急救药品等。⑤产妇取倒斜仰卧位，防止仰卧位低血压综合征的发生。

29. 解析：新生儿出生最初几天，受母体激素的影响，新生儿乳房肿大并分泌出类似乳汁的物质。女婴有时会出现假月经或阴唇肥大的现象。

30. 解析：淋病治疗结束，临床症状消失7天后，取宫颈管分泌物涂片培养，以后每个月复查1次，连续3次阴性方能确定为治愈。复查时应同时检查滴虫和梅毒血清反应，因三者可同时感染。

31. 解析：该患者曾有过3次自然流产，为习惯性流产，因此应以预防为主。

32. 解析：尖锐湿疣治愈率高，但易复发，要鼓励病人坚持治疗。

33. 解析：宫缩过强出现病理性缩复环时，应立即停止使用缩宫素。

34. 解析：产褥期内增大的子宫逐渐缩小称为复旧，可以出现阵发性下腹痛，此属正常生理现象，无需使用镇痛药物。对于产后7天，会阴水肿，临床上多采用50%硫酸镁湿热敷等处理，也可采用红外线照射。

35. 解析：产程中产妇出现病理性缩复环首先应考虑先兆子宫破裂。

36. 解析：急性盆腔炎患者的健康教育：向患者讲解急性盆腔炎的预防措施；教会患者正确清洁会阴的方法，便后冲洗及会阴擦洗时遵循由前向后，从尿道到阴道，最后至肛门的原则，以保持会阴部清洁；应注意个人卫生，每天更换内裤，穿纯棉内裤，保持外阴清洁、干燥；做好经期、孕期、产褥期的卫生宣教；注意性生活卫生，预防性传播疾病。

37. 解析：先天性无阴道患者在阴道成形术后7~10天更换硬模具，在此期间每日行会阴冲洗两次。

38. 解析：急性盆腔炎患者需卧床休息，取坐卧位，使盆腔位置相对较低，有利于脓液积聚于直肠子宫陷凹而使炎症吸收或局限。给予高热量、高蛋白、高维生素半流质饮食。

39. 解析：宫颈炎物理治疗后分泌物增多，甚至有多量水样排液，在术后1~2周脱痂时可有少量出血。嘱患者保持外阴清洁，每日清洗外阴2次，2个月内禁止性生活、盆浴及阴道冲洗。

40. 解析：慢性子宫颈炎的主要症状为阴道分泌物增多。患者可有腰骶部疼痛，下坠感。因黏稠脓性分泌物不利于精子穿透可致不孕。慢性宫颈炎以局部治疗为主，在治疗前需常规做宫颈刮片甚至活组织检查，排除早期宫颈癌。

41. 解析：外阴阴道假丝酵母菌病常在月经前复发，故治疗后应在月经前复查白带。外阴阴道假丝酵母菌病治疗后约5%~10%会复发，对复发病例应检查原因。对有症状的性伴侣应同时治疗。

42. 解析：月经是子宫内膜对一定水平的卵巢激素周期性变化反应的结果。在子宫内膜缺失、严重受损或再生障碍等情况下，不能对卵巢分泌的激素或给予外源性甾体激素作出反应，产生周期性变化而出现闭经，因此雌孕激素试验无撤退出血，即表明为子宫性闭经。黄体酮有撤退性出血为孕激素试验阳性，说明子宫内膜有功能。卵巢仍生长卵泡且有内源性雌激素活性提示闭经的病因为下丘脑功能失调。孕激素试验阴性（注：黄体酮无撤退出血），除早孕外，则还可能是由于卵巢功能全部丧失，卵巢内无卵泡或仅有低度发育卵泡和子宫内膜受损。

43. 解析：外阴阴道假丝酵母菌病患者行阴道灌洗时应注意药液浓度和治疗时间。灌洗药物要充分溶化，温度一般40℃，切忌过高，以免皮肤烫伤。

44. 解析：前庭大腺脓肿患者行切开引流术和造口术后要继续引流，每日换药。

45. 解析：正常羊水 pH 7.2。

46. 解析：卵巢动脉自腹主动脉发出。

47. 解析：会阴热敷常用于会阴水肿、血肿、伤口硬结及早期感染等。热疗能降低神经末梢的兴奋性，缓解局部疼痛，使患者感觉舒适。

48. 解析：骨盆、胎位、胎心均正常，可等待自然分娩。

49. 解析：胎盘早剥的主要病理变化是底蜕膜出血，形成胎盘后血肿，血液积聚在胎盘与子宫壁之间。从剥离处的胎盘绒毛和蜕膜中释放大量的组织凝血活酶进入孕妇体循环内，激活凝血系统，导致弥散性血管内凝血。因此，胎盘早剥时，休克程度与阴道流血不成正比。

50. 解析：母亲孕前体重及孕期增加的体重与胎儿体重密切相关，妊娠13周后平均每周增加350g，至足月时平均增加12.5kg。

51. 解析：老年性阴道炎是由于阴道内pH增高，局部抵抗力降低，致病菌容易入侵繁殖引起的炎症，治疗需要增加酸度，可用1%乳酸或0.5%醋酸清洗阴道。

52. 解析：功能失调性子宫出血患者用大量雌激素治疗时，部分患者可能有恶心、呕吐、头昏、乏力等不良反应，因而宜在睡前服用。严重者同时加服维生素 B、镇静剂。长期用药者，注意肝功能监测。

53. 解析：雌激素使阴道上皮细胞增生、角化、糖原增多，阴道酸度增强。孕激素使子宫内膜由增生期转变为分泌期，使阴道上皮细胞角化现象消失，促进乳腺腺泡发育。

54. 解析：所有选项均为行子宫切除术时容易损伤输尿管的步骤，但在处理子宫血管及子宫主骶韧带时最易损伤，因输尿管与子宫血管两者的解剖关系密切，输尿管在宫颈部外侧约2cm于子宫动脉的下方穿过，在位于宫颈阴道部的外侧1.5～2.0cm处斜向前内穿越输尿管隧道进入膀胱，所以在处理子宫血管，尤其发生血管漏扎滑脱出血时，或宫颈肥大、宫颈增粗时，容易损伤输尿管。

55. 解析：新生儿常见的几种特殊生理现象包括生理性体重下降、生理性黄疸、乳腺增大、“马牙”和“螳螂嘴”、假月经、粟粒疹。新生儿体温降低，可能是寒冷损伤综合征的表现，应该复温。

56. 解析：宫颈刮片细胞学检查是常用普查早期子宫颈癌的方法。

57. 解析：该患者为产后并发失血性休克，根据血压明显下降与脉搏明显加快的临床表现，判断患者已处于休克失代偿期，血流动力学变化明显，估计失血量占总血量的20%～40%，即800～1600ml。

58. 解析：已破膜，胎心180次/分提示胎儿窘迫，应立即结束分娩，但宫口仅开大5cm，胎头高浮空，宫缩弱，表明不能经阴道分娩，因此应立即行剖宫产术。

59. 解析：患者肥胖体型，多毛，月经稀发，婚后 3 年不孕，考虑多囊卵巢综合征。不孕的原因主要是卵巢源性雄激素分泌过多，抑制 FSH 诱导的芳香化酶活性及颗粒细胞 LH 受体生成，抑制优势卵泡发育，促进卵泡闭锁，导致不孕。

60. 解析：羊水栓塞大多发病突然，开始出现烦躁不安，寒战、恶心、呕吐、气急等先兆症状，继而呛咳，呼吸困难，发绀，迅速出现循环衰竭，进入休克或昏迷状态，严重者发病急骤，可于数分钟内迅速死亡。临床经过可分为急性休克期、出血期、急性肾衰竭期三个阶段。

61. 解析：人工流产术中因局部刺激致迷走神经兴奋，易出现：①抑制窦房结兴奋性及房室结的传导，使心搏减速；②冠状动脉、心脏出血量减少，而周围血管又扩张，使有效血容量不足，从而导致心脑供血不足，产生面色苍白，四肢厥冷，血压下降等症状，称为人工流产综合征。子宫穿孔应有明显腹痛，腹腔内出血往往表现为血压下降，心率加快。吸宫不全主要表现为阴道出血。羊水栓塞时呼吸系统受影响，患者多出现呼吸抑制或发绀。

62. 解析：自然破膜后胎心率立刻减慢，是脐带脱垂的典型表现，因胎头压迫脐带，导致胎儿缺血、缺氧。

63. 解析：因骨盆外测量骶耻外径 19.5cm，髂棘间径 25cm，髂嵴间径 28cm，表明骨盆入口不狭窄；坐骨棘间径 8cm，坐骨结节间径 6.5cm，表明中骨盆及骨盆出口平面狭窄，应为漏斗型骨盆。

64. 解析：胎盘娩出后阴道流血时多时少，是子宫收缩乏力性产后出血的特征，首选子宫收缩药，静注缩宫素加强宫缩。

65. 解析：人流术后反复下腹及腰骶部疼痛，不孕，伴低热，妇科检查子宫后屈，正常大小，但双侧附件增厚，并有压痛，是较典型的盆腔炎性疾病的表现。需与子宫内膜异位症区别：后者多有痛经且进行性加重，妇科检查可发现宫旁尤其子宫直肠窝有小结节，与慢性盆腔炎不同。结核性盆腔炎多有其他脏器的结核史，腹痛多为持续性，盆腔包块的位置较慢性盆腔炎高。

66. 解析：侵蚀性葡萄胎的处理原则要根据其病理、临床级别、对保留生育功能的要求来确定侵蚀性葡萄胎对化疗药物高度敏感，单纯化疗不但可以治愈疾病，达到根治的目的，而且有可能保留生育功能。患者无子女，病程短且无转移，其化疗治愈率可达 99% 以上。化疗 + 子宫切除术治愈率也极高，但患者失去了生育机会，有过度治疗之嫌，故适宜的治疗方法应选择合适时期的化疗。

67. 解析：妊娠本身并不增加肝炎病毒的易感性，但因为妊娠期新陈代谢率高，营养物质消耗增多，糖原储备降低，且妊娠早期食欲不振，体内营养物质相对不足，蛋白质缺乏，使肝抗病能力降低。妊娠期肾上腺皮质、卵巢、胎盘产生多量雌激素等需在肝内灭活，并妨碍肝对脂肪的转运和胆汁的排泄，使病毒性肝炎病情加重、复杂，增加诊断和治疗的难度。

68. 解析：妊娠晚期，血压 160/96mmHg，尿蛋白（++），有头晕眼花症状 1 天，诊断为妊娠期高血压疾病。按照妊娠期高血压疾病诊断分类标准：①血压 ≥160/110mmHg；②尿蛋白（++）~（+++）；③伴水肿及头痛等症状，以上三项中有两项符合即可诊断重度子痫前期。且对于血压而言，当不符合上述标准时，则以其收缩压或舒张压之高者作为标准，即当血压为160/96mmHg时，以收缩压160mmHg为标准，诊断为重度子痫前期，而不必考虑舒张压未及110mmHg的标准。

69. 解析：经前期紧张综合征患者的临床表现包括精神症状、躯体症状及行为改变。在治疗中，除给予药物治疗外，还要提供心理治疗，并注意调整生活状态，包括合理饮食、戒烟、限制盐和咖啡的摄入。

70. 解析：根据题干所述，考虑该患者为前置胎盘。前置胎盘需避免各种刺激，以减少出血机会，禁做阴道检查及肛查。

71. 解析：根据题干所述，考虑该患者为前置胎盘。因胎儿未足月，为提高胎儿存活率，应注意促进胎肺成熟，观察出血及胎儿情况决定是否终止妊娠。

72. 解析：宫颈癌根治术的手术范围较大，术中可因牵拉、推压膀胱或输尿管影响术后排尿功能，在分离黏连时也可能损伤膀胱和输尿管，故术后排尿功能恢复较慢，一般于术后10～14天拔除尿管。

73. 解析：分娩后5天内分泌的乳汁叫初乳，5～10天内分泌的乳汁叫过渡乳，10天后分泌的乳汁叫成熟乳。

74. 解析：新生儿易发生黏液或食物反流误吸入等现象。因此，喂食后应抱起拍背，促使其胃内气体排出，然后采取右侧卧位。

75. 解析：妊娠合并风湿性心脏病患者在分娩期，特别是第二产程中，心脏负担最重。胎儿娩出后腹腔内压力骤减，回心血量骤增，加之子宫收缩，大量血液进入循环血中，容易造成心力衰竭。因此，在胎儿肩娩出后应在产妇腹部放置沙袋并用腹带包扎固定。

76. 解析：新生儿肺炎分为吸入性和感染性。吸入性肺炎表现为呼吸衰竭、肺不张、肺气肿；感染性肺炎表现为体温不升或发热，面色苍白或发绀，呼吸浅促，早期表现反应差，口吐白沫。

77. 解析：患者产后1小时阴道出血，子宫质软，应考虑出血原因是子宫收缩乏力。

78. 解析：根据胎儿在母体内的姿势可判断其胎产式为横产式，并且为肩先露。

79. 解析：明显凹陷性水肿或经休息后不消退，应警惕妊娠高血压综合征。

80. 解析：诊断性刮宫可了解子宫内膜及其对性激素的反应，常用于诊断功能失调性子宫出血的类型。

81. 解析：正常月经第3～4天时，子宫内膜已全部脱落，黄体萎缩不全时，月经期第5～6天仍能见到呈分泌反应的子宫内膜。

82. 解析：功能失调性子宫出血患者行诊断性刮宫时，应将肥厚的内膜全面彻底刮干净；结核性子宫内膜炎者重点刮取两侧子宫角部组织。术前5天禁止性生活，操作的主要并发症为出血、穿孔和感染。术后1小时无异常情况方可让患者回家。

83. 解析：在产褥早期因子宫收缩引起下腹部阵发性剧烈疼痛，称为产后宫缩痛。

84. 解析：产后宫缩痛于产后1～2日出现，持续3～4天，自然消失，不需要特殊用药。

85. 解析：患者有剖宫产史，且有痛经，妇科检查有触痛性结节，考虑子宫内膜异位症。

86. 解析：病理学诊断为金标准。子宫内膜异位症的确诊方法是腹腔镜＋组织病理检查。

87. 解析：子宫内膜异位症患者使用性激素疗法的作用是对抗雌激素，使失去雌激素支持的病灶萎缩。

88. 解析：宫颈刮片细胞学检查是普查宫颈癌采用的主要方法，必须在宫颈移行带处刮片检查。

89. 解析：阴道镜下在涂碘不着色区行多点活组织检查，为确诊宫颈癌的可靠方法。

90. 解析：胎儿肺成熟度的检查通过测定羊水中肺表面活性物质成分间接了解胎儿肺成熟度，常见的方法为羊水卵磷脂/鞘磷脂的测定，当卵磷脂/鞘磷脂≥2 时，表示胎儿肺部发育成熟了。

91. 解析：羊水中的肌酐值 > 176.8μmol/L 时，说明胎儿的肾脏已发育成熟。

92. 解析：潜伏期是从规律宫缩至宫口扩张达 6cm，为宫口扩张的缓慢阶段。活跃期是宫口扩张 6cm 至宫口开全，为宫口扩张的加速阶段，部分产妇在宫口开至 4 ~ 5cm 即进入活跃期，此期宫口扩张速度≥0.5cm/h。初产妇 > 20h、经产妇 > 14h 称为潜伏期延长；活跃期宫颈口扩张速度 < 0.5cm/h 称为活跃期延长。根据题干信息，该初产妇为潜伏期正常时限，活跃期延长。

93. 解析：根据 Apgar 评分法，该男婴心率 110 次/分（≥100 次/分），计 2 分；呼吸不规则，计 1 分；四肢稍屈，计 1 分；清理呼吸道时有咳嗽反应存在，计 2 分；皮肤颜色红润，计 2 分；共计 8 分。

94 ~ 97. 解析：宫颈管内膜炎属慢性宫颈炎之一，其病变局限于子宫颈管黏膜及黏膜下组织，宫颈阴道部上皮表现光滑，由于子宫颈黏膜充血增生致宫颈肥大可达正常宫颈的 2 ~ 3 倍。因纤维组织增生，故质硬。宫颈肥大是宫颈管内膜炎所致。

98. 解析：雄激素的生理功能：①是合成雌激素的前体。②维持女性正常生殖功能；维持第二性征，促进阴毛和腋毛的生长。③促进蛋白质的合成，促进肌肉和骨骼的发育，在青春期后导致骨骺愈合。

99. 解析：孕激素具有兴奋下丘脑体温调节中枢，升高体温的作用，排卵后，可使基础体温升高 0.3 ~ 0.5℃。

100. 解析：雌激素可促进阴道上皮增生和角化，直接影响阴道上皮自净作用。